U0084825

展讀文化出版集團
flywings.com.tw

展讀文化出版集團
flywings.com.tw

展讀文化出版集團
flywings.com.tw

臺灣鄉野藥用植物

第 2 輯

彩色本草大系 2

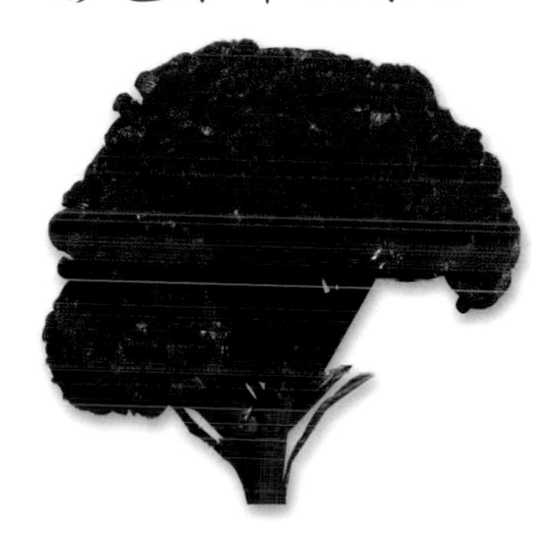

洪心容・黃世勳　合著

文興出版事業

作者序

《臺灣鄉野藥用植物(第1輯)》發行以來，感謝同好與讀者們的熱烈迴響，想想原本的計劃為每年至少出版1輯，如今進度嚴重落後，實在覺得很對不起大家，然而，從2004年5月出版第1輯至今，已近3個年頭，不過，在這當中，我們也未曾鬆懈，另外，規劃了一系列以「疾病」分類的藥用植物專業圖鑑，並發行其第1本書《臺灣婦科病藥草圖鑑及驗方》，也將其歸入文興出版事業有限公司的「珍藏本草」書系中，受到不少臨床醫師的好評。

同時，我們更配合臺中市藥用植物研究會編寫了《臺灣藥用植物資源解說手冊》，目前廣為臺灣各地許多藥用植物教學團體當成上課教材使用，此書亦歸入「珍藏本草」書系中。而新的一年中，由筆者愚夫婦所執筆的《實用藥草入門圖鑑》亦將發行，此書乃由展讀文化事業有限公司出版，內容由基礎的藥用植物形態術語圖解，到臺灣地區較具實用性藥用植物的各論介紹，並教您如何簡易判別藥用植物所屬之科別，絕對是研習藥用植物者所必備之工具書，敬請大家期待。

而《臺灣鄉野藥用植物(第2輯)》的編寫方式，完全與第1輯相同，我們將會再接再勵，希望第3輯的發行，能順利於

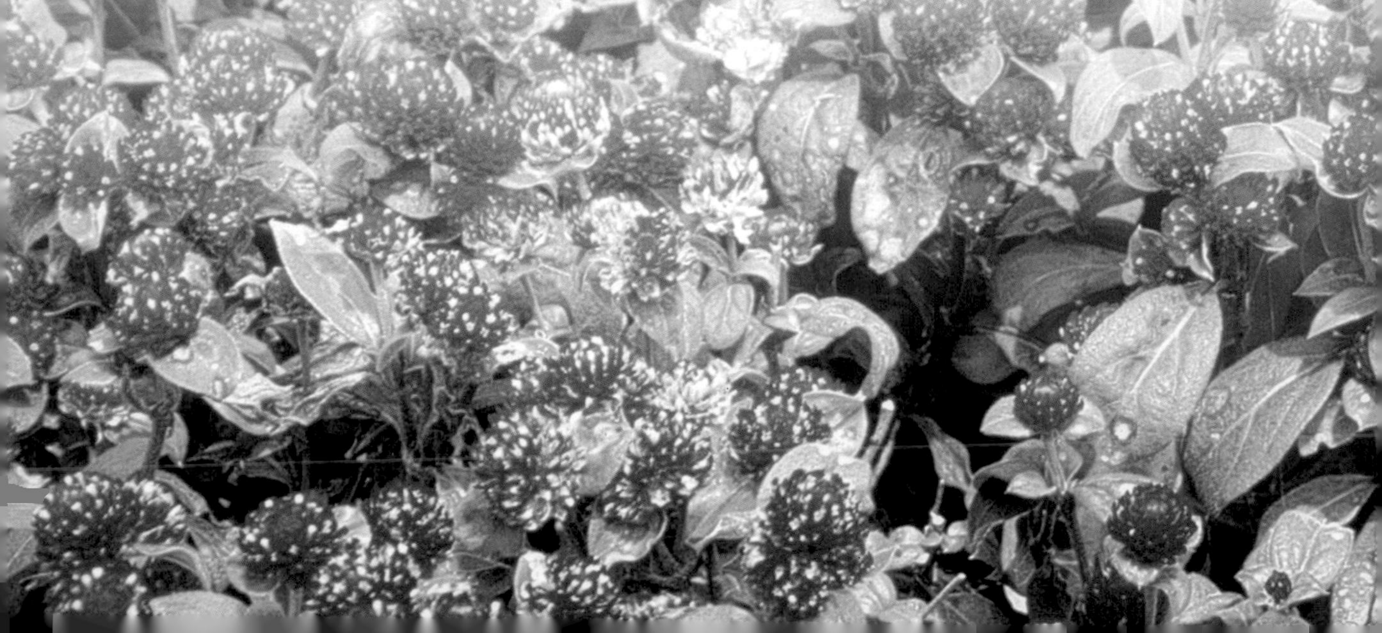

一年內完成。最後，特別感謝恩師中國醫藥大學中國藥學研究所張所長永勳教授對筆者愚夫婦的指導、教誨與支持，才使得我們有更多寫作的動力。

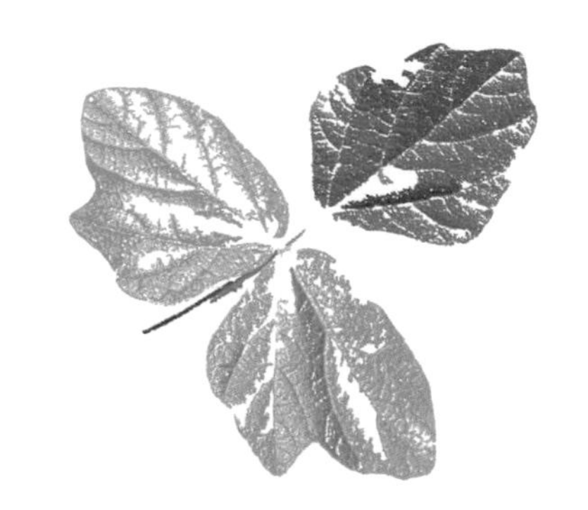

洪心容、黃世勳

於台中市上安中醫診所
2007.3.1

目　錄

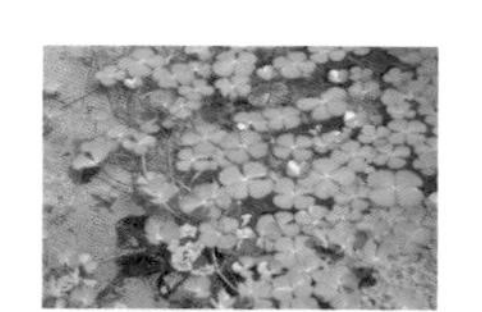

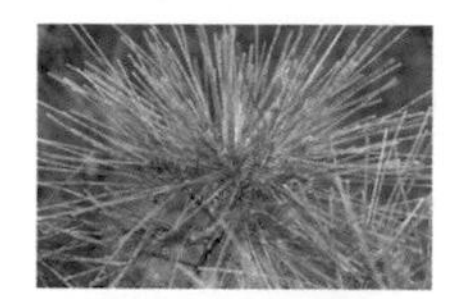

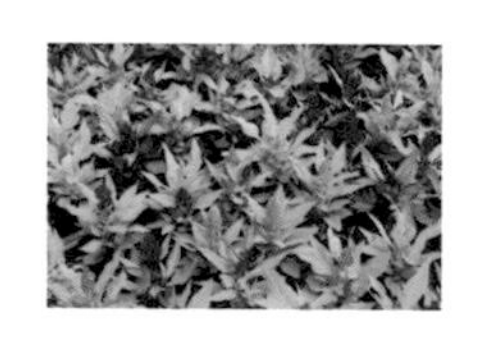

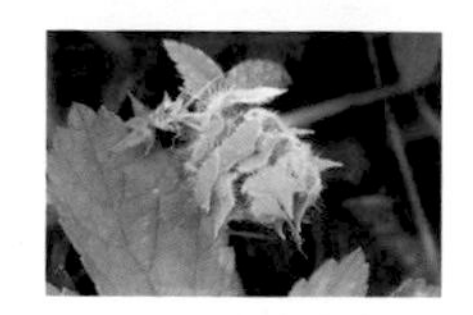

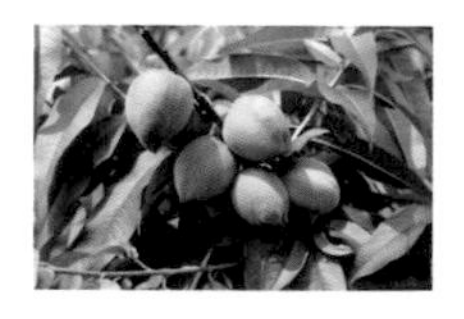

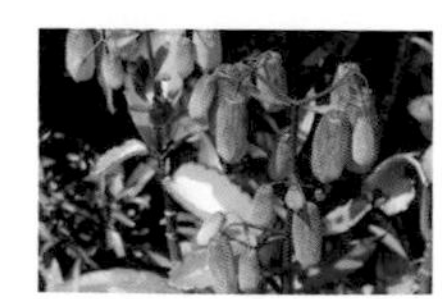

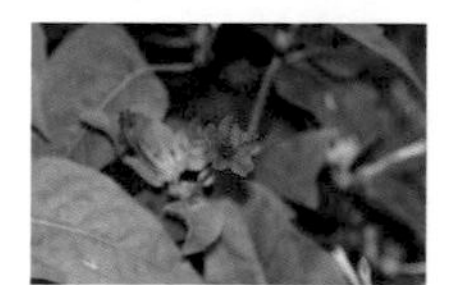

上山採藥裝備

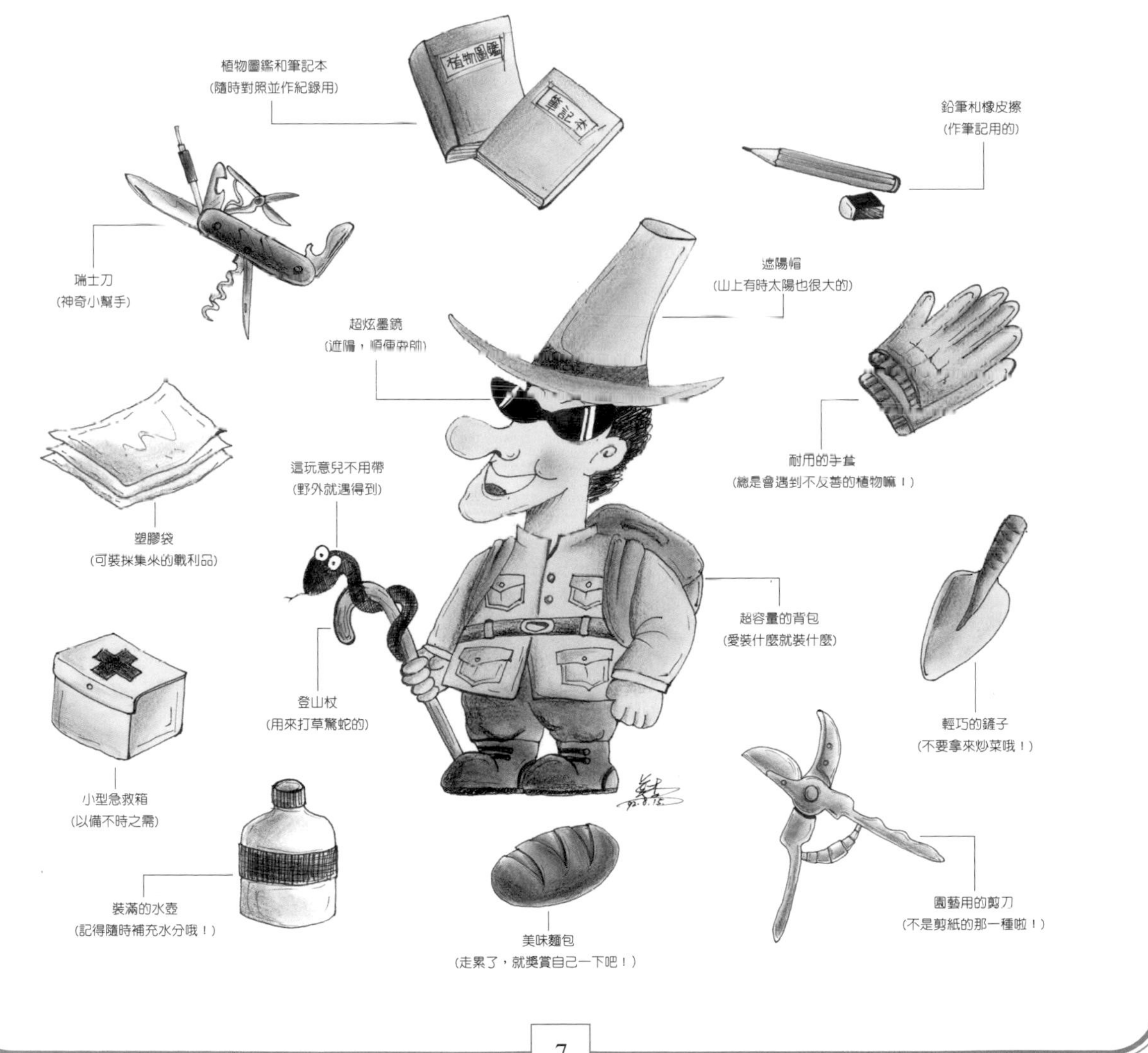

植物圖鑑
筆記本
植物圖鑑和筆記本
(隨時對照並作紀錄用)
鉛筆和橡皮擦
(作筆記用的)
瑞士刀
(神奇小幫手)
遮陽帽
(山上有時太陽也很大的)
超炫墨鏡
(遮陽，順便耍帥)
耐用的手套
(總是會遇到不友善的植物嘛！)
這玩意兒不用帶
(野外就遇得到)
塑膠袋
(可裝採集來的戰利品)
超容量的背包
(愛裝什麼就裝什麼)
登山杖
(用來打草驚蛇的)
輕巧的鏟子
(不要拿來炒菜哦！)
小型急救箱
(以備不時之需)
裝滿的水壺
(記得隨時補充水分哦！)
園藝用的剪刀
(不是剪紙的那一種啦！)
美味麵包
(走累了，就獎賞自己一下吧！)

如何使用本書

本書為臺灣鄉野藥用植物第2輯，其中收錄臺灣地區野生或栽培之藥用植物，總計46科100種。作者對於書中每種藥用植物儘可能附以多張彩色圖片，希望能針對同一棵藥用植物提供多種角度的觀察，以增進讀者們的學習效率。

每種藥用植物依中文名、科名、學名、別名、分布、花期(孢子期)、形態、藥用、方例、實用、編語各項順序，給予系統說明，使讀者查閱能一目了然。內容編排版面如下，敬請參閱。

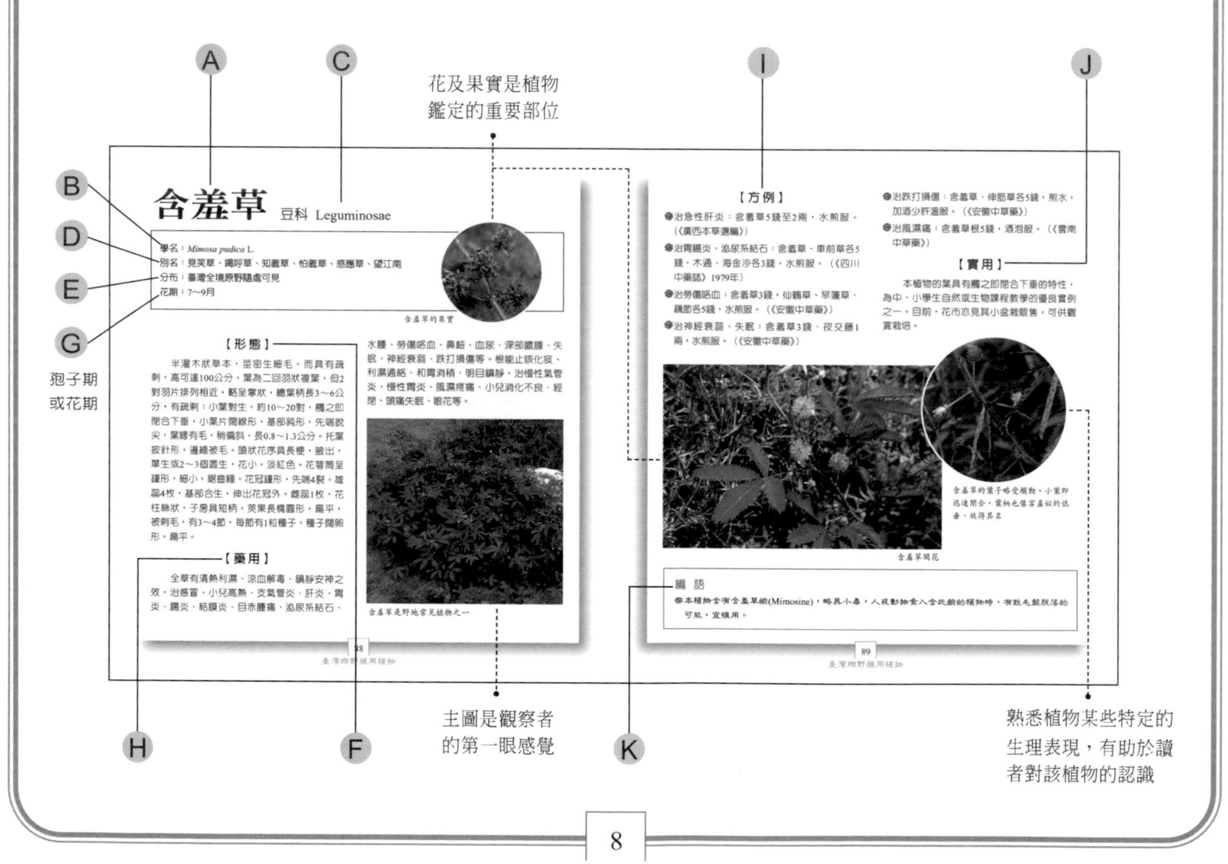

含羞草 豆科 Leguminosae

學名：*Mimosa pudica* L.
別名：見笑草、喝呼草、知羞草、怕羞草、感應草、望江南
分布：臺灣全境原野隨處可見
花期：7～9月

含羞草的果實

【形態】

半灌木狀草本，莖密生細毛，而具有疏刺，高可達100公分。葉為二回羽狀複葉，但2對羽片排列相近，略呈掌狀，總葉柄長3～6公分，有疏刺；小葉對生，約10～20對，觸之即閉合下垂，小葉片闊線形，基部鈍形，先端銳尖，葉緣有毛，稍偏斜，長0.8～1.3公分。托葉披針形，邊緣被毛。頭狀花序具長梗，腋出，單生或2～3個叢生，花小，淡紅色。花萼筒呈鐘形，細小，鋸齒緣。花冠鐘形，先端4裂。雄蕊4枚，基部合生，伸出花冠外。雌蕊1枚，花柱絲狀，子房具短柄。莢果長橢圓形，扁平，被刺毛，有3～4節，每節有1粒種子。種子闊卵形，扁平。

【藥用】

全草有清熱利濕、涼血解毒、鎮靜安神之效，治感冒、小兒高熱、支氣管炎、肝炎、胃炎、腸炎、結膜炎、目赤腫痛、泌尿系結石、水腫、勞傷咯血、鼻衄、血尿、深部膿腫、失眠、神經衰弱、跌打損傷等。根能止咳化痰、利濕通絡、和胃消積、明目鎮靜，治慢性氣管炎、慢性胃炎、風濕疼痛、小兒消化不良、經閉、頭痛失眠、眼花等。

含羞草是野地常見植物之一

88
臺灣鄉野藥用植物

【方例】

- 治急性肝炎：含羞草5錢至2兩，水煎服。(《廣西本草選編》)
- 治胃腸炎、泌尿系結石：含羞草、車前草各5錢，木通、海金沙各3錢，水煎服。(《四川中藥誌》1979年)
- 治勞傷咯血：含羞草3錢，仙鶴草、旱蓮草、藕節各5錢，水煎服。(《安徽中草藥》)
- 治神經衰弱、失眠：含羞草3錢、夜交藤1兩，水煎服。(《安徽中草藥》)
- 治跌打損傷：含羞草、伸筋草各5錢，煎水，加酒少許溫服。(《安徽中草藥》)
- 治風濕痛：含羞草根5錢，酒泡服。(《雲南中草藥》)

【實用】

本植物的葉具有觸之即閉合下垂的特性，為中、小學生自然或生物課程教學的優良實例之一。目前，花市亦見其小盆栽販售，可供觀賞栽培。

含羞草開花

含羞草的葉子略受觸動，小葉即迅速閉合，葉柄也像害羞似的低垂，故得其名

編語

本植物含有含羞草鹼(Mimosine)，略具小毒，人或動物食入含此鹼的植物時，有致毛髮脫落的可能，宜慎用。

89
臺灣鄉野藥用植物

A 中文名：採用臺灣地區中醫藥或植物領域相關書籍，較常用之名稱。

B 學名：即拉丁文植物學名，其中屬名及種名均用斜體字，命名者用正楷字，又屬名及命名者之第1字母均用大寫。

C 科名：正楷字，第1字母大寫，並附中文。

D 別名：植物之別名極多而繁雜，限於篇幅，以臺灣地區慣用者優先採用，其他分散於中國古今名著者，斟酌摘錄。

E 分布：敘述以臺灣本島為主。

F 形態：記述植物外部形態，明記其為木本、藤本或草本，植株各器官之形狀、大小、數目、顏色等。

G 花期：花是辨認植物重要依據，也是植物最具欣賞價值之部位，本書特別將花期列出，以利讀者安排野外觀察時間，但蕨類植物則改載孢子期。

H 藥用：列舉歷代諸家本草所錄各藥用部位之效能，以及臺灣民間經驗之療效。

I 方例：列舉歷代醫書、本草、地方藥誌及近代相關書籍所傳錄之民間驗方或臨床應用實例，並加入作者於臺灣鄉野進行田野調查所得之民間驗方。每個方例皆附記出典、地名或提供者。又方例中，藥材若有強調鮮品者，始為鮮用，其餘一律以乾燥品為主。

J 實用：將藥用以外，凡該植物對人類有益處之用途儘可能列出。

K 編語：作者自覺對該植物有意義之小常識，隨筆紀錄。

本書藥用植物各科之排列，依《臺灣植物誌(第2版)》之順序為主。書末並有中文索引及外文索引，前者依首字筆劃順序排列，後者依首字字母順序排列，以便於檢索。書中參考文獻甚多，限於篇幅，僅將主要的參考文獻列出，以利讀者作延伸閱讀。

附　註

*本書所用度量單位長度採公制，如公尺、公分、公釐等，其關係如下：

1公尺＝100公分　；1公分＝10公釐。

*本書所錄方例用量單位採斤、兩、錢、分等為主，若出現〔公分〕，此為臺灣民間驗方常用之劑量單位，相當於「克」，其關係如下：

1斤＝16兩　；1兩＝10錢　；1錢＝10分　；

1錢＝3.125克　；1公分＝1克。

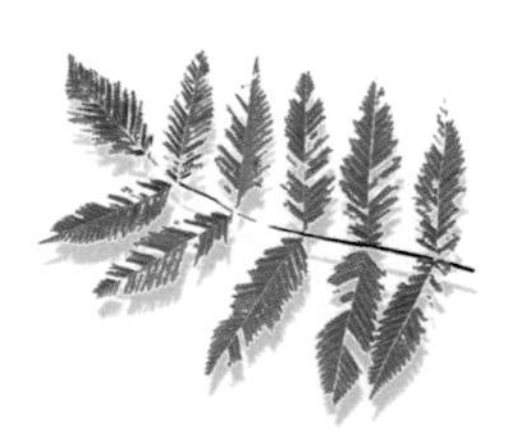

三葉茀蕨 水龍骨科 Polypodiaceae

學名：*Phymatopteris hastatus* (Thunb.) Pichi-Sermolli
別名：鵝掌金星草、七星草、七星丹、鴨腳香、鴨腳把、鴨蹄香、鴨蹄草、金雞腳
分布：臺灣全島中海拔地區常見，亦見於北部低海拔，通常長於岩壁或樹幹上
孢子期：秋、冬間

【形態】

附生或地上生，根莖細長橫生，直徑約0.25公分，被狹披針形紅棕色的鱗片。葉疏生，具長柄，基部有關節，葉片厚紙質。葉片變化大，有披針形或卵形之全緣單葉，或卵狀三角形之三裂單葉，亦有2裂，偶見5裂，長8～15公分，寬2～10公分，基部圓楔形，葉背灰綠色，葉緣多加厚，呈軟骨質，褐色。葉脈網狀，網眼中具游離小脈。孢子囊群圓形，於裂片背面中脈兩側各1排，著生於每對側脈間。

【藥用】

全草有清熱解毒、驅風鎮驚、利水通淋、消炎止痛之效，治外感熱病、肺熱咳嗽、咽喉腫痛、小兒驚風、癰腫瘡毒、蛇蟲咬傷、皮膚癢、水火燙傷、痢疾、泄瀉、小便淋濁等。

【方例】

- 治淋病、痢疾、風濕病：鴨腳香40～110公分，水煎服。（《臺灣植物藥材誌(一)》）
- 治瘡癬、燙傷：鴨蹄香40公分，水煎服。（《臺灣植物藥材誌(一)》）
- 治小便赤澀、淋病：鴨腳香、筆仔草、五斤草各20公分，水煎服。（《臺灣植物藥材誌(一)》）
- 治急性膀胱炎、尿道炎：鴨腳香40公分、淡竹葉20公分、金銀花12公分，水煎服。（《臺灣植物藥材誌(一)》）

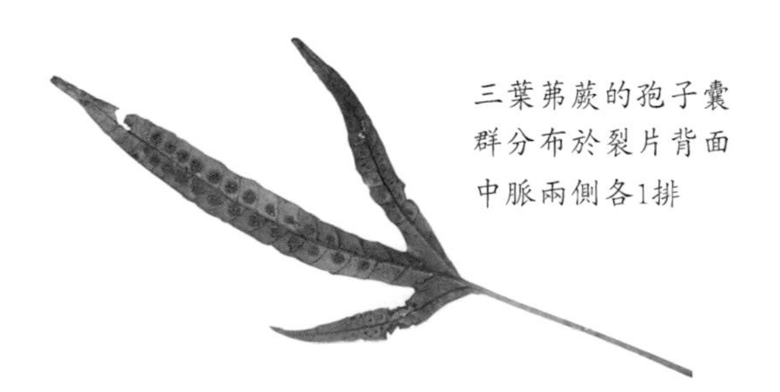

三葉茀蕨的孢子囊群分布於裂片背面中脈兩側各1排

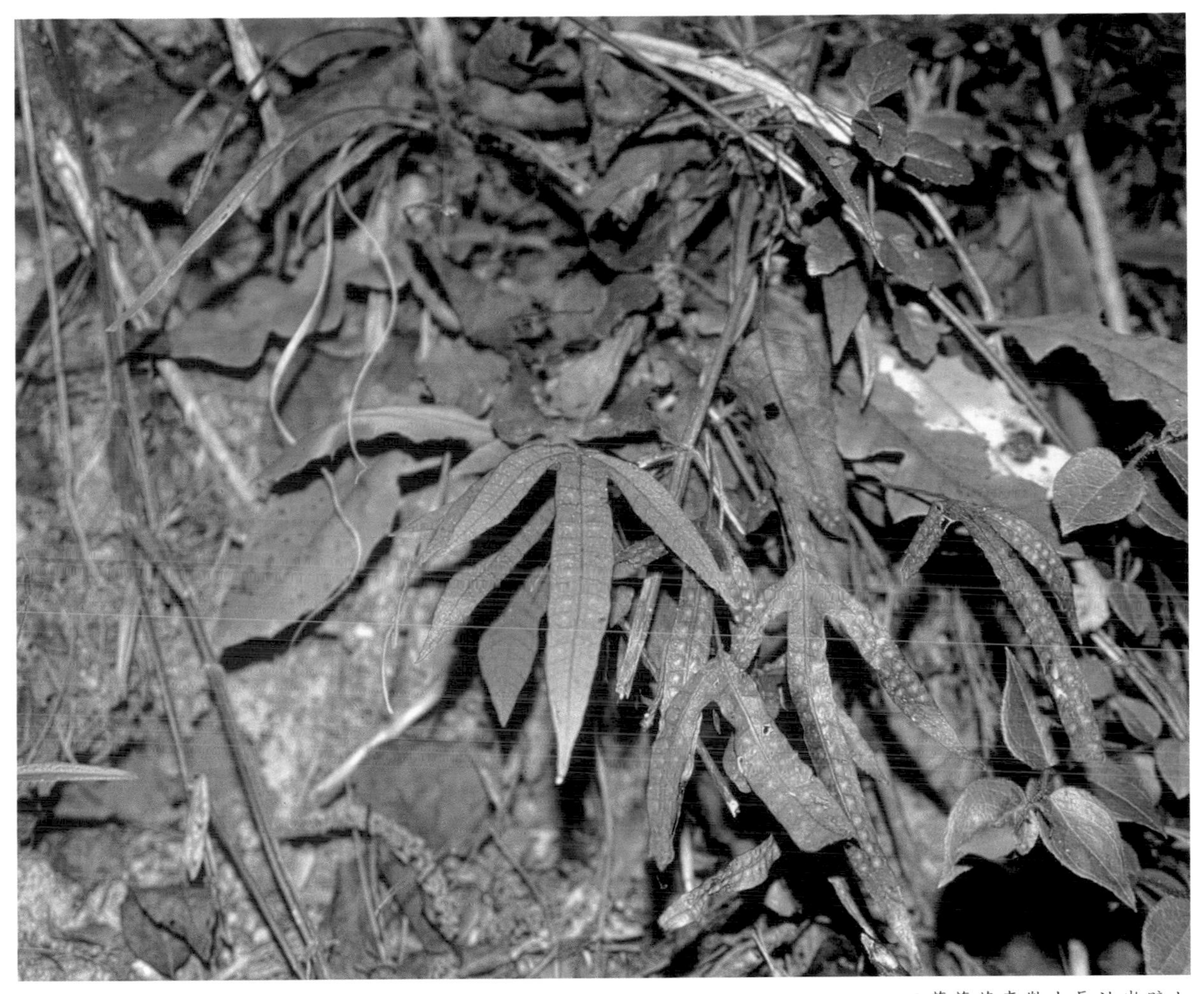

三葉茀蕨喜歡生長於岩壁上

編 語

本植物的葉常分裂成2～3歧似禽掌，又背生黃褐色孢子囊群，狀如星點，故有鵝掌金星草、七星草、金雞腳、鴨腳香等相關別名。

石韋 水龍骨科 Polypodiaceae

學名：*Pyrrosia lingua* (Thunb.) Farw.
別名：(小)石葦、石劍、飛刀劍、七星劍、一枝劍、蜈蚣七、金背茶匙
分布：臺灣全境山地，喜附生於海拔100～1800公尺的樹幹或岩石上
孢子期：秋、冬間

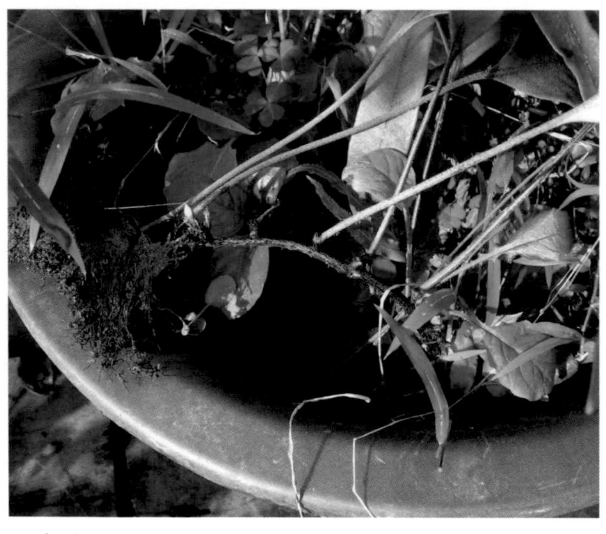

石韋的根莖細長橫走，被扁平鱗片，單葉散生其上

【形態】

附生蕨類，根莖橫走，很長，直徑約0.3公分，質硬，狀如鐵絲，被扁平鱗片，鱗片披針形，覆瓦狀重疊，中央深褐色，邊緣灰褐色。單葉散生，具長柄，基部有關節，葉片革質，披針形至長披針形，長6～20公分，寬2～5公分，先端漸尖，基部漸狹並下延至葉柄，全緣，下表面密生淡褐色星狀毛，上表面偶有星狀毛散生，並有小凹點。孢子葉基部亦有關節。孢子囊群呈圓形，不具孢膜，密生於葉背中、上段。

【藥用】

全草（宜去毛）有利水通淋、清肺化痰、涼血止血之效，治淋症（熱淋、血淋、石淋）、水腫、小便不利、痰熱咳喘、咯血、吐血、衄血、崩漏、外傷出血等。

【方例】

- 治放療或化療引起的白血球下降：石韋1兩、紅棗5錢、甘草1錢，水煎服。（《全國中草藥匯編》）
- 治血熱血崩：石韋、側柏葉、梔子、丹參各3錢，益母草4錢，金櫻子、雞冠花各2錢，荷葉蒂3個，水煎服。（《臨床常用中藥手冊》）

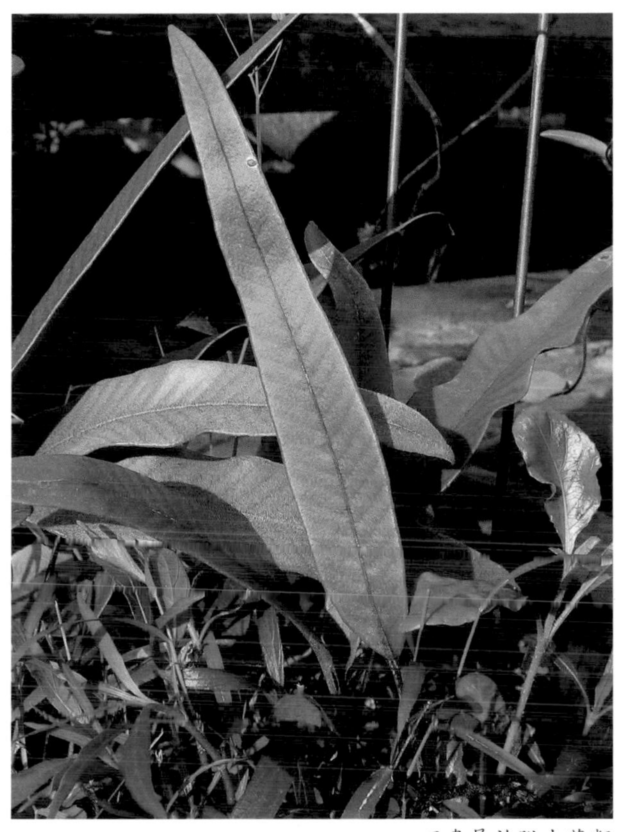

石韋屬於附生蕨類

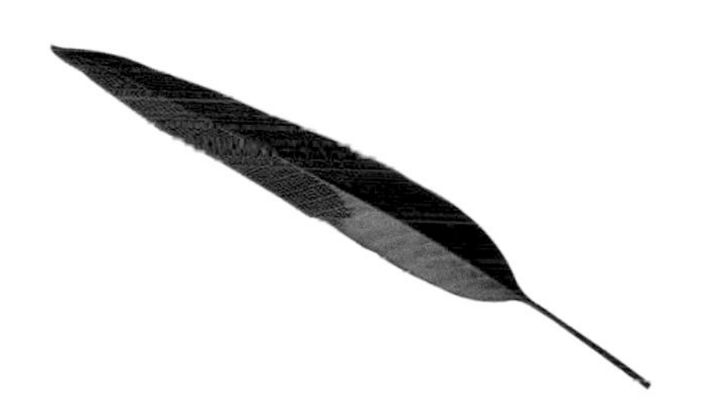

石韋的孢子囊群密生於葉背中、上段

編　語

- 石韋藥材始載於《神農本草經》，被列為中品藥，而歷代本草對石韋多有記載，均指石韋屬(*Pyrrosia*)多種植物而言，本植物為其主要來源之一。

小毛蕨 金星蕨科 Thelypteridaceae

學名：*Cyclosorus acuminatus* (Houtt.) Nakai *ex* H. Ito
別名：漸尖毛蕨、尖羽毛蕨、小水花蕨、小葉鳳凰尾巴草、舒筋草、金星草
分布：臺灣全境低海拔山區普遍可見
孢子期：秋、冬間

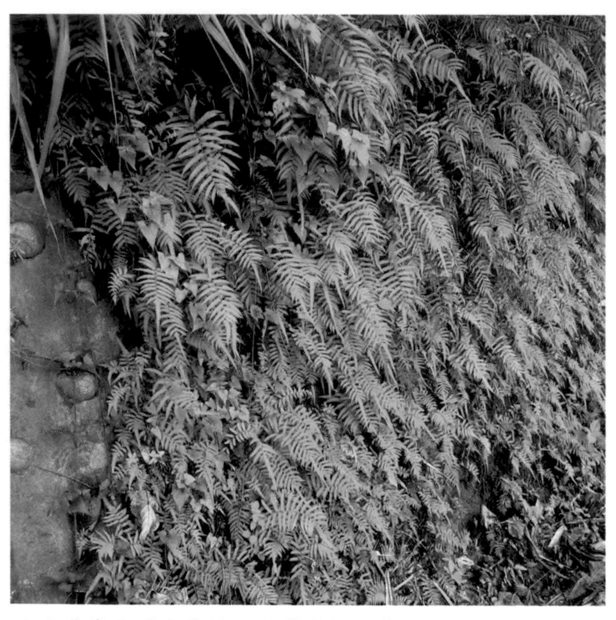
小毛蕨常成群生長於潮濕環境之土坡上

【形態】

地上生蕨類，根莖長而橫生，基部被褐色小鱗片，全株微被細毛或近無毛。一回羽狀複葉，散生，具長柄，葉片橢圓狀披針形，長20～50公分，寬10～20公分，成熟葉片兩側羽片多於10對，且大致平行，先端突縮，頂羽片顯著。側羽片互生，無柄，線狀披針形，長5～10公分，寬1～1.5公分，先端漸尖，基部截形，羽狀淺裂，下部羽片反折而不縮短或稍縮短，裂片斜向上，18～24對，長圓形，寬約0.25公分，頂端有短尖頭，全緣或有微齒，相鄰兩裂片基部有1～2對側脈連合。頂羽片有柄，長5～15公分，寬1～2公分，先端漸尖。孢子囊群圓形，有孢膜，著生於裂片側脈上。

【藥用】

根莖或全草有清熱解毒、祛風除濕、消炎健脾、涼血止痢之效，治痢疾、腸炎、熱淋、咽喉腫痛、風濕痺痛、小兒疳積、狂犬咬傷、燒燙傷等。

【方例】

- 治狂犬咬傷：漸尖毛蕨5～6兩，用銅器加水煎，每日早晚飯前各服1次，忌酸辣，並避嘈雜聲。（《天目山藥用植物誌》）

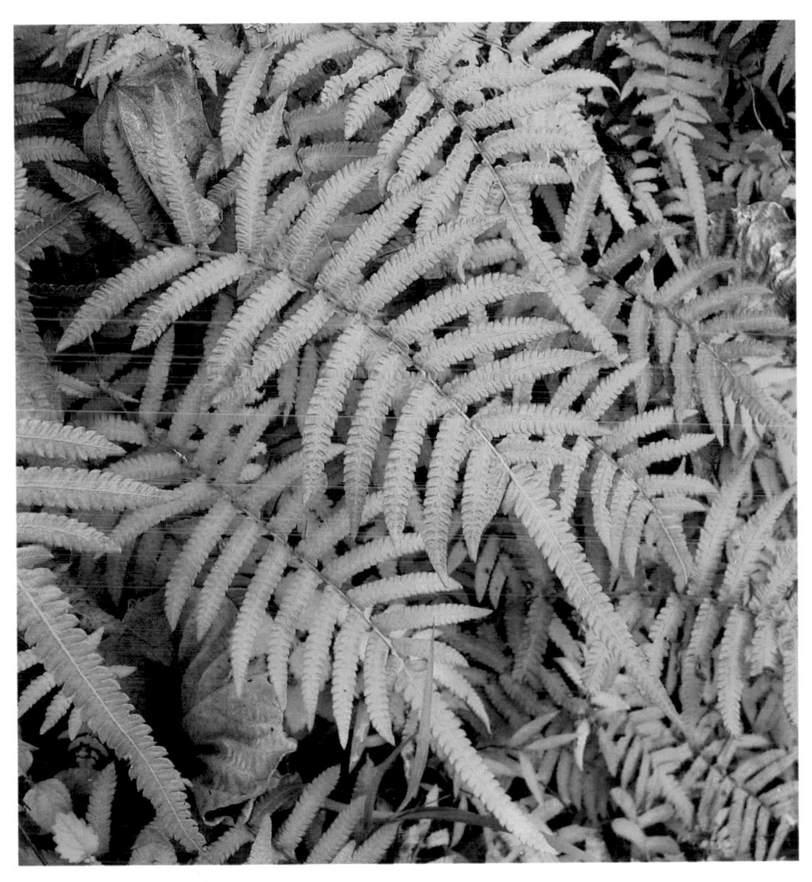

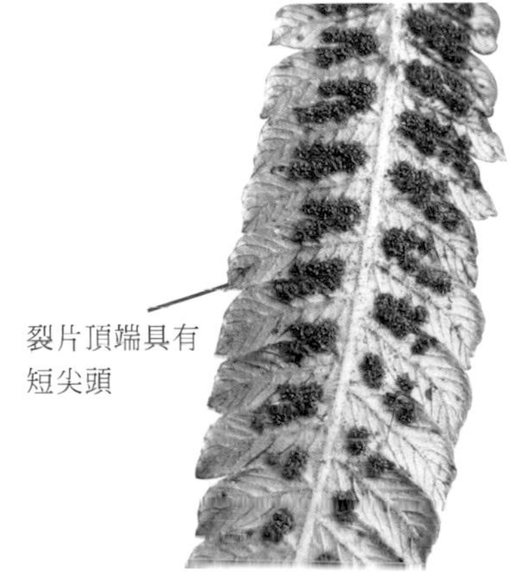

裂片頂端具有短尖頭

小毛蕨的孢子囊群著生於裂片側脈上

小毛蕨兩側羽片幾乎平行，至頂端突縮，頂羽片顯著

編　語

- 本品味微苦，性平，煎湯內服用量通常為5錢至1兩，大劑量可至5～6兩。

東方狗脊蕨 烏毛蕨科 Blechnaceae

學名：*Woodwardia orientalis* Sw.
別名：大葉狗脊、鐮葉狗脊、貫衆、老龍骨
分布：臺灣全境低海拔溝渠及潮濕山壁附近
孢子期：秋、冬間

【形態】

多年生常綠草本，高1～2公尺，根莖粗壯，橫走，密被棕色鱗片。葉為1～2回羽狀深裂，三角狀長橢圓形，革質，羽片廣披針形，先端銳尖，基部不對稱，幼葉呈暗紅色。本植物最主要的辨識特徵即其葉表面常有不定芽，顏色由紅轉綠，此不定芽也是其繁衍的最佳利器。孢子囊群長條形，位於最末裂片中脈兩側網眼邊緣的脈上，與末裂片的中脈平行，多具孢膜，且開口朝向中脈。

東方狗脊蕨生長環境通常需較潮濕

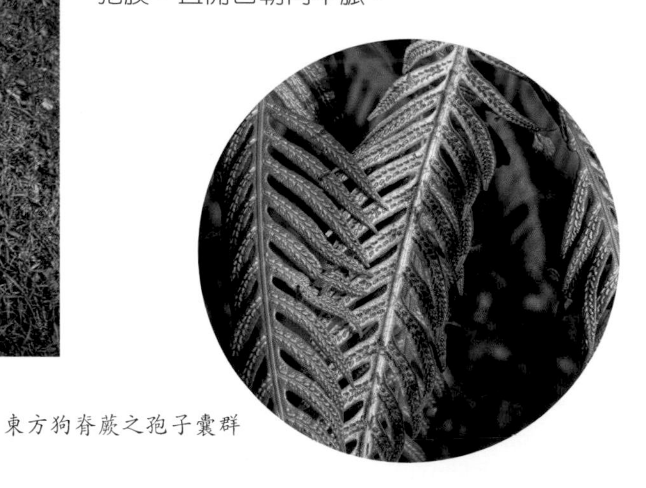

東方狗脊蕨之孢子囊群

【藥用】

根莖有祛風濕、補肝腎、強腰膝、殺蟲、解毒之效，治膝痛腳弱、腰酸背痛、痢疾、崩漏、白帶、小兒疳積、癥瘕、蛇傷等。

【方例】

- 治小兒疳積：東方狗脊根莖1錢，豬肉適量，水煎服。（《福建藥物誌》）
- 治癥瘕：東方狗脊鮮根莖2兩、羊肉8斤、黃酒200毫升，水燉服。（《福建藥物誌》）
- 治崩漏、白帶：東方狗脊根莖燒灰（或炒黑），研末，每次3錢，開水或酒沖服。（《福建藥物誌》）
- 治皮膚搔癢：東方狗脊根莖研末，加大黃末適量，調麻油塗患處。（《福建藥物誌》）
- 治腰痛：東方狗脊根莖5錢，水煎服。（《湖南藥物誌》）
- 治風寒濕痺：東方狗脊根莖3～5錢，水煎或浸酒服。（《湖南藥物誌》）

【實用】

本種的葉表面常長滿不定芽，極具特色，可供觀賞栽培。

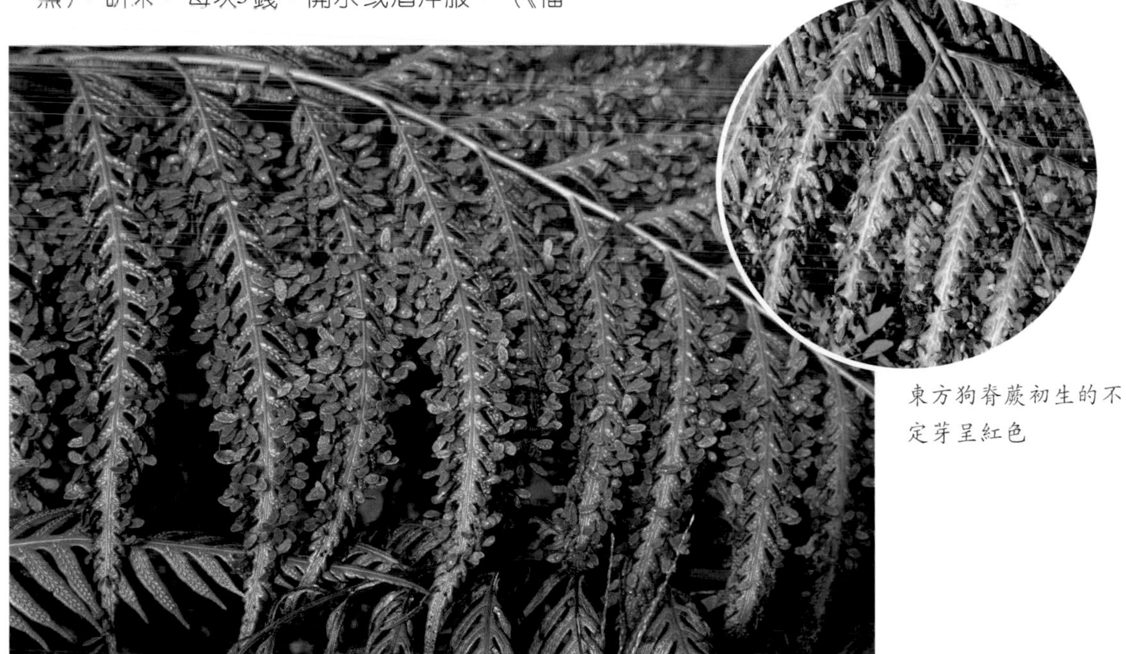

東方狗脊蕨初生的不定芽呈紅色

東方狗脊蕨的葉面常見許多不定芽

蘋 蘋科 Marsileaceae

學名：*Marsilea minuta* L.
別名：南國田字草、田字草、水鹽酸、四葉草、四賢草、四眼菜、芣菜、大蘋、破銅錢
分布：臺灣全境海拔500公尺以下的鄉間水塘、溝邊及稻田
孢子期：夏、秋間

【形態】

多年生草本蕨類，具匍匐、纖細之根莖，根莖多分枝，有節，節間長5～10公分，節上長出1至數枚葉。葉為掌狀複葉，具長柄，小葉4片，十字對生，倒三角形，長與寬1～3公分，先端渾圓，全緣或微波狀，葉脈扇形分叉，細脈結合成狹長的網眼。孢子囊果生於葉柄基部，2～3枚叢生，幼時被毛，成熟時毛脫落。孢子囊果壁堅硬，上有一尖、一鈍2鋸齒，斜卵形或圓形，內含孢子囊群約15個，每個孢子囊群內有大、小2種子囊，子囊著生於托部。

【藥用】

全草有清熱、除煩、祛痰、利水、解毒、消腫、涼血、止血之效，治風火目赤、牙痛、吐血、衄血、尿血、熱淋、腳氣水腫、腎炎、肝炎、糖尿病、白帶、月經不調、陰道炎、癰瘡腫毒、跌打、蟲蛇咬傷等。

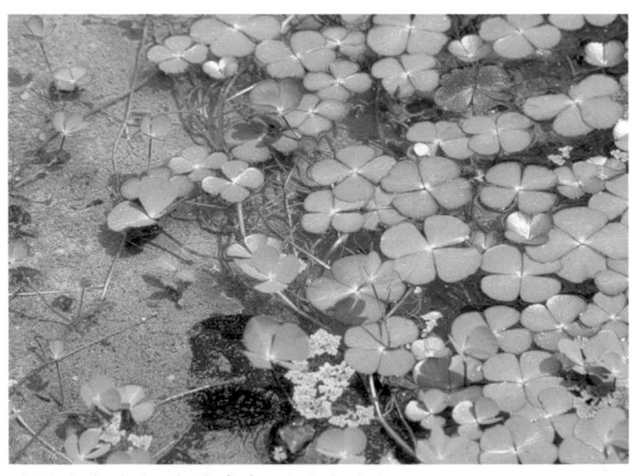

蘋於水分充裕的環境中，則浮於水面上，呈水生植物

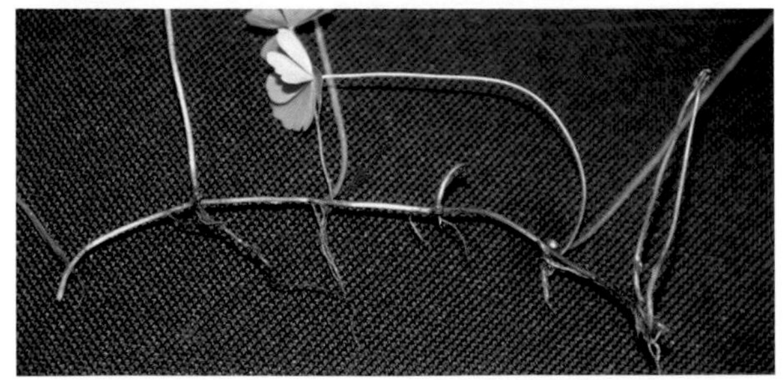

蘋具有匍匐、纖細之根莖，且節(箭頭處)上會長出葉及根

【方例】

- 治風火赤眼、腎炎、水氣腳腫、肝炎：田字草3錢至1兩，水煎服。（《原色臺灣藥用植物圖鑑(2)》，源於上海）
- 治婦女陰道紅腫：四葉草5兩，煎水兌白糖服。（《原色臺灣藥用植物圖鑑(2)》，源於重慶）
- 治外傷腰痛：先將鮮蘋全草6錢至1兩，和醋同炒，然後酌加水煎，溫服。（《原色臺灣藥用植物圖鑑(2)》，源於福建）
- 治毒蛇咬傷：鮮田字草全草適量，加雄黃末3錢，搗敷傷口周圍。另搗絞汁，冷開水送服。（《原色臺灣藥用植物圖鑑(2)》，源於福建）

【實用】

嫩葉可供生食或煮食。

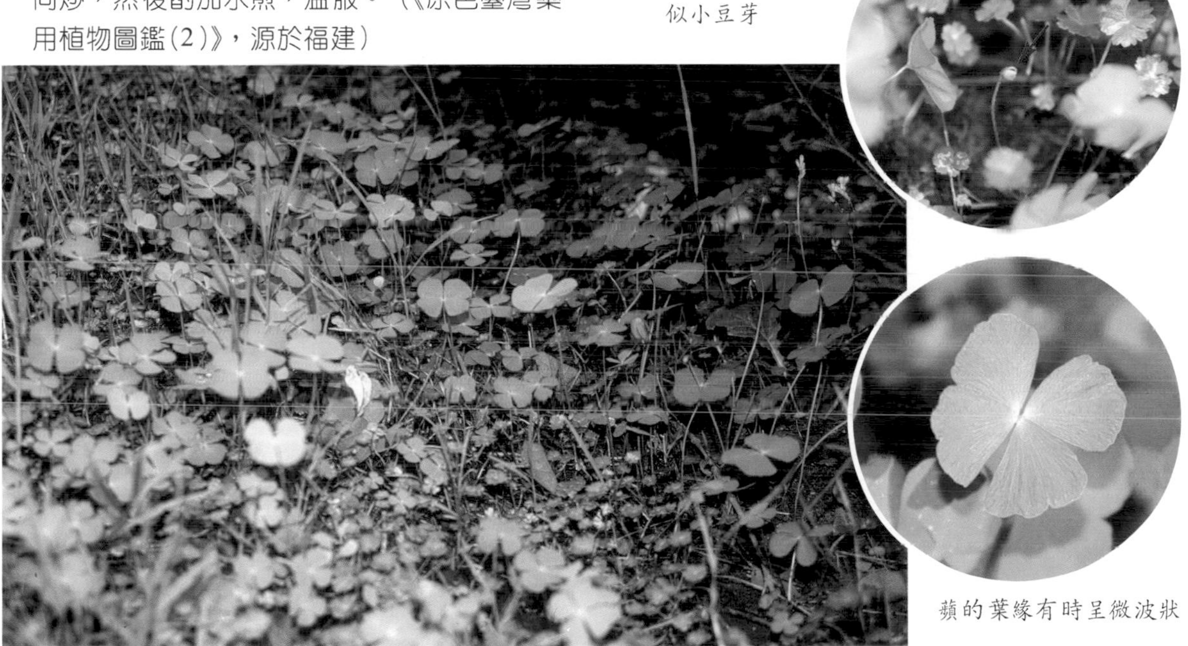

蘋的幼葉(箭頭處)似小豆芽

蘋的葉緣有時呈微波狀

蘋於水分不足的環境中，則植物體直立，呈陸生植物

編語

- 本植物若長於水分充裕的環境時，呈水生，植物體長自水底，但當水分不足時，則呈陸生，長在乾涸的地面上，此時其根莖的節間會變得較短，葉柄及小葉亦變得較小。

臺灣冷杉 松科 Pinaceae

學名：*Abies kawakamii* (Hayata) Ito
別名：川上氏冷杉、玉山冷杉、白松柏、杜、臺灣雲杉
分布：臺灣中央山脈海拔2800公尺以上的高地
花期：1～2月

【形態】

常綠大喬木，高可達20公尺，樹形呈圓錐狀，樹皮灰褐色，鱗片狀，枝水平開展。單葉闊線形，長1～1.5公分，先端圓形，且微凹，下表面具2條白色氣孔帶，中肋上面凹下，下面隆起。單性花，雌雄同株。雄毬長約1.5公分，懸垂於小枝下側，圓柱形。毬果直立，長約7.5公分，直徑約4公分，圓柱形或橢圓形，先端截形，微凹入，成熟時紫褐色；果鱗扇形，不規則鋸齒緣，果熟後果鱗會脫落；苞鱗狹倒卵形，上部近於圓形，有不規則鋸齒緣，基部截形。種子連翅長1.5～1.8公分。

【藥用】

樹幹或果實有平肝熄風、活血止血、調理經血、安神定志之效，治高血壓、頭痛、頭暈、心神不定、月經不調、崩漏、白帶等。

【實用】

本植物木材可供建築及製紙漿用途。

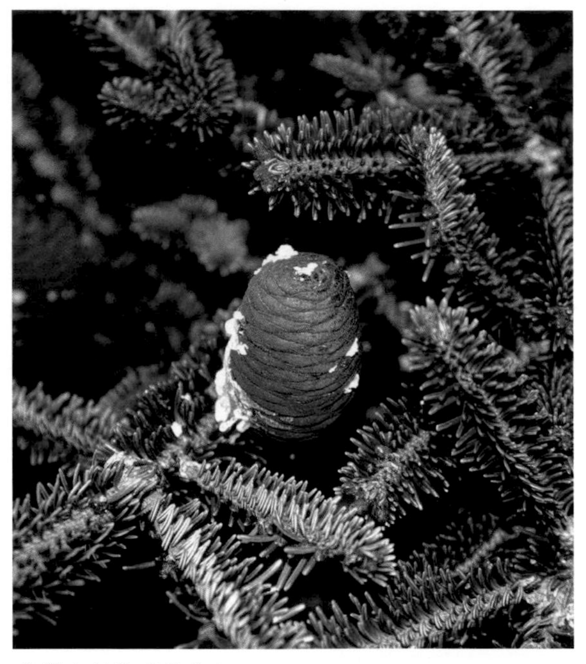

臺灣冷杉的毬果直立

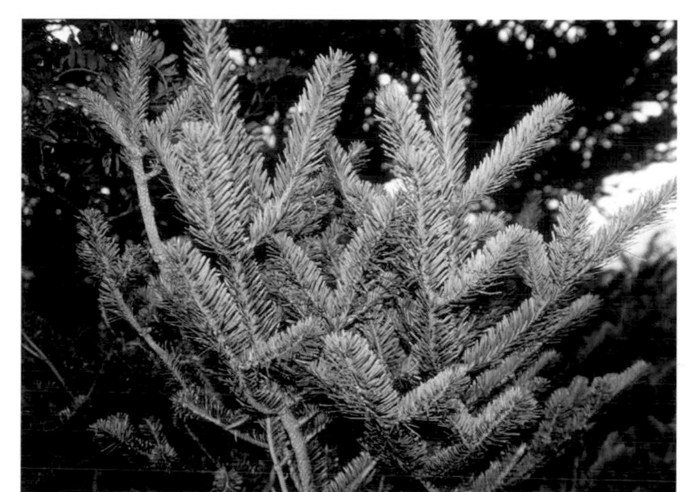

臺灣冷杉的枝葉

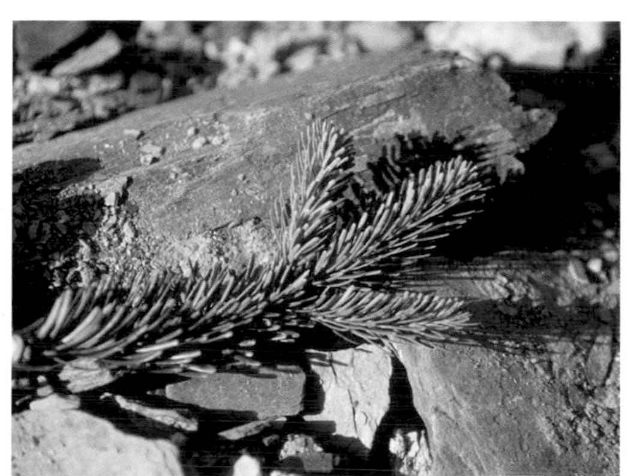

臺灣冷杉的葉呈闊線形

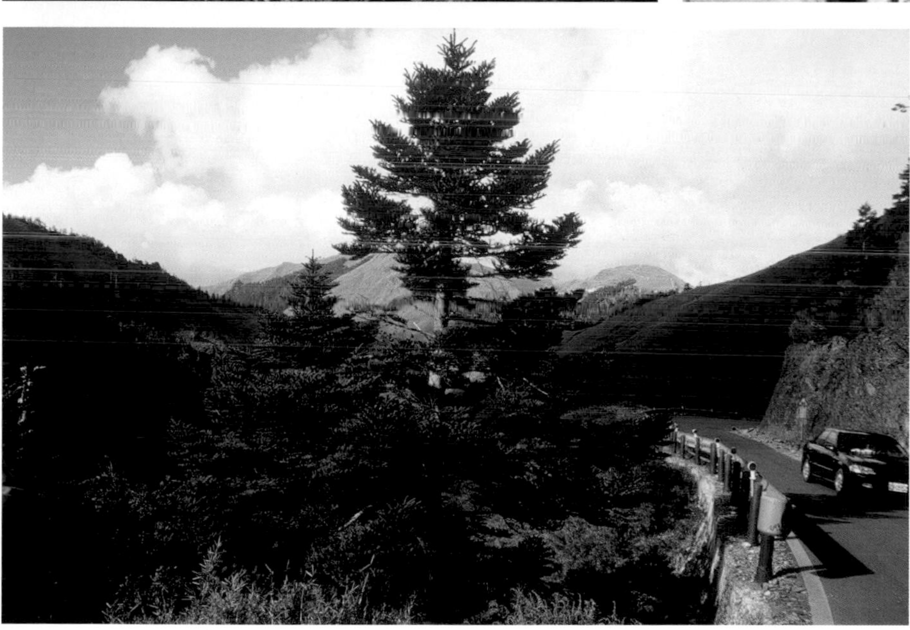

臺灣冷杉爲臺灣固有植物，生長於高海拔地區（此圖攝於合歡山）

編　語

- 本品味澀、微辛，性平。

側柏 柏科 Cupressaceae

學名：*Thuja orientalis* L.
別名：柏、扁柏、香柏、黃柏、黃心柏、叢柏、扁松、喜柏
分布：臺灣各地普遍栽植
花期：4～5月

【形態】

常綠喬木，高可達20公尺，樹皮薄，縱裂成條片。小枝扁平，直展，排成一平面。葉鱗形，交互對生，長0.1～0.3公分，先端微鈍，位於小枝上下兩面之葉的露出部分倒卵狀菱形或斜方形，兩側的葉折覆著上下之葉的基部兩側，呈龍骨狀。雌雄同株，雌雄花均著生枝頂，雄花黃色。毬果卵圓形，長1.5～2.5公分，熟前肉質，藍綠色，被白粉；熟後木質，紅褐色，並開裂。種子橢圓形，灰褐色，無翅或有稜脊。

【藥用】

枝梢及葉（稱側柏葉）有涼血止血、祛痰止咳、除濕消腫之效，治咯血、吐血、衄血、尿血、血痢、崩漏不止、腸風下血、咳嗽、痰多、風濕痛、丹毒、燙傷、痄腮等。種仁（稱柏子仁）有養心安神、斂汗、潤腸通便之效，治神經衰弱、驚悸、失眠、健忘、遺精、盜汗、便秘。根皮（已去栓皮，稱柏根白皮）能涼血、解毒、生髮、斂瘡，治灸瘡、燙傷、瘡瘍潰爛、毛髮脫落。枝條（稱柏枝節）能驅風除濕、解毒療瘡，治風寒濕痺、霍亂轉筋、牙痛、惡瘡、疥癩、歷節風。樹幹或樹枝經燃燒後分泌之樹脂（稱柏脂）能除濕清熱、解毒殺蟲，治疥癬、癩瘡、禿瘡、黃水瘡、丹毒、贅疣等。

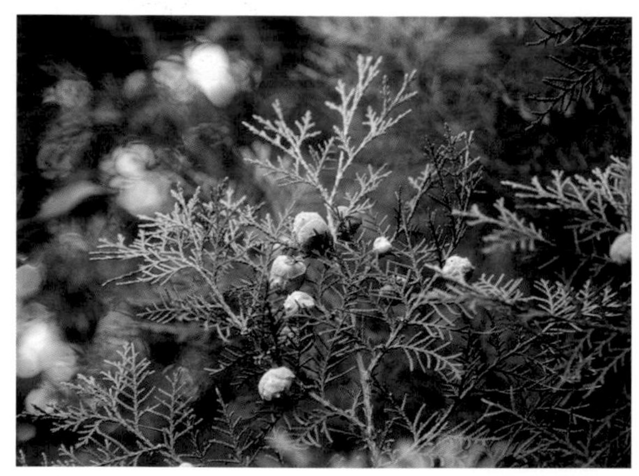

正在結毬果的側柏

【方例】

- 治百日咳：側柏葉5～7錢、百部3錢、沙參3錢，冰糖燉服。（《福建藥物誌》）
- 治脫髮：當歸、柏子仁各8兩，共研細末，煉蜜為丸，每日3次，每次飯後服6～9克。（《全國中草藥新醫療法展覽會技術資料選編》）
- 治血熱妄行、吐咯不止：生柏葉、生荷葉、生地黃、生艾葉，上藥等分，爛研，丸如雞子大，每服1丸，水3盞，煎至1盞，去渣溫服，無時候。（《婦人良方》，本方稱四生丸）
- 治吐血不止：柏葉、乾薑各3兩，艾3把，上三味，以水5升，取馬通汁1升合煮，取1升，分溫再服。（《金匱要略》，本方稱柏葉湯）

說明>《金匱要略》爲東漢名醫張仲景所著，依近代醫藥名著《經方配伍用藥指南》考證，漢代用藥劑量1兩僅相當於今之3克，即1錢，因爲李時珍曾謂：「今古異制，古之一兩，今用一錢可也」，而程知：「大約古用一兩，今用一錢足矣」，故上述柏葉湯，其柏葉、乾薑用量宜改爲各3錢，此現象亦適用於《傷寒論》一書。

【實用】

常被當觀賞植物栽培。木材甚貴重。

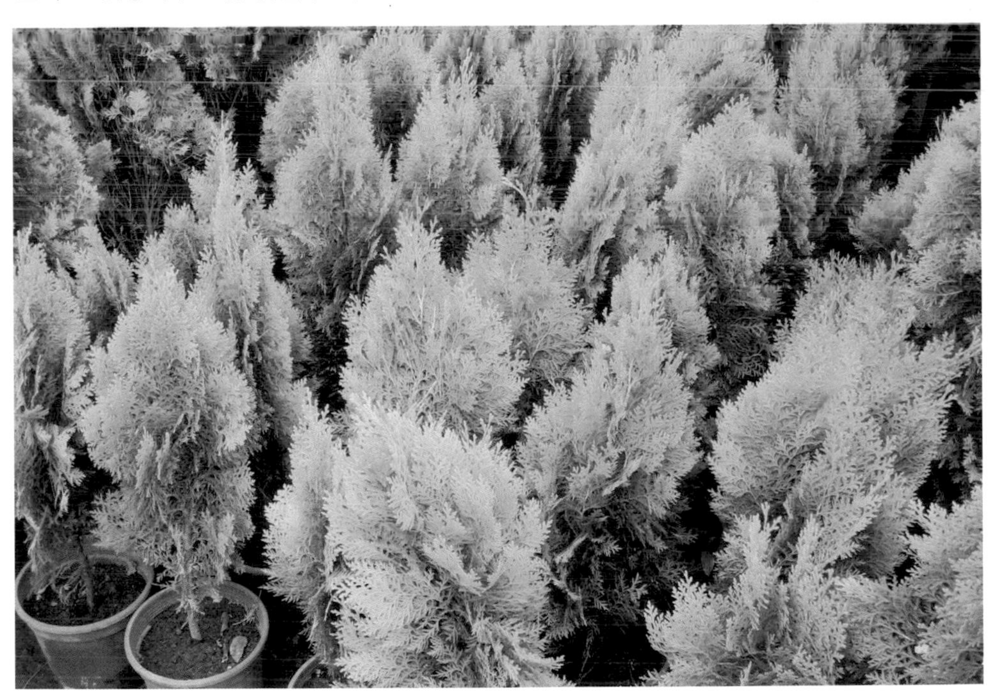

黃金側柏爲側柏之栽培種，在市場上較側柏更受歡迎

木麻黃 木麻黃科 Casuarinaceae

學名：*Casuarina equisetifolia* L.

別名：木賊葉木麻黃、木賊麻黃、番麻黃、駁骨松、短枝木麻黃、馬尾樹

分布：臺灣全島各地普遍栽植，尤以海岸地區最多，當防風林

花期：4～5月

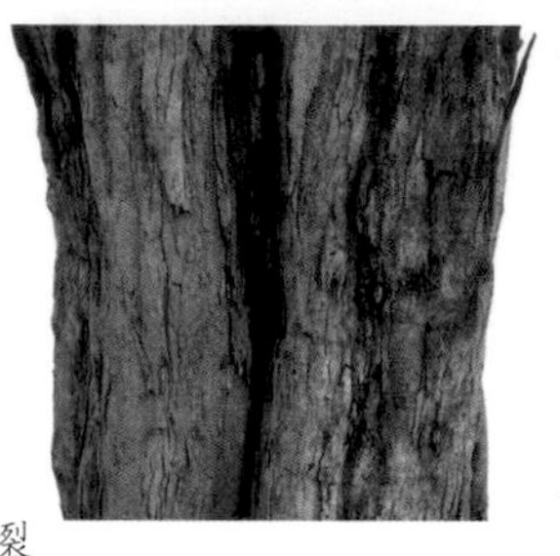

木麻黃的樹皮呈不規則縱裂

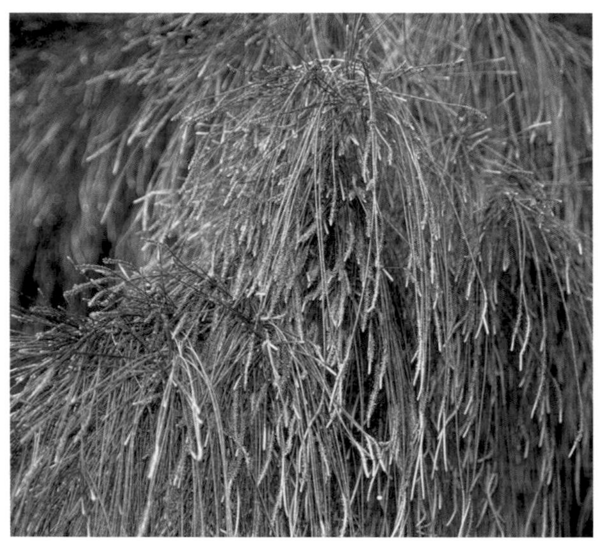

木麻黃的雄花長在綠色小枝先端，並呈穗狀

【形態】

常綠喬木，高10～30公尺，樹皮灰褐色，不規則縱裂，內皮深紅色。枝紅褐色，有密集的節，下垂。綠色小枝呈針葉狀，具接合性，節節相連，常被誤認成葉。葉退化成鱗片狀，淡褐色，6～8枚緊貼輪生，位於小枝的枝節處，而呈一圈的鞘齒狀細毛。花單性，雌雄同株或異株，雄花序穗狀，黃色，長在枝條先端；雌花序頭狀，紅色，長在側枝上。毬果狀果序橢圓形，熟時赤褐色，長1.5～2公分。種皮膜質。

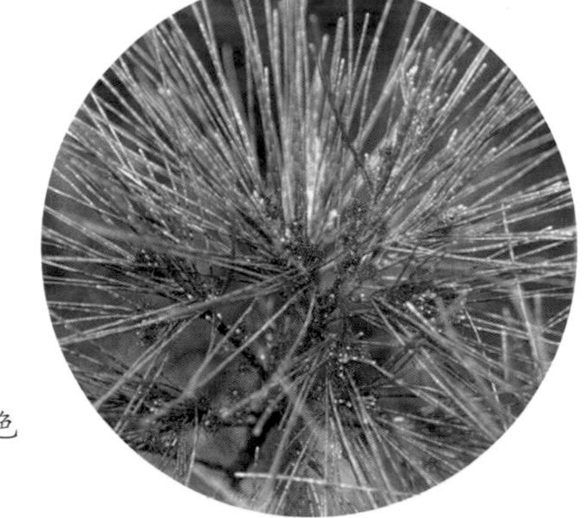

木麻黃的雌花序頭狀，紅色

【藥用】

樹皮有宣肺止咳、行氣止痛、溫中止瀉、調經催生、收斂利濕之效，治月經不調、難產、感冒發熱、咳嗽、疝氣、腹痛、痢疾、小便不利、腳氣腫毒等，其性偏溫，內服用量為1～3錢。樹皮內部製成敷劑，可治牙疼。種子性亦偏溫，但味微澀，能澀腸止瀉，治慢性腹瀉。

【方例】

- 治慢性腹瀉：木麻黃種子3錢、含殼仔草1兩，水煎服。（作者）

【實用】

可當海岸防風林或行道樹。木材為良好之薪炭材，亦可供製器具及做建材。樹皮可提煉栲膠。

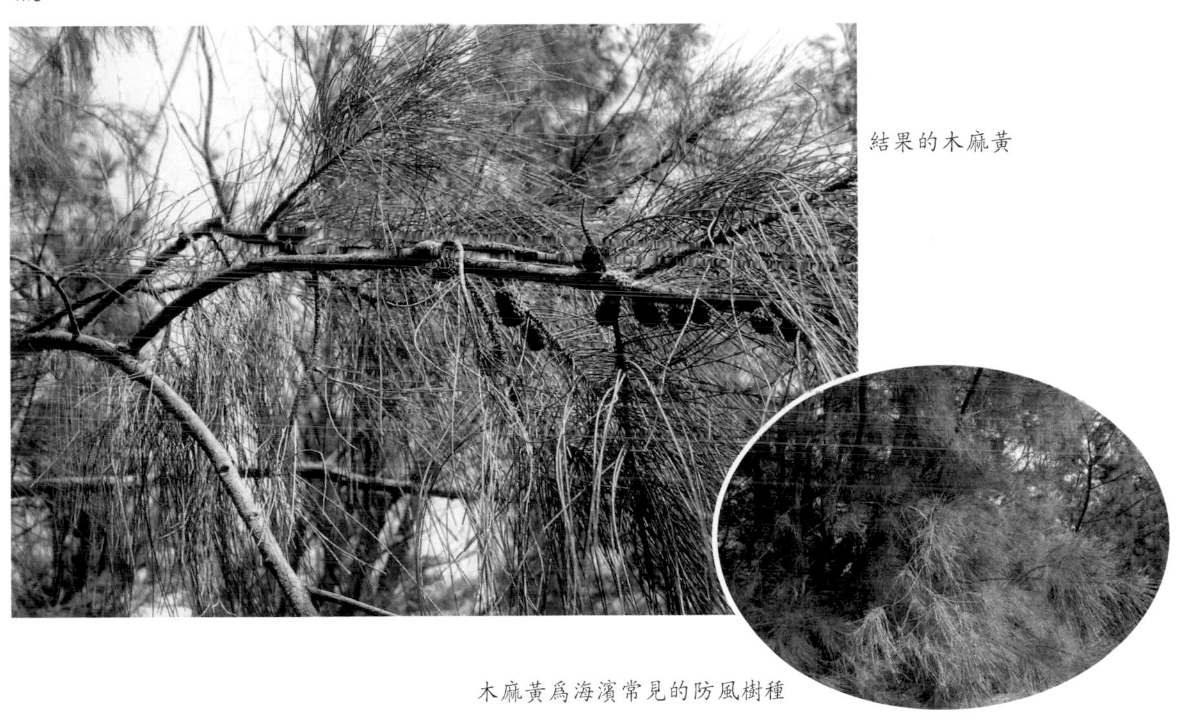

結果的木麻黃

木麻黃爲海濱常見的防風樹種

編 語

- 本植物之小枝呈針葉狀，常被誤認成葉，酷似麻黃或木賊，故稱木麻黃或木賊麻黃。又外皮剝落，常露出韌皮，色似骨，故又名駁骨松。

白肉榕 桑科 Moraceae

學名：*Ficus virgata* Reinw. *ex* Blume
別名：島榕、菲律賓榕
分布：臺灣全境海濱或低海拔森林內
花期：7～10月

【形態】

常綠中喬木，枝條光滑，帶黃色。單葉革質，互生，具葉柄，葉片卵狀橢圓形，長10～20公分，寬3～7公分，基部銳形或楔形，兩側不對稱，先端短尾狀銳尖，全緣，側脈6～11對。隱花果球形，腋生，具柄，單出或成對，熟時紫紅色，徑長近1公分，基部苞片不存。

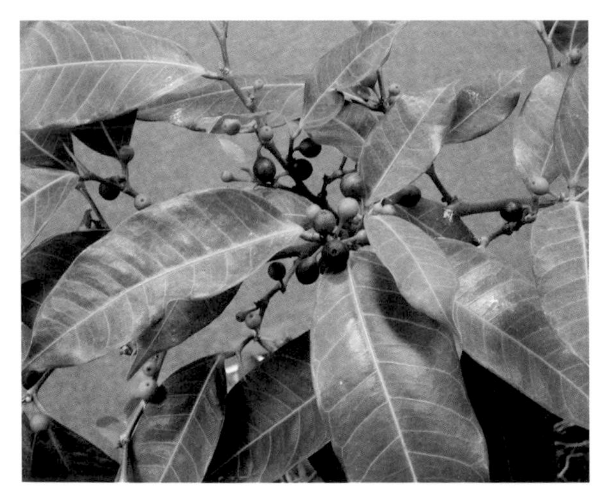

白肉榕的隱花果逐漸成熟

【藥用】

根有清熱利濕、助脾運化之效，治風濕關節炎、腫瘡、腸炎等。

【方例】

- 治風濕病：白肉榕根、珍珠蓮、水柳根、本川七、海桐皮各7錢，紙錢斬、小葡萄各5錢，白花菜、七日暈各3錢，半酒水燉排骨服食。（《原色臺灣藥用植物圖鑑(5)》）

【實用】

葉平滑澤亮，可栽為庭園綠化植物。

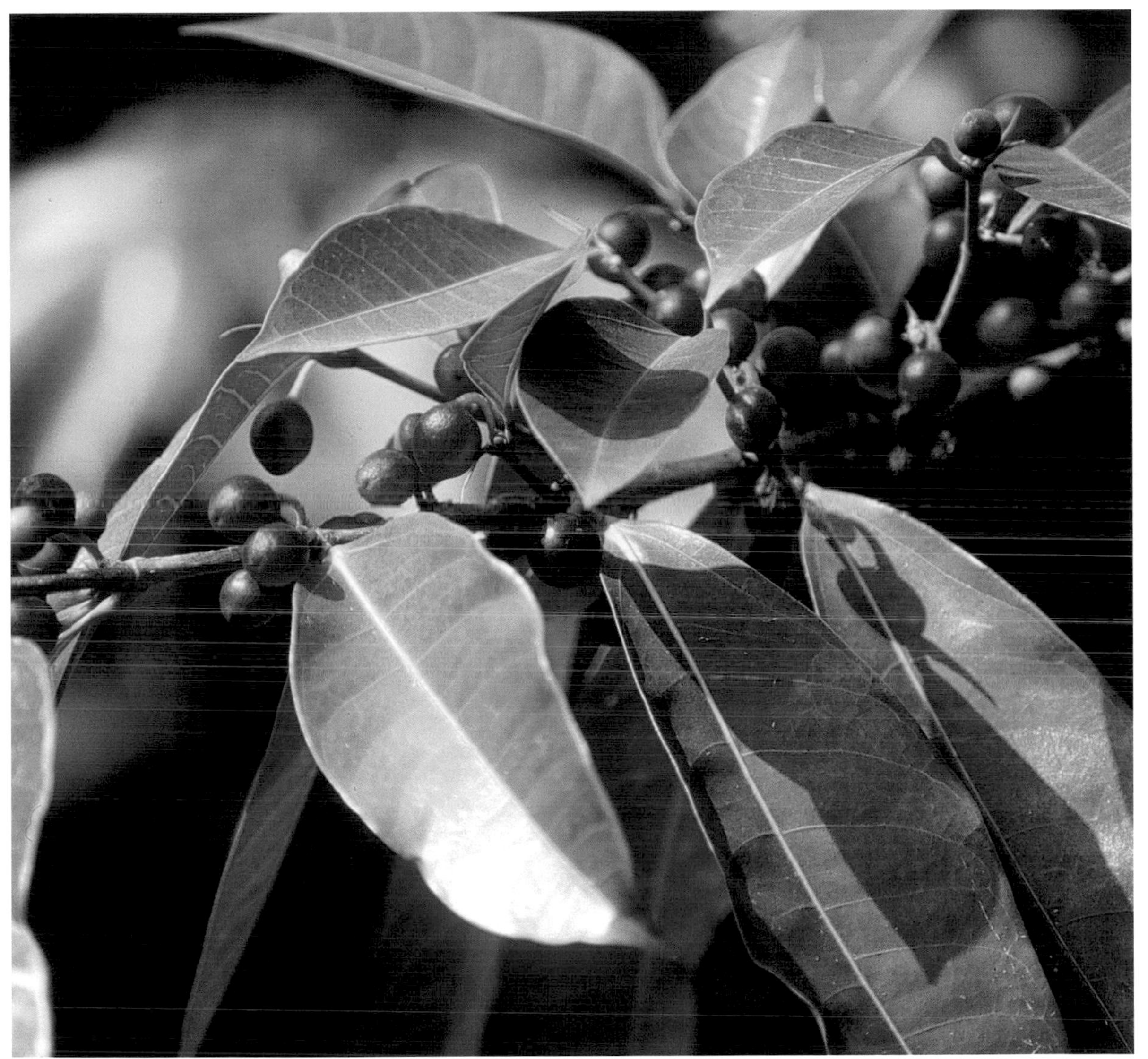

白肉榕成熟的隱花果

盤龍木 桑科 Moraceae

學名：*Malaisia scandens* (Lour.) Planchon
別名：牛筋藤、馬來藤、盤龍藤、蛙皮藤
分布：臺灣全境平野至低海拔山區之灌叢中或山谷疏林內
花期：3～5月

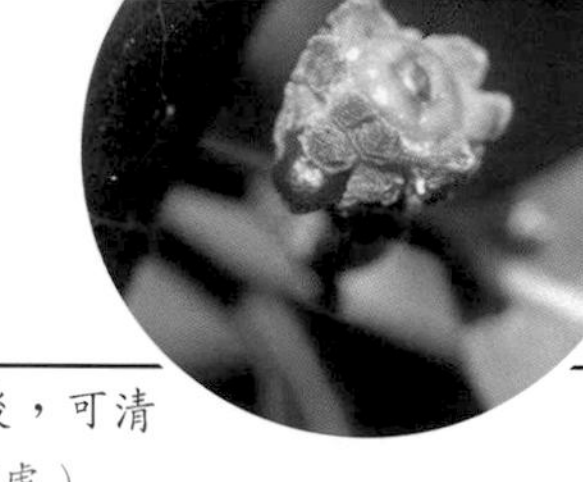
盤龍木的果實熟落後，可清楚見到其果托(箭頭處)

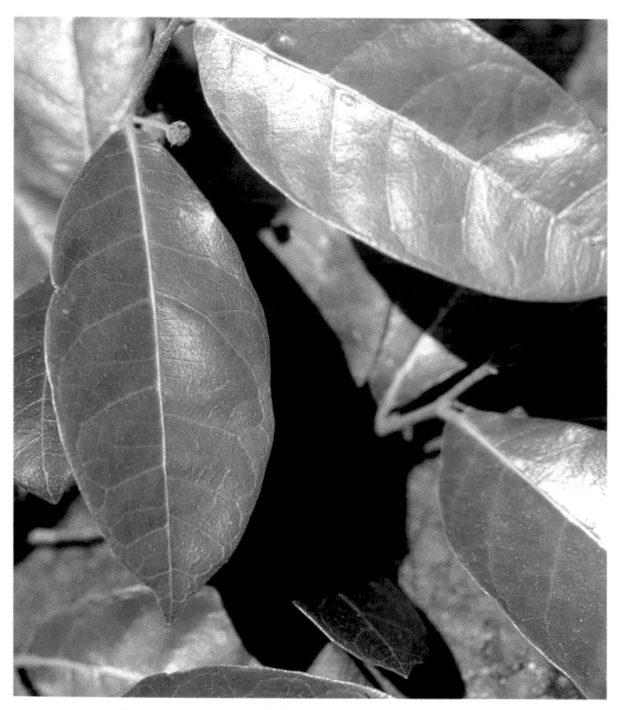
盤龍木的葉片呈長橢圓形或倒卵狀長橢圓形

【形態】

攀緣藤本，枝條纖細，全株無毛。單葉互生，具葉柄，葉片長橢圓形或倒卵狀長橢圓形，長6～10公分，寬2～5公分，基部鈍形或楔形，先端尖，全緣或微鋸齒緣，側脈5～7對。單性花，雌雄異株。雄花穗狀排列，腋生，花2～4朵，簇生，花被3～4枚，淡綠色。雌花序近球形，單生或多朵簇生葉腋。瘦果卵形，長0.6～0.7公分，熟時果托橙黃色，果實橙黃色至深紅色，種子1粒。

【藥用】

全株有祛風除濕、清熱止瀉之效，治風濕關節炎、腹痛、腹瀉等。葉治婦人產後病，外用能殺蟲。

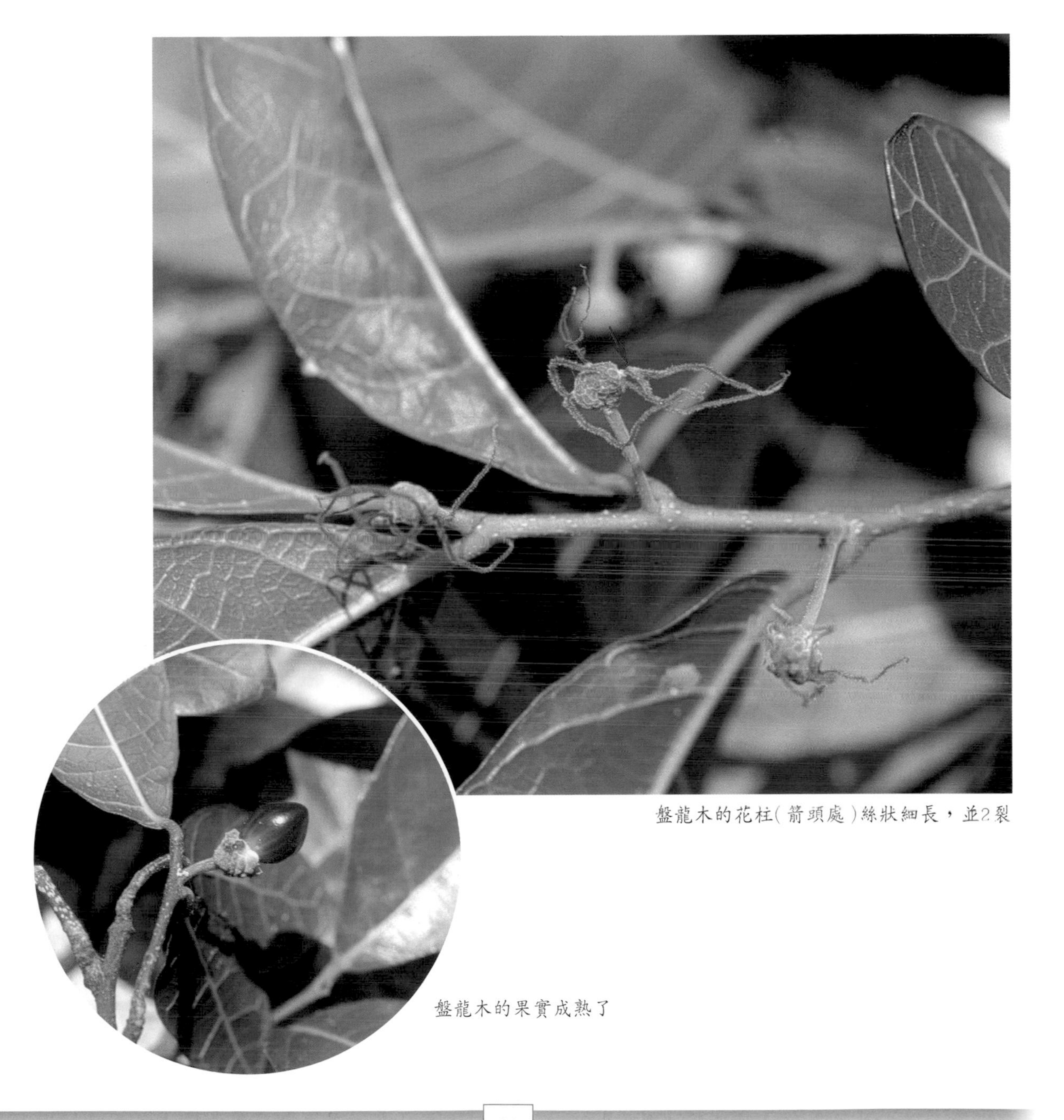

盤龍木的花柱(箭頭處)絲狀細長，並2裂

盤龍木的果實成熟了

小葉桑 桑科 Moraceae

學名：*Morus australis* Poir.

別名：桑材樹、娘仔樹、野桑、蠶仔葉樹、鹽桑仔

分布：臺灣全境平野至海拔1500公尺以下山區

花期：12月至翌年1月

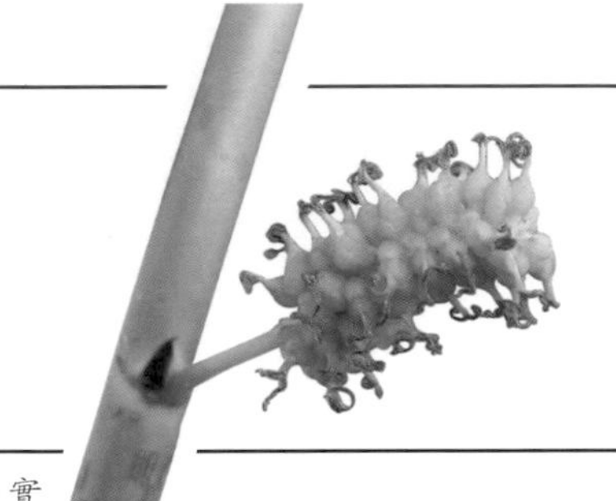

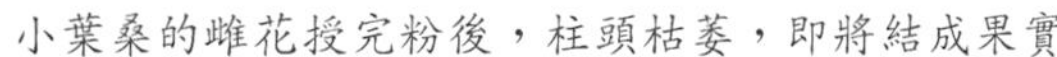

小葉桑的雌花授完粉後，柱頭枯萎，即將結成果實

【形態】

落葉小喬木，小枝具明顯皮孔，莖幹粗大。單葉互生，具柄，葉片卵形或廣卵形，長6～18公分，寬5～12公分，紙質，粗糙，先端尾狀銳尖，基部截形或心形，銳鋸齒緣，幼葉常作3～5深裂。單性花，雌雄異株。雄花序下垂，呈葇荑花序，長1.5～3公分，花被4片，雄蕊4枚。雌花序長1～1.5公分，柱頭2裂。果實為聚合果，長橢圓形，熟時暗紅色或帶紫色，由許多瘦果組成，各瘦果則包藏於多汁之花被內。

【藥用】

桑葉富含多種維生素，有清肝明目、利尿降壓、解熱消腫之效，治感冒頭痛、神經痛、頭目眩暈、流行性感冒、充血性眼疾、頭面浮腫、扁桃腺炎等。桑枝（嫩枝）能祛風濕、利關節、行水氣，治四肢拘攣、腳氣浮腫等。桑椹（果穗）為涼血、補血、養陰藥，能生津止渴，若搗汁飲，可解酒毒。桑白皮（將根皮縱向剖開，除去黃棕色栓皮）能消炎、利尿、降壓，若用蜂蜜炮製，則能潤肺清熱、止咳平喘，常用於慢性支氣管炎、肺炎、各種虛弱性浮腫等，臺灣多數青草藥舖都以根（不去栓皮）直接入藥。

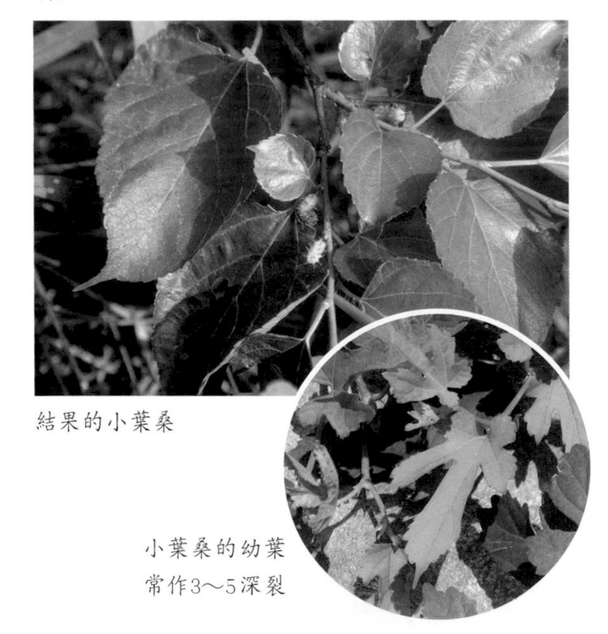

結果的小葉桑

小葉桑的幼葉常作3～5深裂

【方例】

- 治感冒咳嗽：桑白皮、麥冬、天冬、藕節、烏甜及桔梗各10公分，水煎服。（《臺灣植物藥材誌(一)》）
- 治腰部神經痛，難屈伸者：桑枝、土煙頭各20公分，鼠尾癀25公分，金劍草20公分，水煎服。體弱者，加本首烏或樟根20公分。（《臺灣植物藥材誌(一)》）
- 治高血壓：桑葉、白茅根及甘蔗各適量，水煎服。（《臺灣植物藥材誌(一)》）

【實用】

葉子為蠶的食草。取內皮纖維部份，作為製繩索的材料。成熟果實可生食，並能製成蜜餞、果醬，果汁或酒。木材是良好的燒材。根系發達可促進水土保持。葉、枝或桑白皮皆為民間青草茶之優良選材。

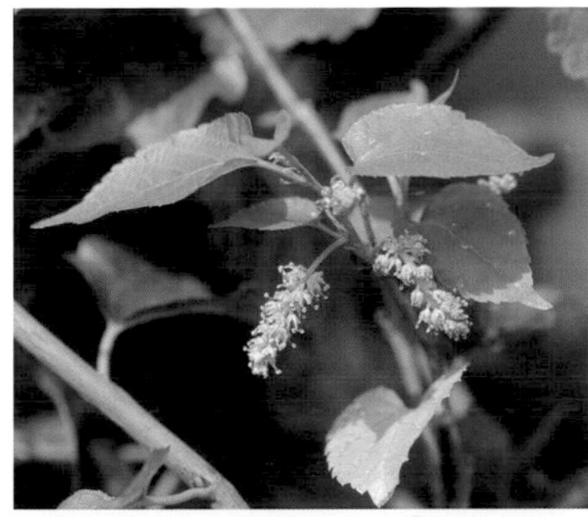

小葉桑的雄花排列成葇荑花序

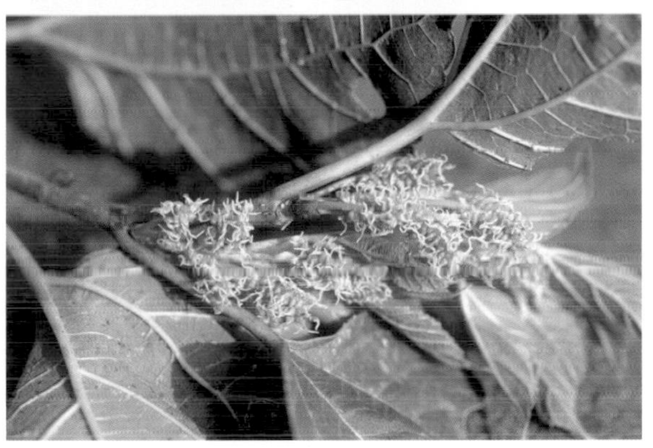

小葉桑的雌花序，可見雌花柱頭2裂，約與花柱等長

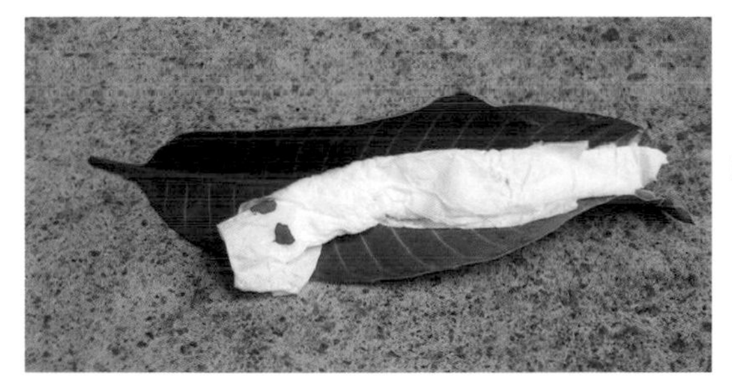

「蠶寶寶吃桑葉」是小朋友勞作的常用題材，但因桑葉質軟，又易失去水分，不易保存，所以，老師往往就用別種葉子代替囉！像圖中陪襯蠶寶寶的葉子就改用芒果樹葉。(台中市私立東海托兒所．黃啓睿/製作、黃菊英 老師/指導)

編語

- 本植物另有一近親植物桑(*M. alba* L.，又稱家桑)，但臺灣野生者，多為此處所談的「小葉桑」，其區別主要在於桑幾乎無花柱，而小葉桑的花柱與柱頭等長，不過，二者的柱頭皆為2裂。

葎草 大麻科 Cannabaceae

學名：*Humulus scandens* (Lour.) Merr.
別名：山苦瓜、苦瓜草、鐵五爪龍、大葉五爪龍、拉拉藤、勒草、割人藤、穿腸草、玄乃草、烏仔蔓
分布：臺灣全境低海拔以下各地隨處可見
花期：7～10月

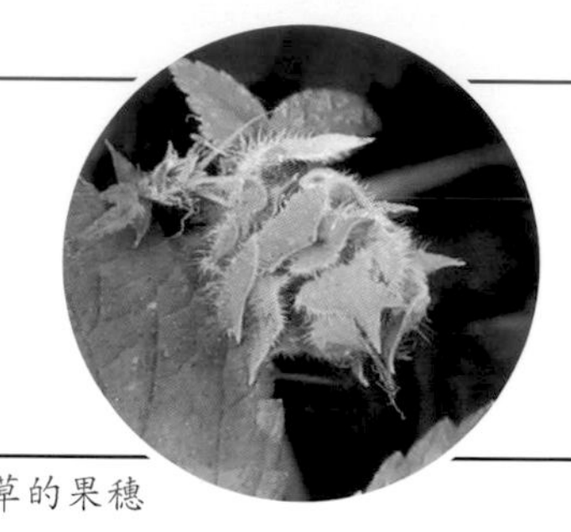
葎草的果穗

【形態】

1年生纏繞性草本，長可達4公尺以上，莖枝和葉柄密生倒鉤刺，莖具縱稜，多分枝，具驚人的繁殖力。單葉對生，柄長5～15公分，葉片掌狀5～7深裂，裂片卵形至闊披針形，先端急尖或漸尖，細鋸齒緣，上下表面生粗糙剛毛，下表面尚有黃色腺體。花小，單性花，雌雄異株，花序腋生。雄花呈圓錐狀葇荑花序，長15～25公分，花黃綠色，花萼5裂，雄蕊5枚，花藥大型。雌花10餘朵集成近球形的短穗狀花序，呈毬果狀，苞片葉狀，每苞具2花。瘦果球形微扁，長、寬皆約0.5公分。

【藥用】

全草有清熱利尿、活血解毒、清肺健胃之效，治肺結核潮熱、肺膿瘍、肺炎、胃腸炎、痢疾、感冒發熱、小便不利、腎炎、膀胱炎、泌尿系結石、梅毒等；外用治癰癤腫毒、濕疹、毒蛇咬傷。根治石淋、疝氣、瘰癧等。果穗治肺結核潮熱、盜汗等。

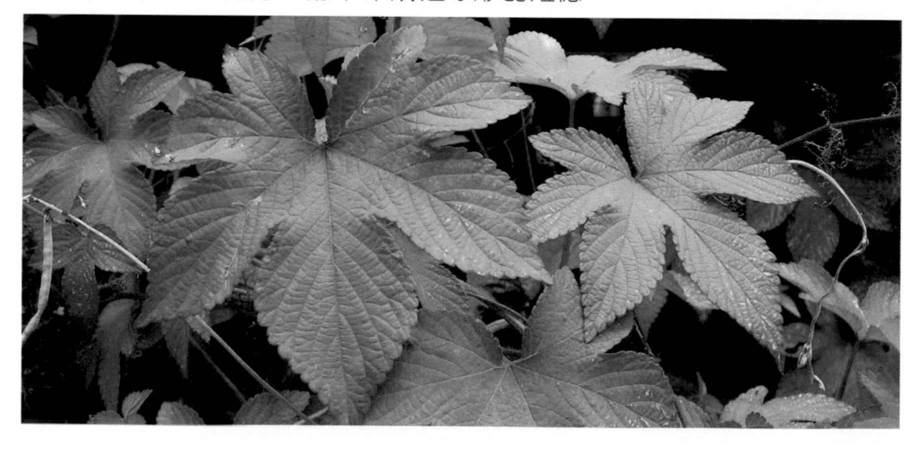
葎草的葉呈掌狀深裂

【方例】

- 治打傷：鐵五爪龍，用水和酒少許煎服，或莖葉搗汁，沖熱酒服。（《臺灣植物藥材誌(三)》）
- 傷科藥：山苦瓜鮮草300公分，搗汁，沖熱酒，加白糖服。（《臺灣植物藥材誌(三)》）
- 治肺火久嗽不癒者：山苦瓜30公分、西瓜皮20公分、青皮貓20公分、木芙蓉花20公分、萬點金20公分，水煎服。（《臺灣植物藥材誌(三)》）
- 治運動內傷、小兒發育不良：葎草根適量燉排骨，煮湯服食。（作者）
- 治瘰癧：(1)葎草鮮葉2兩、黃酒2兩、紅糖4兩，水煎，分3次飯後服。（《福建民間草藥》）(2)葎草根8錢、豬瘦肉2兩，水煎，服湯食肉。（《江西草藥》）
- 治小腸疝氣：割人藤根不拘(多少)，煎湯服。（《江蘇藥材誌》）
- 治虛勞潮熱：葎草果穗5錢、烏豆1兩，水煎，飯後服。（《閩東本草》）

【實用】

嫩葉和嫩芽可煮食。

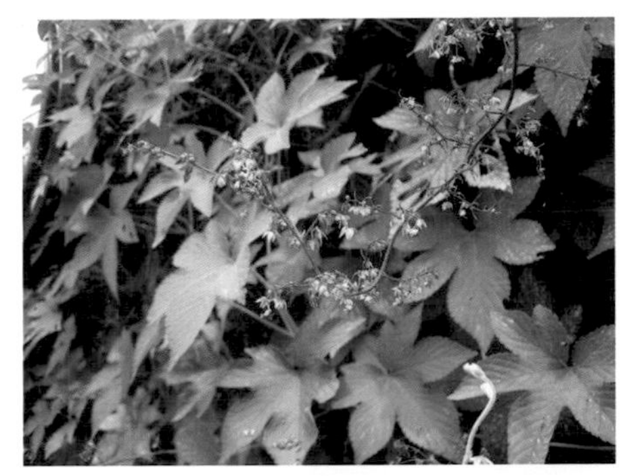

葎草的雄花序

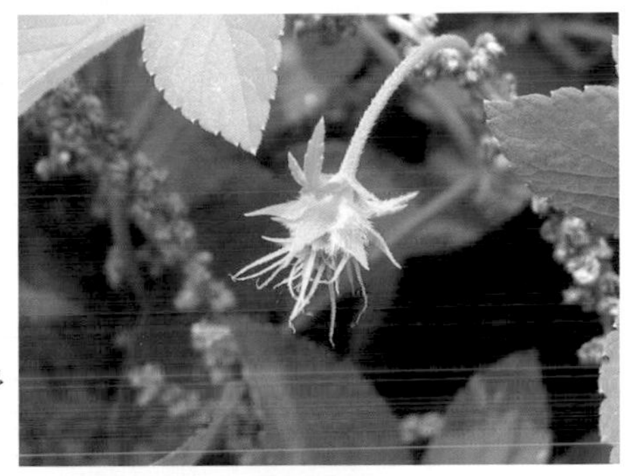

葎草的雌花序

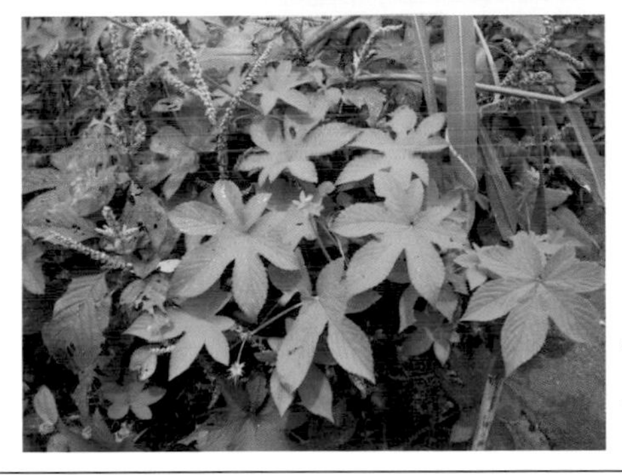

葎草常纏繞著其他植物生長

編語

- 近來大陸的專家學者已發現葎草群落不僅是優良的牧草資源，也是保土固土能力特別強的水土保持植物，是綠化荒山、荒坡、荒溝，改善黃土高原生態環境的一種理想草被。（摘自2003年12月第23卷第6期《水土保持通報》）

密花苧麻 蕁麻科 Urticaceae

學名：*Boehmeria densiflora* Hook. & Arn.
別名：紅水柳、山水柳、水柳黃、水柳仔、蝦公鬚、粗糠殼、木苧麻
分布：臺灣全境海拔1600公尺以下平野、山坡、溪岸、河岸、陰濕及荒廢地
花期：3～6月

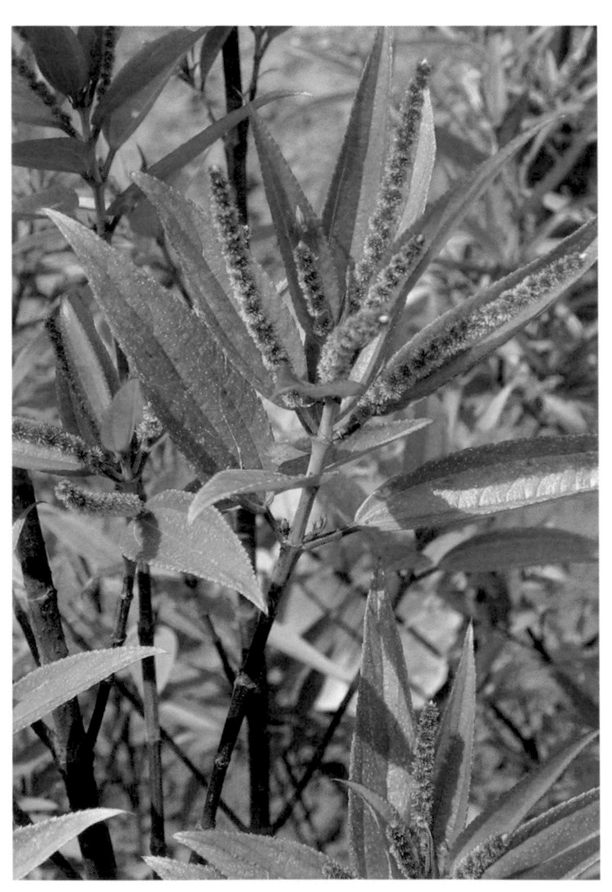

結果的密花苧麻

【形態】

常綠小灌木，高可達2公尺，常成群生，枝椏叢生，全株密被短柔毛。單葉對生，有柄，柄具縱溝，葉片披針形或卵狀披針形，長4.5～20公分，寬2～3.5公分，先端漸尖，基部鈍形，細鋸齒緣，兩面均粗糙，有毛，3出脈。托葉披針形。單性花，雌雄異株，花密生，呈穗狀，腋生。雄花序長6～8公分，雄花被4裂，雄蕊4枚。雌花序長約10公分，花被先端作2～4淺裂，子房具長花柱。瘦果密被短柔毛，扁平狀。

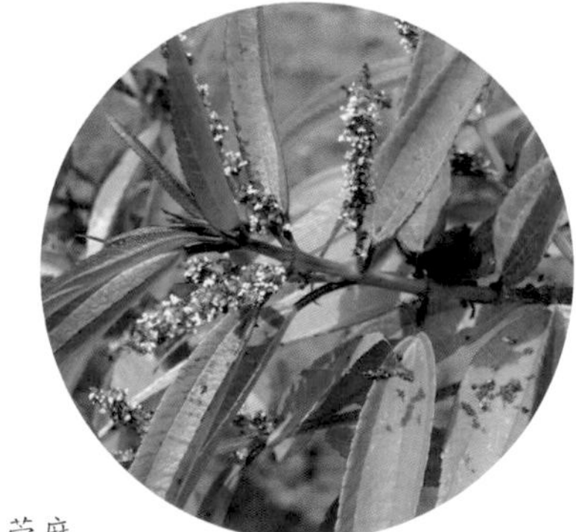

密花苧麻開花了

【藥用】

根及莖(稱紅水柳、山水柳)為祛風良藥，能祛風止癢、利水調經，治風濕、黃疸、月經不調、皮膚搔癢、感冒、頭風痛、創傷等。葉煎水，洗滌亦可止癢。

【方例】

- 治感冒、產婦腰酸、月內風：紅水柳150公分，半酒水燉赤肉服。亦可搭配觀音串、紅骨蛇、益母草、吊風藤、哆哖頭等藥材使用。(《臺灣植物藥材誌(一)》)
- 治感風、骨酸：(1)紅水柳35～60公分，水煎服；(2)紅水柳40公分，鈕仔茄、倒吊風、雞屎藤、土煙頭及王不留行各20公分，水煎服，良效。(《臺灣植物藥材誌(一)》)
- 治手風、骨酸、頭風：紅水柳、三腳別、山葡萄及黃水茄各40公分，萬層擴75公分，半酒水煎服。(《臺灣植物藥材誌(一)》)

【實用】

本種之繁殖力強，可植於坡地以保持水土。

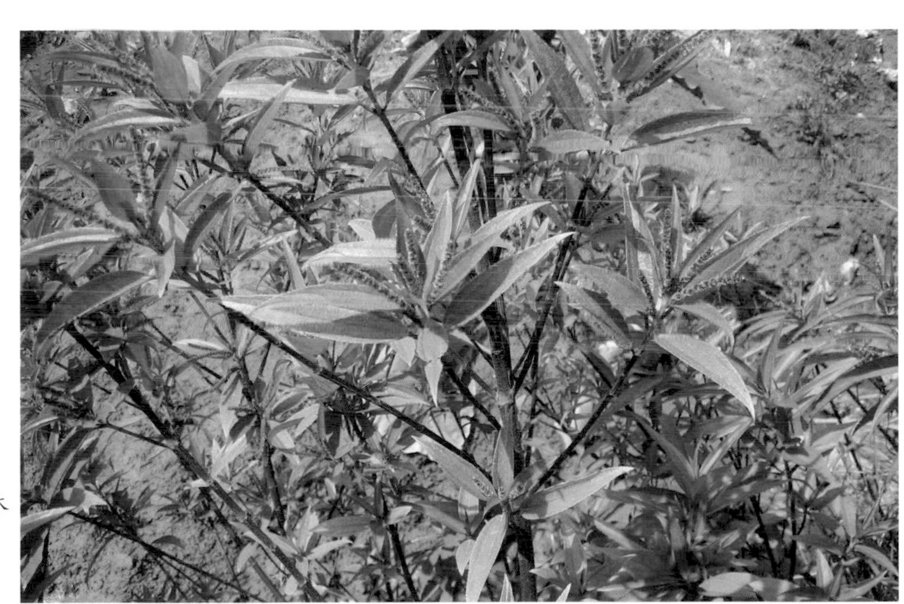

密花苧麻爲常綠小灌木

編　語

- 本植物的根及莖爲臺灣民間治婦科病之要藥，其性平和，功似當歸，專治月內風，而臺灣原住民則將其用於治療傷風感冒。

假萹蓄 蓼科 Polygonaceae

學名：*Polygonum plebeium* R. Br.
別名：節花路蓼、鐵馬齒莧、小萹蓄、腋花蓼
分布：臺灣全境低海拔地區
花期：全年

【形態】

一年生草本，全株光滑，高6～15公分，莖多分枝，平臥或斜上生長。單葉互生，幾無柄，葉片倒披針形至長橢圓形，長0.8～8公分，寬0.1～0.5公分，基部楔形，先端鈍形，葉緣常反捲。托葉鞘長約0.25公分，透明，脈紋明顯，鞘緣條裂。花極小，具短柄，1～3朵簇生於托葉鞘內。花被長0.2～0.25公分，5深裂，裂片綠色，邊緣白色，雄蕊5枚，中部以下與花被合生。瘦果卵形，具3稜，被宿存花被包圍，黑棕色。

【藥用】

全草有利尿通淋、清熱解毒、化濕殺蟲之效，治黃疸、熱淋、石淋、痢疾、惡瘡、蛔蟲或蟯蟲病、毒蛇咬傷等；外用煎洗，治疥癬濕癢、外陰部搔癢。

【方例】

- 治陰虛膀胱炎、尿道炎、結石：小萹蓄、瞿麥、廣金錢草各7錢，水煎，空腹涼服。(《中國民間生草藥原色圖譜》)
- 治氣陰兩虛腎炎水腫：小萹蓄、玉米鬚、白茅根各1兩，水煎，涼服。(《中國民間生草藥原色圖譜》)
- 治小兒多汗：小萹蓄、浮小麥、北五味子各3錢，水煎服。(《中國民間生草藥原色圖譜》)

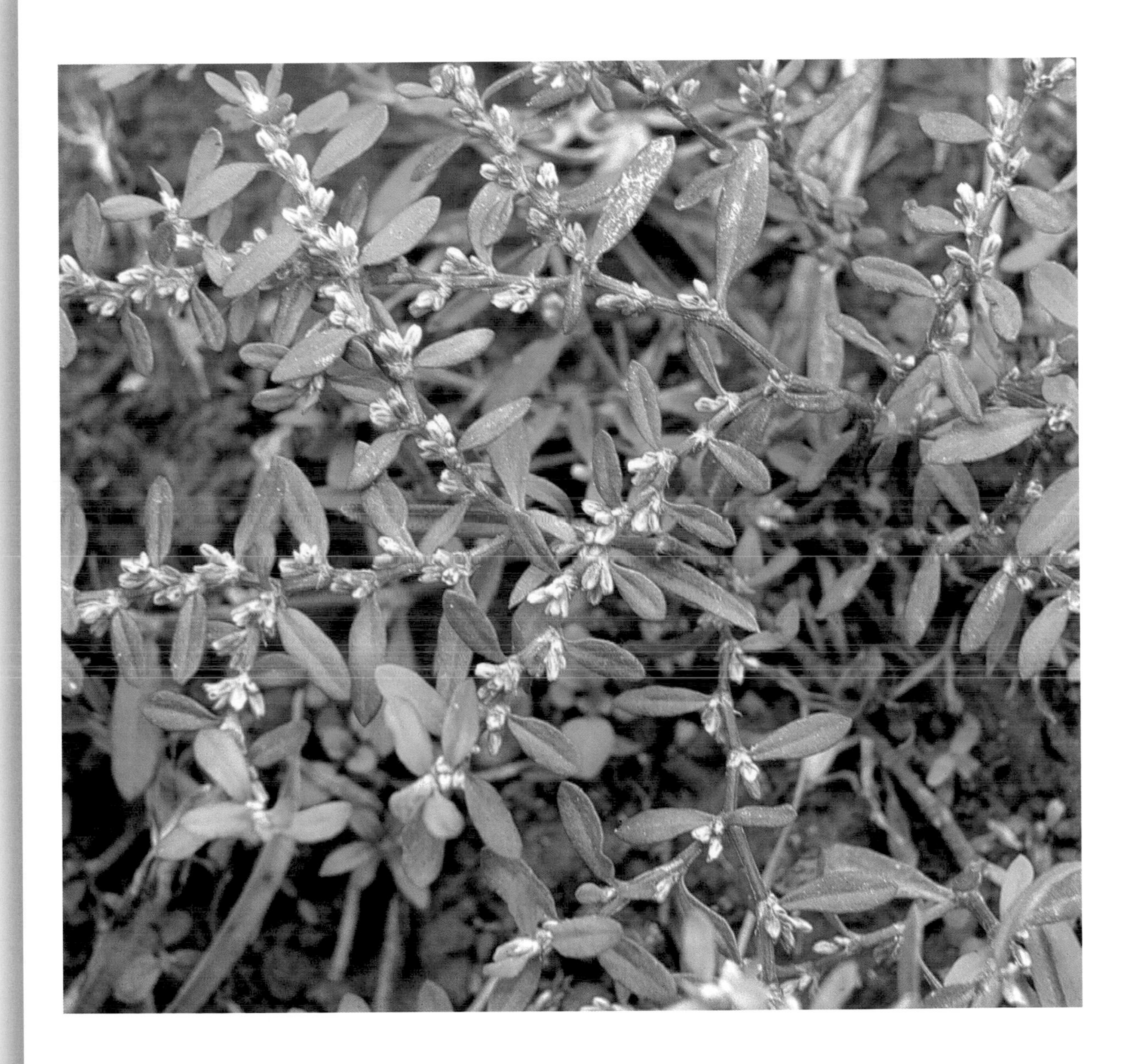

紫茉莉 紫茉莉科 Nyctaginaceae

學名：*Mirabilis jalapa* L.
別名：煮飯花、夜飯花、胭脂花、指甲花、晚香花、夜嬌嬌、晚粧花、七娘媽花
分布：臺灣各地人家零星栽培，偶見野生於村邊、路旁和曠野
花期：全年

【形態】

多年生宿根性草本植物，塊根呈紡錘形且具肉質，莖直立，高約50～120公分，多分枝，節處膨大。單葉對生，具柄，葉片卵形或卵狀三角形，長4～10公分，寬可達3.5公分，先端長尖，基部寬楔形或心形，邊緣微波狀。花被呈漏斗狀，有紅、黃、白、雙色或斑色等。每個總苞內可開1朵花，苞片五裂，呈萼片狀。不具花瓣，但萼呈花瓣狀。雄蕊5枚。子房上位，1室。瘦果近球形，熟時黑色。種子白色，內部充滿白粉狀胚乳。

民間一般認為白花紫茉莉較具療效

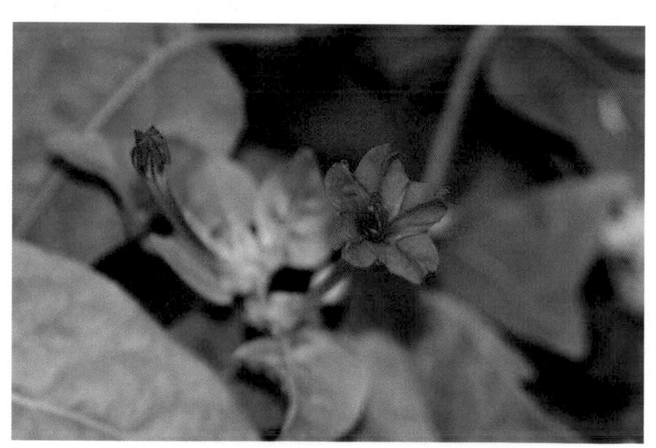

紫茉莉通常在黃昏煮飯時間開花，故又名「煮飯花」

【藥用】

塊根有利尿解熱、活血散瘀、解毒健胃之效，治熱淋、淋濁、白帶、肺癆咳嗽、關節痛、癰瘡腫毒、乳癰、跌打、胃潰瘍、胃出血等，為治肺癰之要藥。葉能清熱解毒、祛風滲濕、活血，治癰癤、疥癬、外傷、癰腫瘡毒、跌打損傷等。果實有清熱化斑、利濕解毒之效，治面生斑痣、膿皰等。花能潤肺、涼血，治咯血。胚乳可去面上斑痣、粉刺。取地上部鮮品煮水洗澡，可治痱子。

【方例】

- 治胃潰瘍、胃出血，並預防其復發：取七娘媽花頭鮮品2～3塊切片，並與瘦肉、米酒頭加水共燉，內服具奇效。（《藥用植物拾趣》）

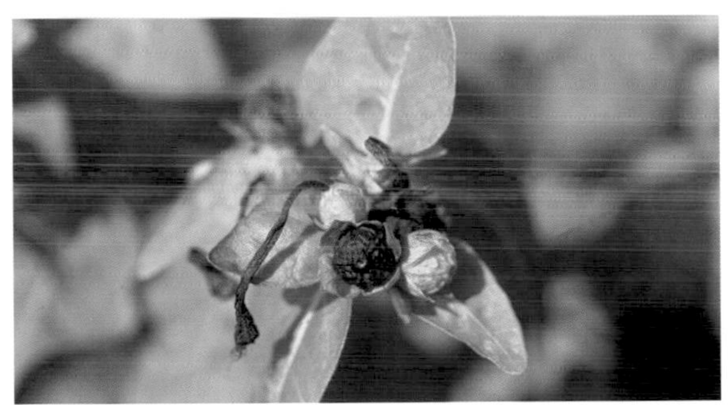

紫茉莉的果實成熟時會變成黑色

- 治癰疽背瘡：紫茉莉鮮根1株，去皮洗淨，加紅糖少許，共搗爛，敷患處，日換2次。（《福建民間草藥》）
- 治淋濁、白帶：白花紫茉莉根1～2兩（去皮，洗淨，切片）、茯苓3～5錢，水煎，飯前服，日服2次。（《福建民間草藥》）

【實用】

本種是園藝上重要的觀賞植物。花香有麻醉、驅除蚊蟲的效果。古代女子習慣用其花瓣的汁液來作染指甲的顏料。

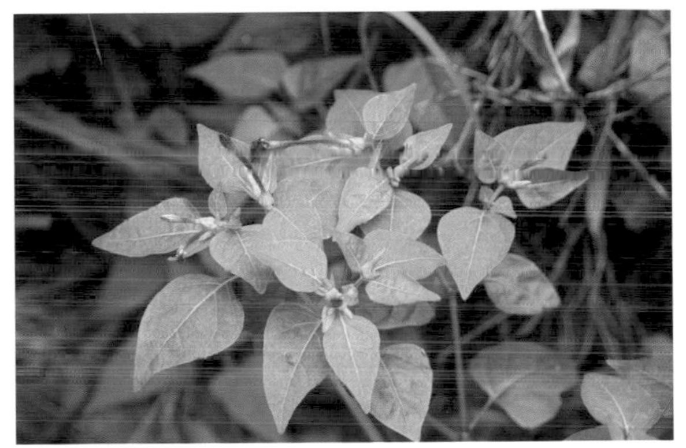

紫茉莉的花朵於白天多呈閉合狀態

編語

- 本植物多在每日黃昏煮飯時開花，故有「煮飯花」這個別緻又貼切的俗名。至於紫茉莉為何到了傍晚才開花呢？這可能是因為紫茉莉本身屬於蟲媒花，必須依賴昆蟲進行授粉，但極多數的蟲媒花植物都在白天開花，為了避免與這些植物相互競爭授粉機會，紫茉莉因此選擇夜間開花，以爭取夜行性昆蟲為其進行傳宗接代的任務，其中以蛾類為主要，如此更可提高自身繁衍的成功率。

雞腸草 石竹科 Caryophyllaceae

學名：*Stellaria aquatica* (L.) Scop.
別名：鵝兒腸、鵝腸草、鵝腸菜、牛繁縷、茶匙癀 、雞腸菜、雞娘草
分布：臺灣全境平野常見雜草
花期：2～8月

【形態】

多年生草本，高25～50公分，莖被細毛，下部稍伏臥，上部直立。單葉對生，上部葉近無柄，下部葉具柄，柄長約2公分，葉片卵形、闊卵形或卵狀披針形，長2～5公分，寬1～2公分，上下表面光滑或疏被毛，先端突尖，基部淺心形，全緣或略波狀緣。單生或聚繖花序，腋生或頂生。花萼5片，淺綠色。花瓣5片，先端深2裂，白色。雄蕊10枚，花藥2室，縱裂。花柱5枚，子房卵圓形，胚珠多數。蒴果卵圓形，先端5裂。種子圓腎形，表面具乳頭狀突起。

【藥用】

全草有消炎解毒、祛瘀舒筋、催乳通乳、利尿解熱之效，治肺熱喘咳、頭痛、牙痛、高血壓、乳腺炎、乳汁不通、乳汁不足、月經不調、產後腹痛、痔瘡、痢疾、癰疽腫毒、小兒疳積、眼疾等。

【方例】

- 治痢疾：鮮鵝腸菜1兩，水煎加糖服；或與鳳尾草等合用。（《陝西中草藥》）
- 治痔瘡腫痛：鮮鵝腸菜4兩，水煎濃汁，加鹽少許，溶化後熏洗。（《陝西中草藥》）
- 治高血壓：每用（鵝腸草）5錢，煮鮮豆腐吃。（《雲南中草藥》）
- 治癰腫，退癀 ：茶絲癀（茶匙癀之諧音）10～20公分，與金銀花、紫草、三黃及甘草合用。（《臺灣植物藥材誌(一)》）

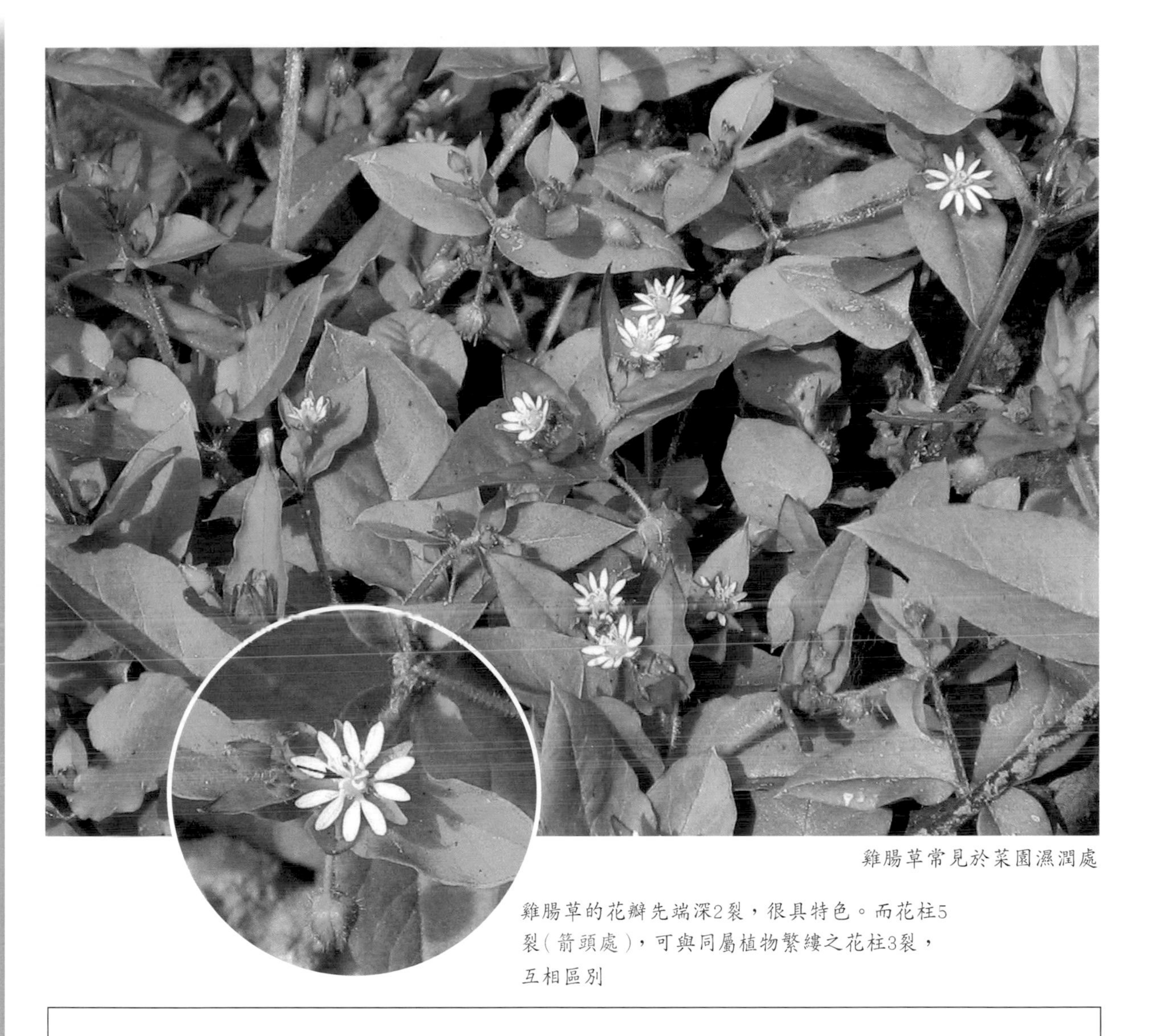

雞腸草常見於菜園濕潤處

雞腸草的花瓣先端深2裂，很具特色。而花柱5裂(箭頭處)，可與同屬植物繁縷之花柱3裂，互相區別

編 語

- 本植物常與同屬植物繁縷*S. media* (L.) Cyr.混採混用，但雞腸草的花柱5裂，繁縷的花柱則3裂，兩者仍可清楚區別，不宜混淆。

臭杏 藜科 Chenopodiaceae

學名：*Chenopodium ambrosioides* L.
別名：臭川芎、臭莧、土荊芥、白冇癀 、蛇藥草
分布：臺灣各處郊野至低海拔山區
花期：5～8月

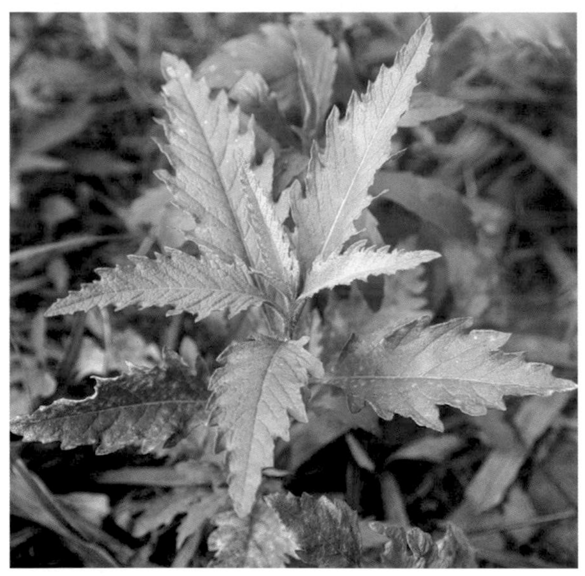
臭杏幼株

【形態】

一年生草本，高60～150公分，全株具特殊氣味，多分枝，有稜。單葉互生，葉片長3～10公分，寬0.5～2公分，下部葉片披針形或橢圓形，齒牙狀波緣、鋸齒緣或深裂，被腺毛；上部葉線形，近全緣。單性花，雌雄同株，穗狀花序，花細小，綠色，花被3～5裂。雄花雄蕊5枚。雌花雌蕊1枚，花柱2～3裂，子房1室。胞果極小，外包以宿存花被片。種子具光澤，成熟時紅褐色至亮黑色。

【藥用】

全草（帶果穗）有袪風除濕、殺蟲止癢、活血消腫之效，治頭痛、蛔蟲病、蟯蟲病、鉤蟲病、頭風、濕疹、疥癬、風濕痺痛、經閉、經痛、咽喉腫痛、口舌生瘡、跌打、蛇蟲咬傷等。亦有僅取根或粗莖使用，稱臭川芎頭。

【方例】

- 治跌打、風濕疼痛、女子胃風：臭川芎、接骨筒、艾心、埔姜葉、草澤蘭、蚶殼草共搗爛，酒炒熱，推患處。（《臺灣植物藥材誌(三)》）
- 治打傷：臭川芎頭80公分，半酒水燉赤肉服。又葉炒熱搓外傷。（《臺灣植物藥材誌(三)》）
- 治蛇傷：臭川芎頭160公分，煮酒服。（《臺灣植物藥材誌(三)》）
- 治頭痛：臭川芎頭、蚊仔煙頭、土煙頭、艾頭各20公分，煎水服。（《臺灣植物藥材誌(三)》）

處於花、果期的臭杏

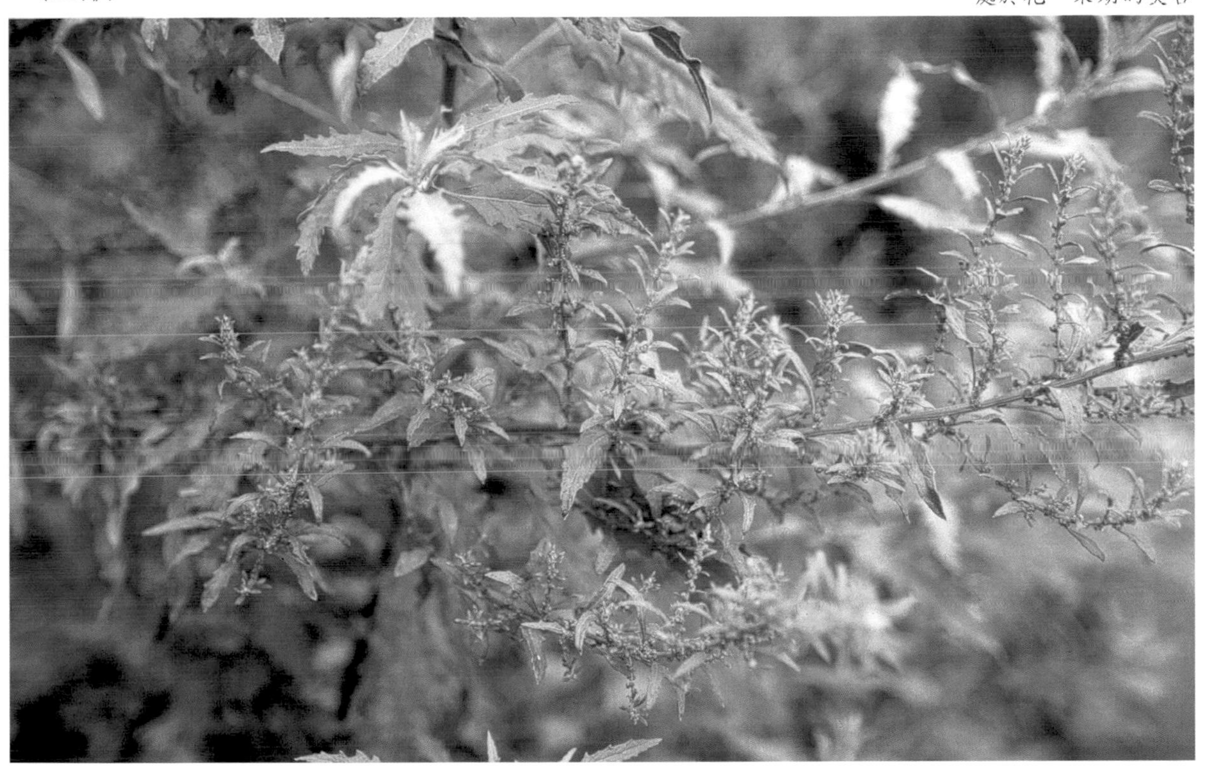

編語

- 本植物於民間為醫治蛇傷之重要藥草，故又名「蛇藥草」。

青葙 莧科 Amaranthaceae

學名：*Celosia argentea* L.
別名：白桂菊花、白冠花、白雞冠、野雞冠、雞冠花、草決明
分布：臺灣各處郊野至低海拔山區
花期：6月至翌年1月

【形態】

一年生草本，無毛，莖具縱稜數條，直立，高30～90公分。單葉互生，葉片披針形至狹卵形，長5～8公分，寬1～3公分，先端銳形或漸尖形，基部漸狹而形成葉柄，全緣。穗狀花序頂生，長約5～8公分，圓柱形，花多數，密生。苞片和小苞片闊披針形，乾燥膜質，長約0.4公分，白色，先端銳尖形。花被5片，長0.8～1公分，披針形，先端亦銳尖形，白色。雄蕊5枚，基部合生。胞果頂端有宿存花柱，內藏種子5～6粒，蓋裂。種子黑色，扁圓形。

【藥用】

種子(稱青葙子)有祛風熱、清肝火、明耳目、益腦髓之效，治目赤腫痛、眼生翳膜、視物昏花、衄血、高血壓、皮膚風熱搔癢、瘡癬等。莖、葉或根能燥濕清熱、殺蟲止癢、涼血止血，治濕熱帶下、小便不利、尿濁、陰癢、泄瀉、瘡疥、痔瘡、衄血、創傷出血、風瘙身癢等。花序(稱白冠花)能涼血止血、清肝明目，治吐血、衄血、崩漏、赤痢、血淋、熱淋、白帶、目赤腫痛、目生翳障等。

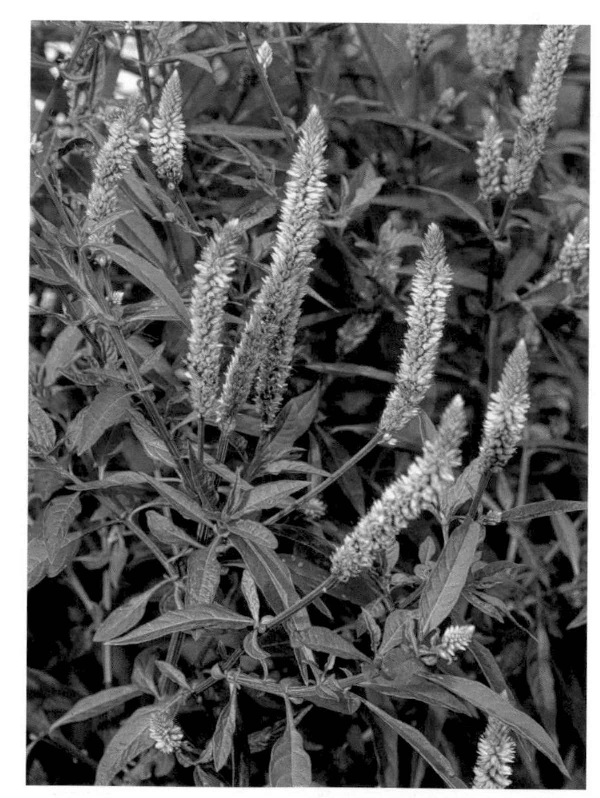

莖葉俱綠的青葙

【方例】

- 治婦女白帶、經病：白冠花、定經草、當歸、川芎、白芍、熟地及白果各7～10公分，半酒水燉雞服。（《臺灣植物藥材誌(一)》）
- 治鼻衄：青葙花2兩、卷柏1兩，紅糖少許，水煎服。（《江西草藥》）
- 治失眠：青葙花5錢、鐵掃帚根1兩，煮汁燉豬蹄食。（《(江西)草藥手冊》）
- 治夜盲目翳：青葙子5錢、烏棗1兩，開水沖燉，飯前服。（《閩東本草》）
- 治肝陽亢盛型高血壓：青葙子、草決明、野菊花各3錢，夏枯草、大薊各5錢，水煎服。（《四川中藥誌》1979年）
- 治婦女陰癢：青葙莖葉3～4兩，加水煎汁，熏洗患處。（《(江西)草藥手冊》）

【實用】

嫩莖葉可當野菜食用。

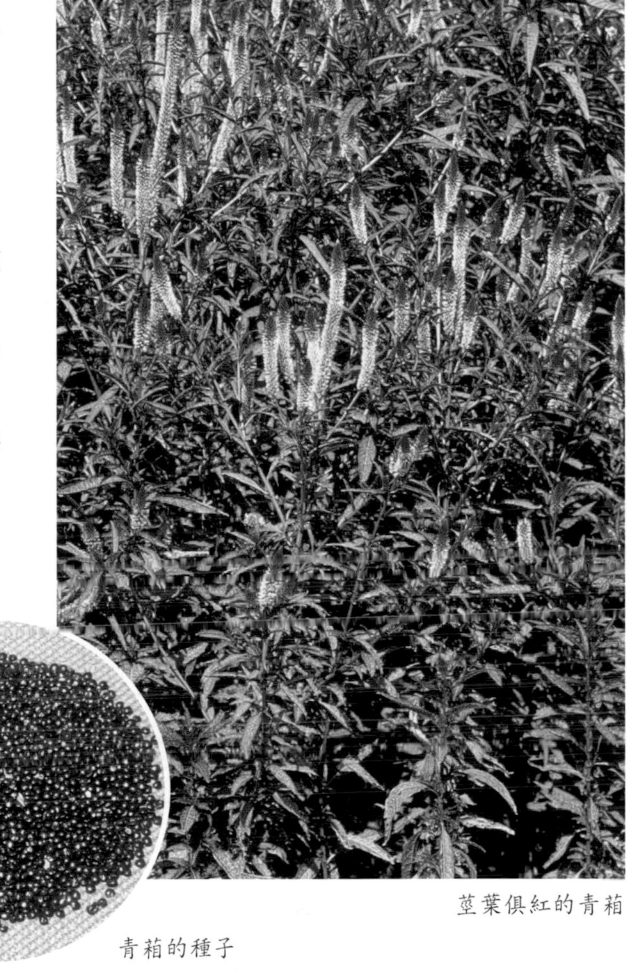

莖葉俱紅的青葙

青葙的種子

編語

- 青葙子亦稱「草決明」，其與中藥「決明子」的用途基本上是相同的，兩者常配伍同用，但使用上仍有細微的區別，一般而言，決明子以治療外感風熱引起的目赤腫痛為主；而青葙子則以治療肝火上炎所引起的目赤腫痛為主。又決明子略帶補性；而青葙子則無補性。

雞冠花 莧科 Amaranthaceae

學名：*Celosia cristata* L.
別名：雞冠、雞冠頭、白雞冠花、雞髻花、雞公花、雞角槍
分布：臺灣各地多見人家栽培
花期：4～12月

【形態】

一年生草本，莖無毛，具縱稜數條，近先端則形扁平，高可達40～100公分。單葉互生，具柄，葉片卵形至長橢圓形，長5～15公分，寬3～8公分，基部楔形，先端漸銳尖，全緣。穗狀花序頂生，成扁平肉質雞冠狀、捲冠狀或羽毛狀，中部以下著生許多小花，花色有紅、紫紅、橘、黃、白或雜色。每花具苞3片，花被5片，乾燥膜質。雄蕊5枚，花絲基部合生成杯狀。胞果被宿存花冠所包被，內藏種子3～5粒，蓋裂。種子黑色，具光澤。

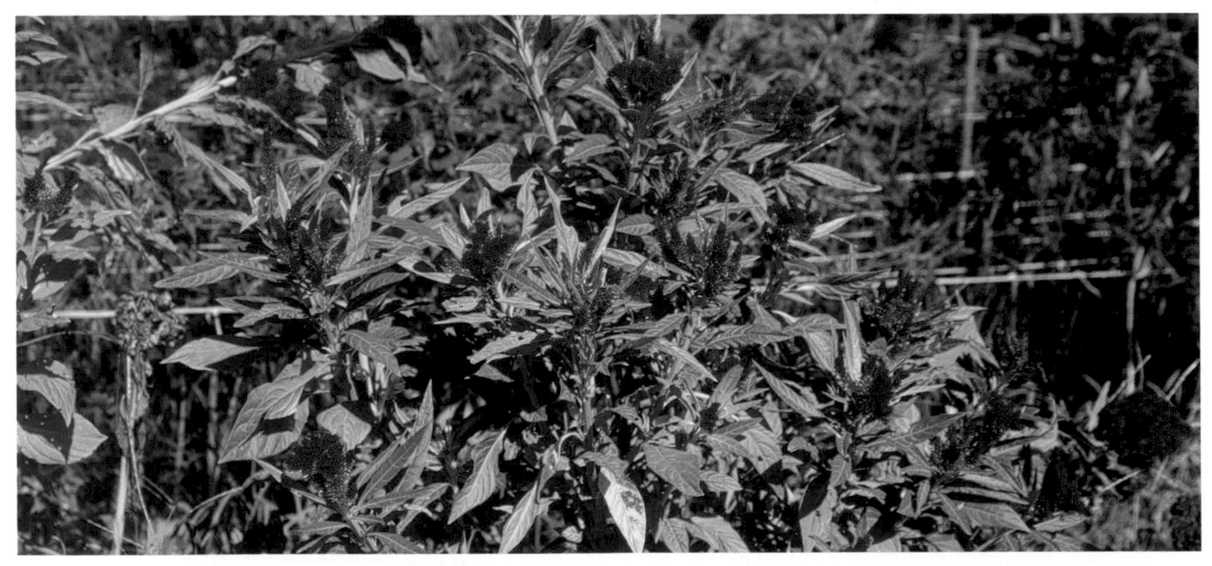

雞冠花的花序未必皆呈雞冠狀，有時呈羽毛狀

【藥用】

花序及種子皆為收斂劑，亦可治肝臟病及眼病。花序有清濕熱、止血、止帶、止痢之效，治吐血、腸出血、衄血、婦人子宮出血、崩漏、血痔、帶下、久痢不止等。種子(稱雞冠子)能涼血、止血，治腸風便血、痔瘡流血、淋濁等。莖葉(稱雞冠苗)能清熱、涼血、解毒，治吐血、衄血、崩漏、痔瘡、痢疾、蕁麻疹等。

【方例】

- 治五帶：雞冠花、瑣陽、芡實、紅竹及白果各20公分，水煎服，特效。(《臺灣植物藥材誌(一)》)
- 治白帶、子宮炎：雞冠花、白肉豆根及白椿根各10公分，水煎服。(《臺灣植物藥材誌(一)》)
- 治青光眼：雞冠花、艾根、牡荊根各5錢，水煎服。(《福建中草藥》)
- 治痔瘡、婦人陰部瘡及火瘡：雞冠花莖葉1～2斤、冬瓜皮半斤，煎水洗。(《嶺南採藥錄》)

【實用】

本植物常被栽植當庭園觀賞用途，亦是優良插花材料。

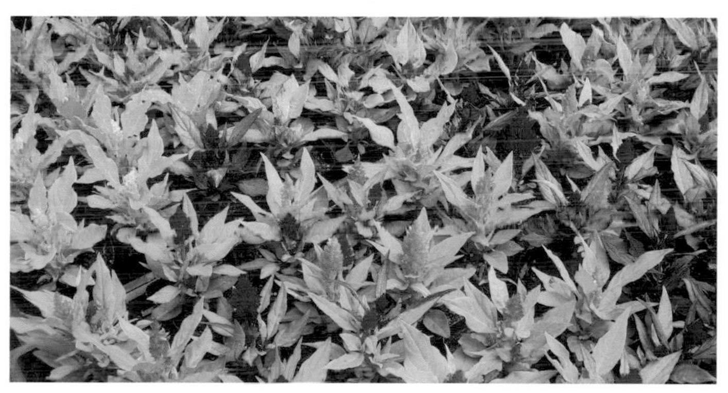

花市常可見花色豐富的雞冠花盆栽販售

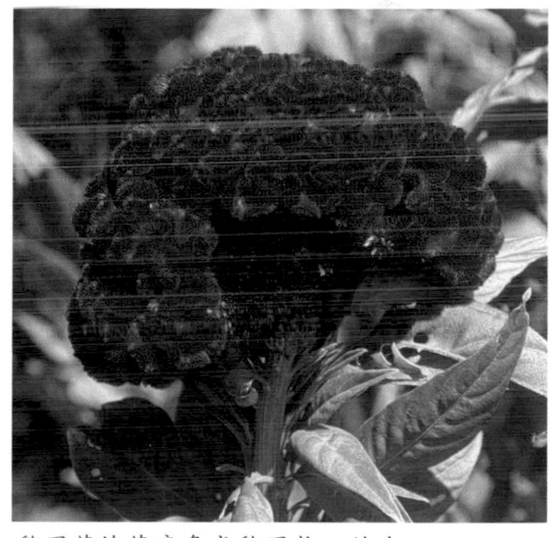

雞冠花的花序多成雞冠狀，故名

編　語

- 在藥材的使用上，本種與同屬植物「青葙」(參見本書第44頁)之間存在著有趣的互用關係，像「青葙子」藥材在大陸某些地區即慣以雞冠花的種子來代用，而「雞冠花」藥材則常見以青葙的花序充用。若想要分辨青葙子與雞冠子的不同，可在放大鏡之下觀察，雞冠子表面有細小的凹點，青葙子則不甚顯著；而青葙花與雞冠花藥材則可輕易地從其花穗的外形區別。

假千日紅 莧科 Amaranthaceae

學名：*Gomphrena celosioides* Mart.
別名：伏生千日紅、匍千日紅、野生千日紅、野生圓仔花、銀花莧、地錦莧
分布：臺灣全境平地荒野、路旁及海岸草地可見，中、南部尤多
花期：全年

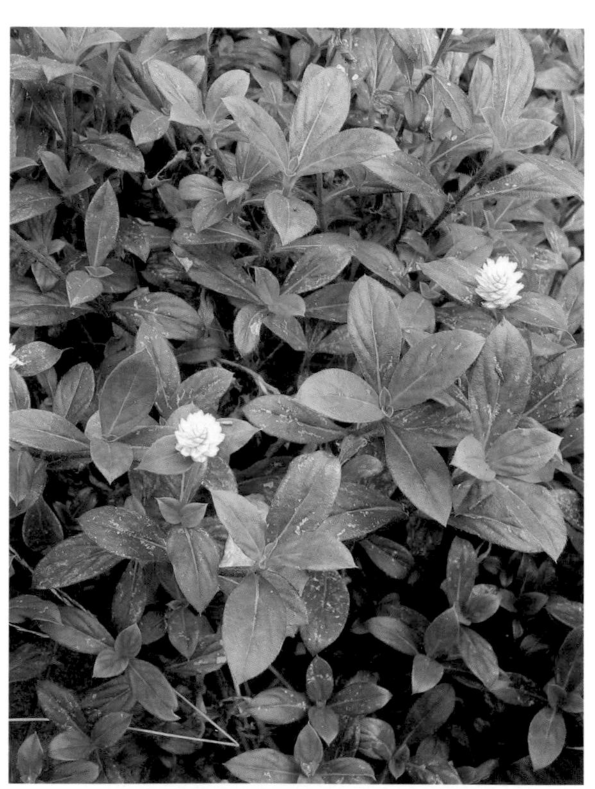
假千日紅開花

【形態】

直立或披散草本，莖被貼生白色長柔毛，高約35公分。單葉對生，幾乎無柄，葉片長橢圓形至近匙形，長3～5公分，寬1～1.5公分，基部漸狹，先端急尖或鈍，背面被柔毛。頭狀花序頂生，銀白色，初呈球狀，後呈長圓形，長約2公分以上。苞片寬三角形，小苞片白色。萼片被白色長柔毛。雄蕊管先端5裂，具缺口。花柱極短，柱頭2裂。胞果紅色，扁壓狀，成熟後不開裂。種子球形或卵形，光滑，褐色。

【藥用】

全草有清熱利濕、涼血止血之效，治痢疾、白帶、糖尿病等。

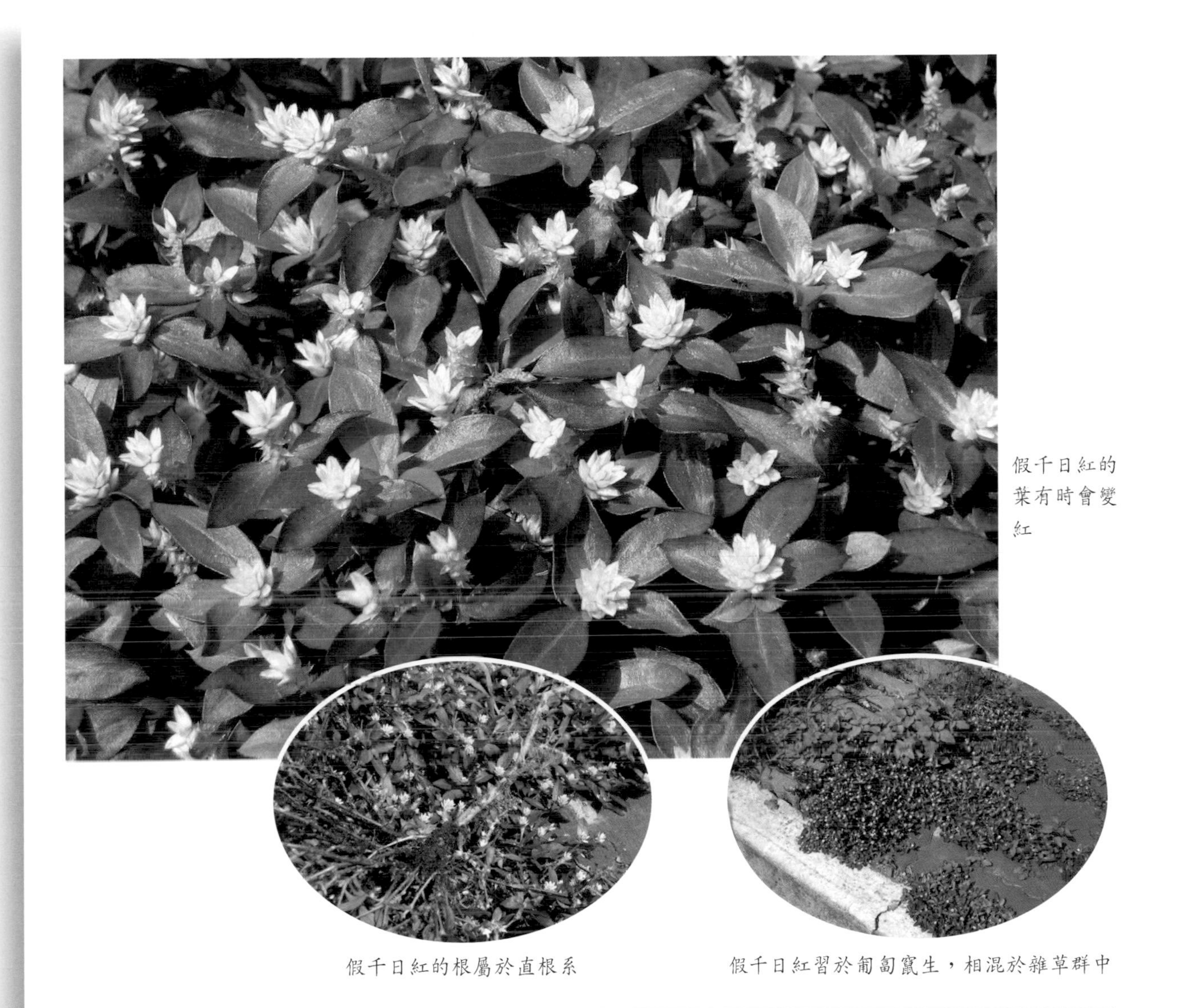

假千日紅的葉有時會變紅

假千日紅的根屬於直根系

假千日紅習於匍匐竄生，相混於雜草群中

編 語

本品煎湯內服時，用量約為1～2兩。現代藥理研究發現：假千日紅全草提取物對大鼠自主神經系統有興奮作用；根提取物則有一定抗菌作用。

千日紅 莧科 Amaranthaceae

學名：*Gomphrena globosa* L.
別名：圓仔花、百日紅、千金紅、千年紅、球形雞冠花、長生花
分布：臺灣各地多見人家栽培
花期：6～9月

【形態】

一年生草本，全株密被白色長毛，高20～60公分。單葉對生，上端葉幾無柄，葉片長圓形至橢圓形，長5～10公分，寬2～4公分，基部楔形，先端鈍而尖，邊緣波狀。頭狀花序紫紅、淡紅、橙紅或白色，初呈球狀，後呈長圓形，長約2公分以上，通常單生於枝頂。總苞2枚，葉狀，每花基部有乾燥膜質卵形苞片1枚，三角狀披針形小苞片2枚。花被片披針形，外被白色棉毛。花絲合生成管狀，先端5裂。柱頭2，叉狀分枝。胞果近球形。種子腎形，棕色，光亮。

【藥用】

全草或花序（多用花序）有清肝明目、平喘止咳、解毒之效，治咳嗽、哮喘、百日咳、小兒夜啼、目赤腫痛、視物不清、肝熱頭暈、頭痛、痢疾、瘡癤。

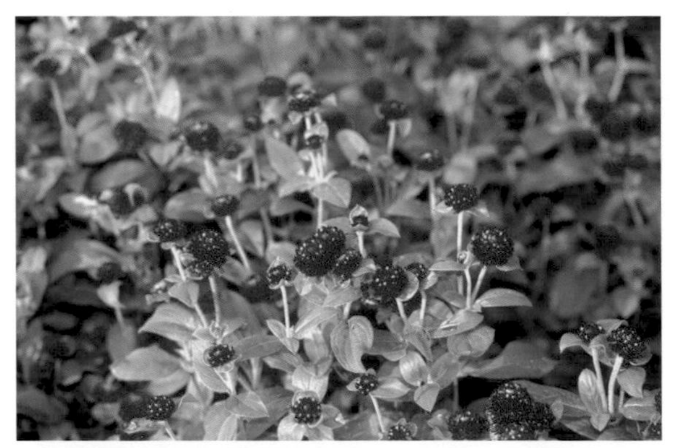

千日紅的花色以紫紅最常見

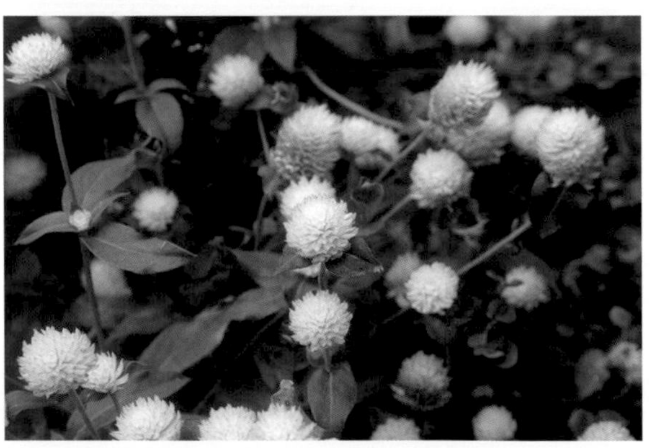

白花千日紅常見入藥，特稱「千日白」

【方例】

- 治風熱頭痛、目赤腫痛：千日紅、鉤藤各5錢，僵蠶2錢，菊花3錢，水煎服。（《四川中藥誌》1979年）
- 治小兒腹脹：千日紅、萊菔子各2錢，水煎服。（《安徽中草藥》）
- 治小兒夜啼：千日紅鮮花序5朵、蟬衣3個、菊花1錢，水煎服。（《福建中草藥》）
- 治慢性支氣管炎、支氣管哮喘：千日紅花（白色）20朵、枇杷葉5片、杜衡根3分，水煎，加冰糖適量沖服。（《浙江藥用植物誌》）

【實用】

本種為極受歡迎之觀賞植物，亦是製作乾燥花最佳材料之一。臺灣民間習慣於七夕，以「千日紅」或「雞冠花」來祭拜「七娘媽」，祈求「多子多孫」。

淡紅花色的千日紅也很受愛花者的青睞

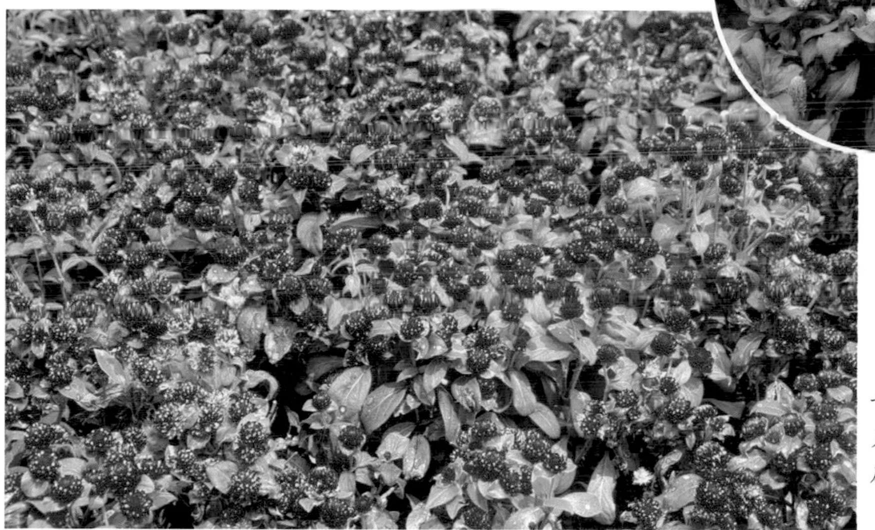

千日紅容易繁衍，常見成群組成花壇，極爲美麗

編語

- 本品用於氣喘、咳嗽，可與枇杷葉、胡頹葉等合用，能增強定喘止咳功效；用於小兒夜啼，可與鉤藤、蟬衣、菊花等合用，能清肝經之熱；用於目赤腫痛、視物不清，可與桑葉、女貞子、菊花等合用，能增強明目之效。

椒草 胡椒科 Piperaceae

學名：*Peperomia japonica* Makino
別名：石蟬花、山椒、山椒草
分布：臺灣全境1500公尺以下山谷林下、溪邊或石縫內
花期：3～6月

【形態】

多年生草本，肉質，莖直立，單一或散生側枝，高15～45公分，密被短柔毛。單葉，對生或3～5葉輪生，具柄，扁平，葉片倒卵形或闊橢圓形，長1.5～5公分，寬1～2.5公分，基部銳尖，先端圓或鈍形，全緣，上下表面密被短毛，上表面綠，下表面灰，3或5出脈。穗狀花序具短花軸，頂生或腋生，纖細，長2～4公分，花密生，無柄。雄蕊2枚。子房1室。漿果球形，直徑約0.4公分。

【藥用】

全草有祛瘀、散結、抗癌之效，治胃癌、食道癌、肝癌、乳腺癌、肺癌等。外用治跌打腫痛、外傷出血、燒燙傷等。

編　語

本品味辛，性涼。

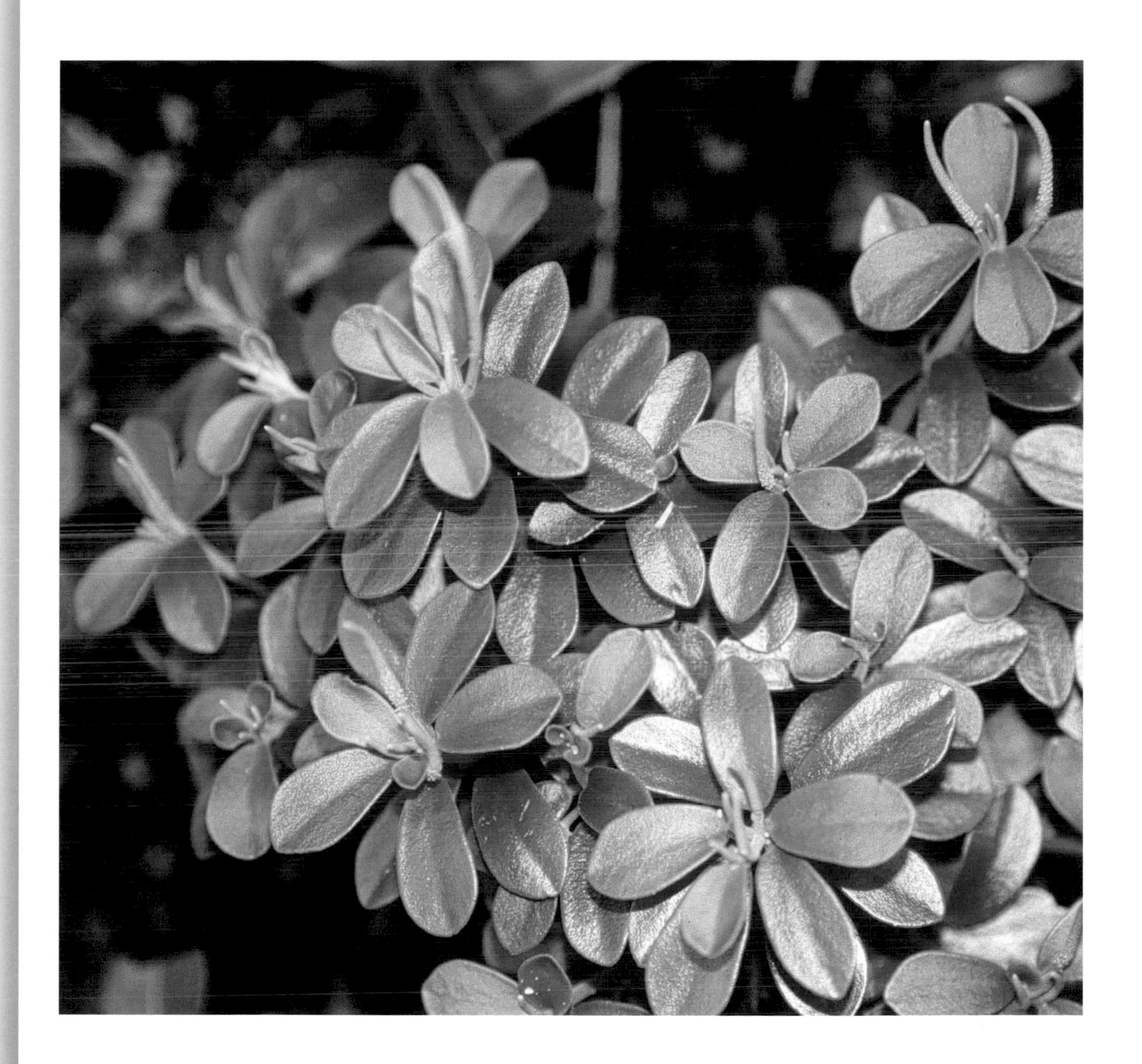

草胡椒 胡椒科 Piperaceae

學名：*Peperomia pellucida* (L.) Humboldt, Bonpland & Kunth
別名：椒草、大椒草、透明草
分布：臺灣中、北部草叢中或路旁自生
花期：3～6月

【形態】

一年生草本，肉質，高20～40公分，全株透明樣，節上生不定根。單葉互生，有柄，廣卵形或心形，長1～3公分，寬1～2.5公分，基部心形，先端微鈍或短尖形，全緣，主脈5～7條，上下表面皆光滑。穗狀花序頂生或與葉對生，淡綠色，纖細。花極小，兩性，無花被，疏生。雄蕊2枚，具短花絲。子房近橢圓形。漿果微小，近球形。

【藥用】

全草有清熱解毒、消腫散瘀、疏氣止痛之效，治跌打損傷、癰瘡腫毒、火燙傷等。

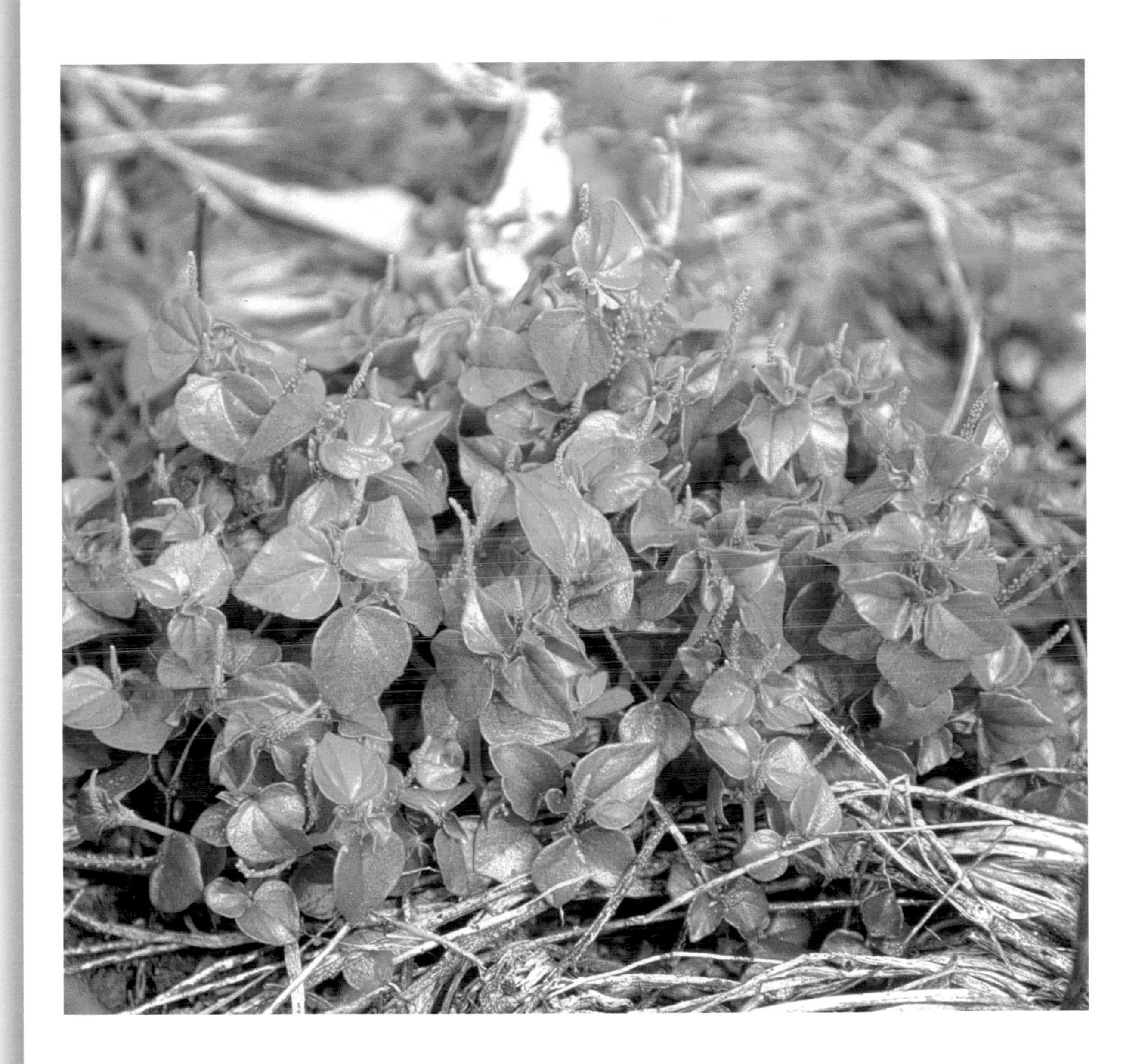

小椒草 胡椒科 Piperaceae

學名：*Peperomia reflexa* (L. f.) A. Dietr.
別名：豆瓣綠、一柱香、岩筋草
分布：臺灣全境海拔600～1800公尺山區
花期：3～6月

【形態】

攀緣性肉質草本，高5～20公分，節上生根，側枝叢生，直立，四角形，被短柔毛，莖具溝槽，粗大。葉堅硬，4枚輪生，少數對生或3枚輪生，無柄或具短柄，葉片卵形或近圓形，長1～2公分，寬0.5～1.5公分，基部鈍形，先端亦鈍形，全緣，下表面被短柔毛或平滑。穗狀花序單一，腋生或頂生，長2～3公分，較葉長。雄蕊少數，成熟後脫落，花藥橢圓形，花絲比花藥長。子房深埋主軸內，卵形或銳形，柱頭頂端被細柔毛。漿果卵形，尖端被短柔毛。

【藥用】

全草有行氣止嘔、暖胃消食之效，治胸腹滿悶、反胃嘔吐、宿食不消等。

編語

✽本品味辛，性溫。

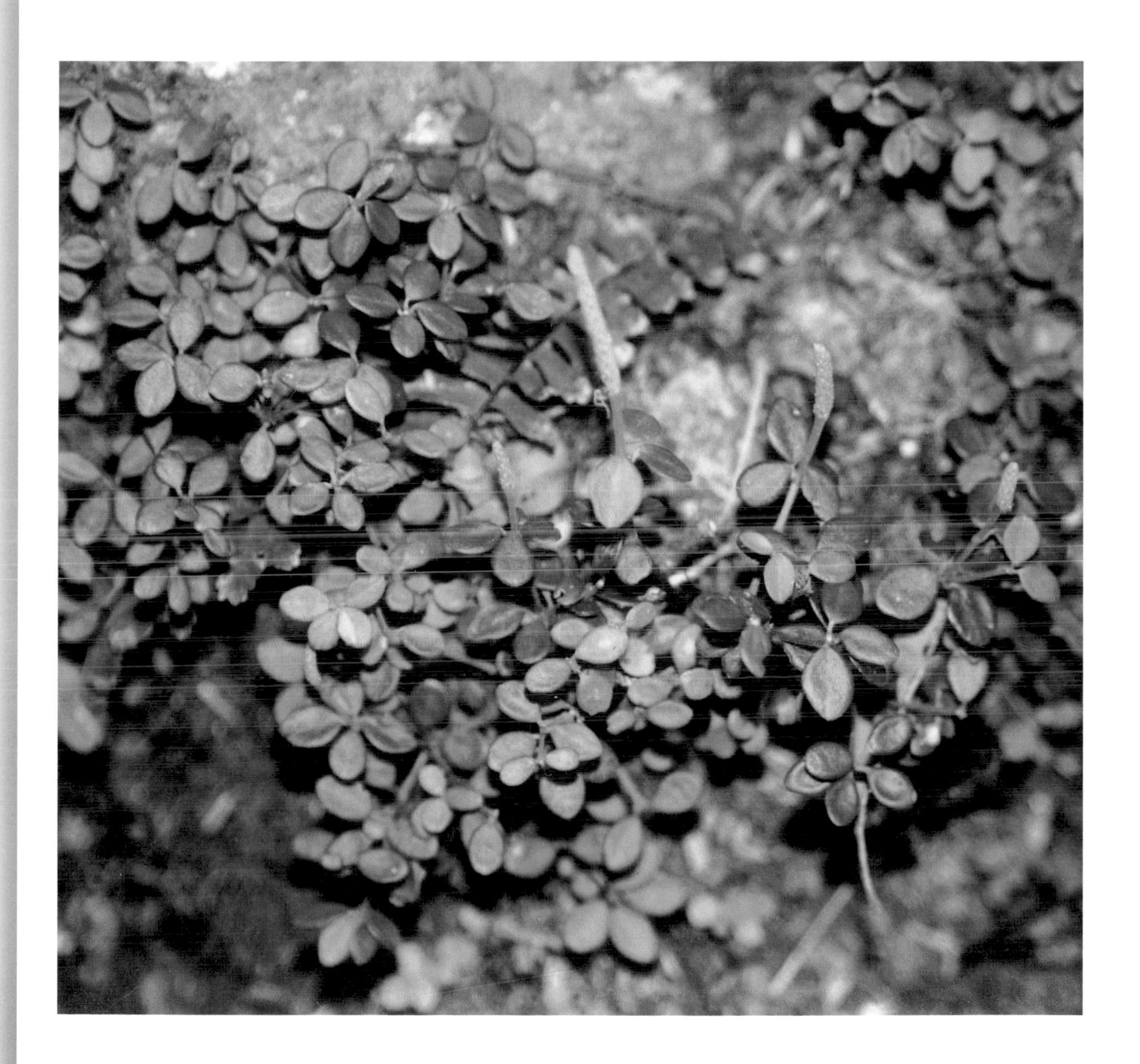

彩花馬兜鈴 馬兜鈴科 Aristolochiaceae

學名：*Aristolochia elegans* Mast.
別名：棉布花、煙斗花藤、煙斗花
分布：臺灣各地偶見人家栽培
花期：2～3月

【形態】

木質藤本，莖細長，光滑，著花枝條懸垂，纖細。單葉互生，具柄，葉片心形或闊心形，長5～8公分，寬5～9公分，基部心形，先端圓或鈍尖，全緣。托葉大型，圓形或腎形。花單一，腋出，著生在新枝條，具長梗。花被筒長3～5公分，呈膨脹狀，黃綠色，筒緣徑6～8公分，近圓形，前端鈍圓形，基部心形，裡面紫褐色，外面白色帶紫紅色脈紋。子房盤狀，柱頭6裂。果實長橢圓形，先端宿存柱頭柄。種子心形，扁平，無翼。

【藥用】

根及莖治蛇傷、消化不良。

【實用】

本種花大而美艷，通常為花卉觀賞栽培。葉可作蝴蝶飼草。

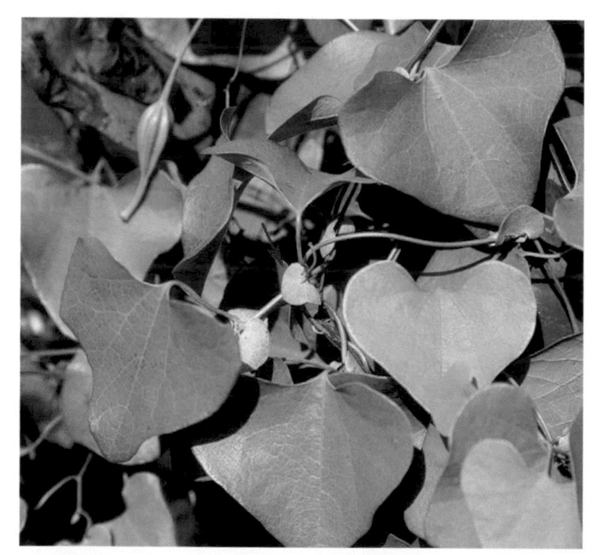

彩花馬兜鈴的托葉（箭頭處）很顯眼

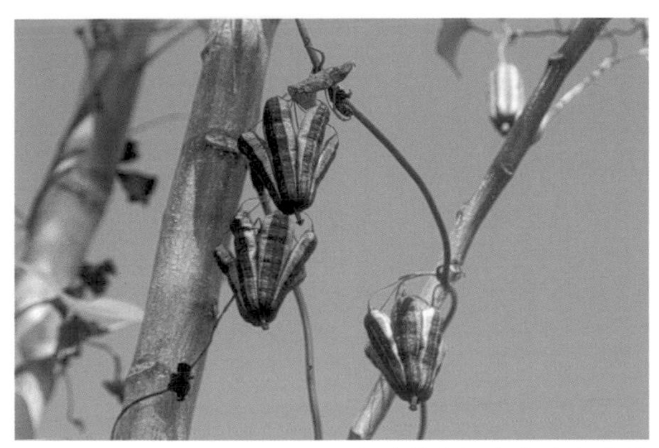
彩花馬兜鈴成熟果實開裂

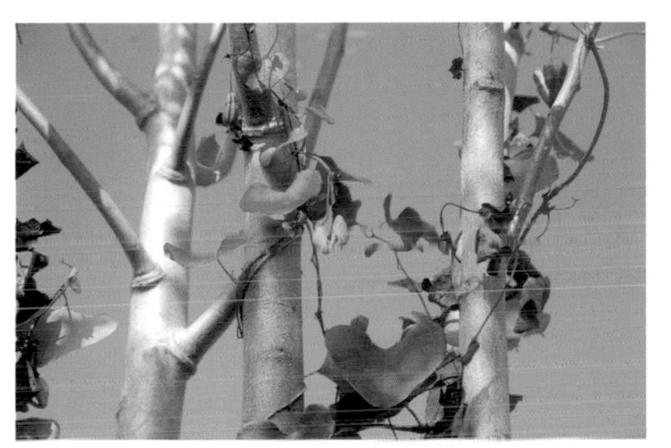
彩花馬兜鈴爲纏繞性藤本植物

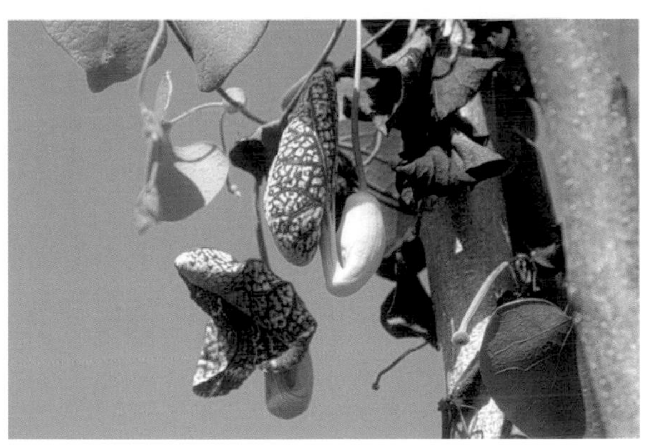
彩花馬兜鈴的花很漂亮

彩花馬兜鈴的果實長橢圓形，先端宿存柱頭柄(箭頭處)

白屈菜 罌粟科 Papaveraceae

學名：*Chelidonium majus* L.
別名：地黃連、山黃連、假黃連、土黃連、斷腸草、山西瓜、雄黃草
分布：臺灣各地偶見人家栽培
花期：5～8月

【形態】

多年生草本，莖直立，多分枝，被白粉，高30～100公分，含橘黃色乳汁，主根粗壯。葉互生，一至二回奇數羽狀分裂，基生葉長10～15公分，裂片5～8對，裂片先端鈍，邊緣具不整齊缺刻；莖生葉長5～10公分，裂片2～4對，邊緣亦具不整齊缺刻，下面疏生柔毛，綠白色。花數朵，排列呈傘形聚繖花序，花梗長短不一。苞片卵形，長約0.15公分。萼片2枚，早落；花瓣4枚，黃色。雄蕊多數，分離。雌蕊細圓柱形，花柱短，柱頭頭狀，2淺裂，密生乳頭狀突起。蒴果長角形，直立，灰綠色，成熟時由下向上2瓣。種子卵球形，細小多數，褐色，具光澤。

【藥用】

全草有鎮痛、止咳、利尿、解毒之效，治胃痛、腹痛、腸炎、痢疾、慢性支氣管炎、咳嗽、百日咳、黃疸、水腫、腹水、疥癬瘡腫、蛇蟲咬傷、直腸癌等。根能散瘀、止血、止痛、解蛇毒，治勞傷血瘀、脘痛、月經不調、經痛等。

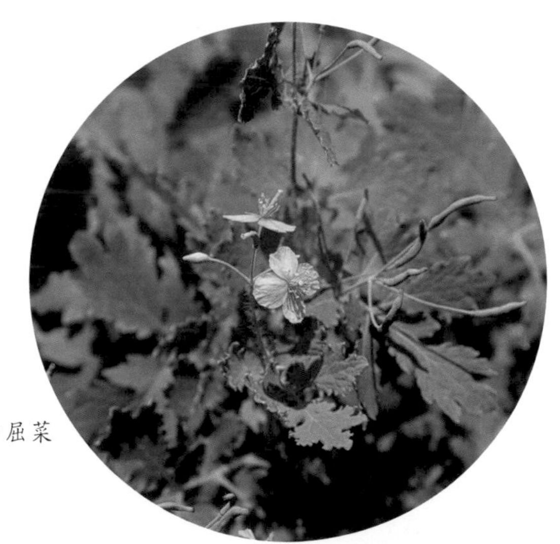

處於花、果期的白屈菜

【方例】

- 胃癌、直腸癌：白屈菜1兩，蒲葵子、喜樹皮各1兩7錢，水煎涼服。（《中國民間生草藥原色圖譜》）
- 治肝硬化腹水：蒲公英5錢、茵陳1兩、白屈菜1錢，水煎分2次服。（《陝甘寧青中草藥選》）
- 治腸炎、痢疾：白屈菜4錢、葉下珠1兩，水煎服。（《四川中藥誌》1982年）
- 治勞傷：白屈菜根1錢，嚼服，冷開水送下。（《陝西中草藥》）
- 治月經不調、經痛：白屈菜根1錢，甜酒煎服。（《陝西中草藥》）

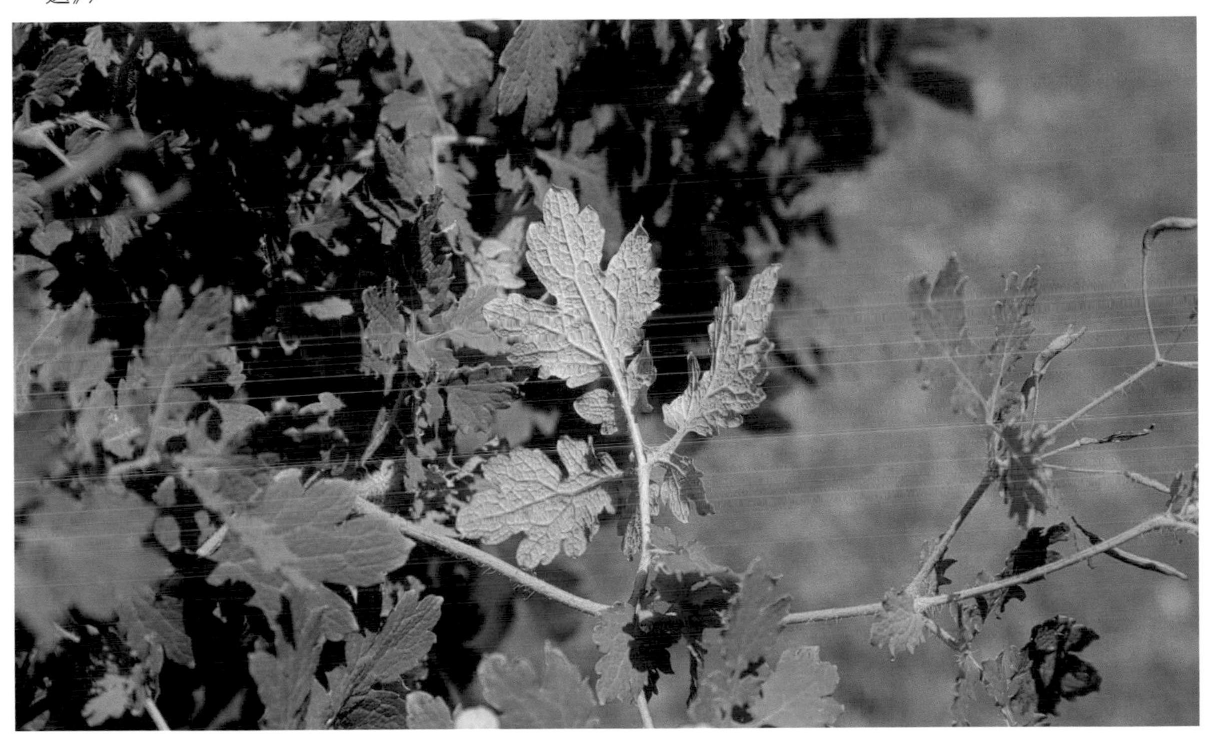

白屈菜的葉背呈綠白色

編語

- 本植物有毒，各部位用量不宜過大，其中毒表現類似莨菪類藥物中毒，包括：煩躁不安、譫語、血壓升高、意識障礙等。

山萮菜 十字花科 Cruciferae

學名：*Eutrema japonica* (Miq.) Koidz.
別名：山葵、芥末菜
分布：臺灣中部阿里山山脈有大量栽培，其餘山地僅見零星種植
花期：5～8月

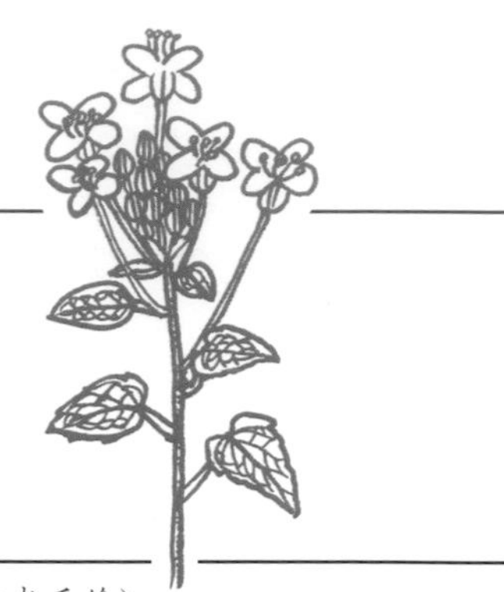

山萮 菜的花序及莖上葉(作者手繪)

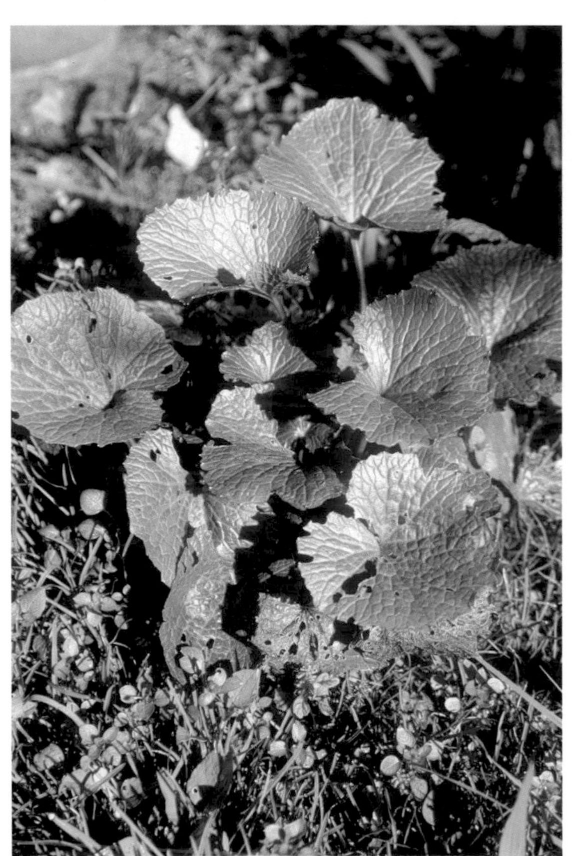

山萮 菜植株

【形態】

多年生草本，全株光滑，地下莖粗壯，具纖細鬚根，高20～40公分。單葉，根生或莖生；根生葉具長柄，葉片腎狀圓心形，長8～12公分，寬約與長相等，基部心形，先端鈍圓形，微波狀鋸齒緣；莖生葉具短柄或幾無柄，葉片卵形，長1～2.5公分，寬0.8～2.5公分。花序成獨立花莖，呈總狀排列，花散生，具花梗。花瓣白色，4枚，排列呈十字形。雄蕊6枚(4枚長、2枚短)。子房上位。長角果膨大，圓柱形，微彎。

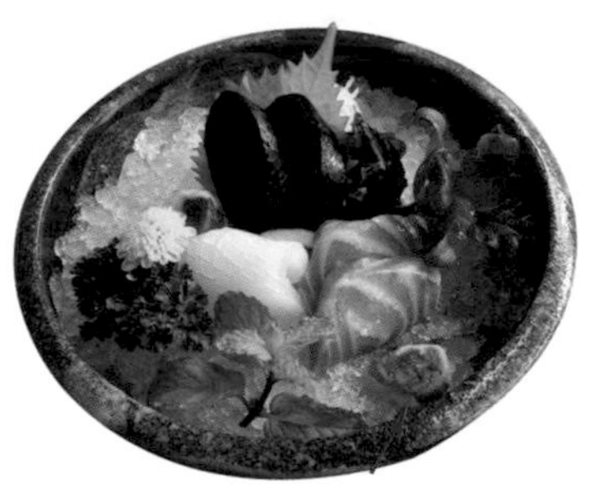

芥末醬(箭頭處)在日本料理中，是不可或缺的高級調味料

【藥用】

根莖有促進食慾、幫助消化、驅寒、發汗、殺菌、防腐、鎮痛、清血、預防蛀牙、止喘之效，治神經痛、關節炎、魚鳥肉中毒等。

【實用】

新鮮根莖研磨成醬即「芥末醬」，而芥末粉是其根莖經乾燥、研粉加工後的產品。有許多坊間食品也添加了「芥末」，以強調其特殊風味，更可預防食物發霉。而現代研究則發現，芥末的特殊香味及辛辣味來源為芥子苷(Sinigrin)，是一種含有不飽和的有機硫化物，此成分常見於十字花科植物中，並被發現其對腫瘤可能具有療效。

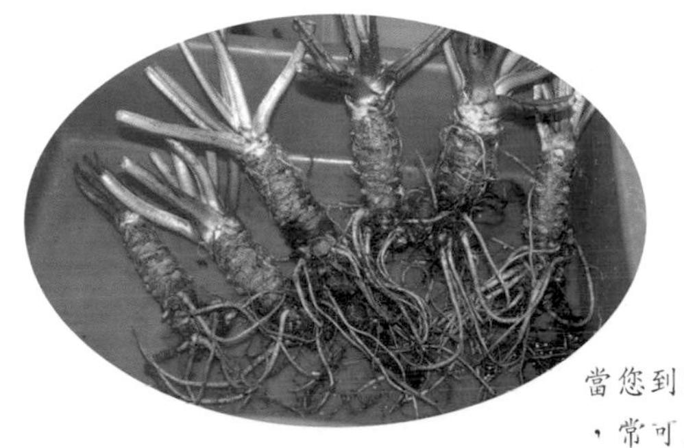

當您到阿里山觀光時，常可見商家販賣新鮮的山葵菜根莖

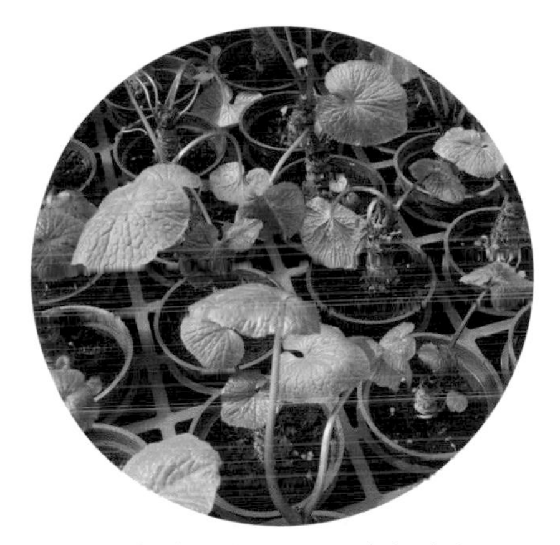

山葵菜盆栽也成了花市的商品(2007年1月7日攝於台中市惠文花市)

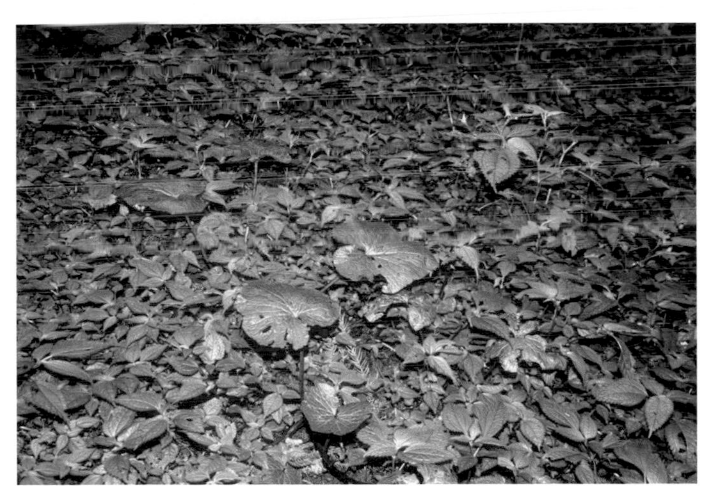

成群種植的山葵菜

編語

✿ 本品味辛，性寒。早期山葵菜的學名為*Wasabia japonica* (Miq.) Matsum.，該屬名*Wasabia*的產生即源於山葵菜的日語拼音「Wasabi」(芥末亦沿用此發音)。

落地生根 景天科 Crassulaceae

學名：*Bryophyllum pinnatum* (Lam.) Kurz
別名：倒吊蓮、生刀草、青刀草、生刀藥、腳目草、腳母草、土三七、複葉落地生根、葉生根、葉爆芽、著生藥、厚面皮、傷藥、打不死、曬不死、天燈籠、古仔燈、大還魂
分布：臺灣各地多見人家栽培，現已歸化，於海邊及低地岩石處可見
花期：6～10月

【形態】

多年生肉質草本，可高達150公分，莖直立，多分枝，無毛，節明顯，上部紫紅色，密被橢圓形皮孔，下部有時稍木質化。葉對生，肉質，單葉或羽狀複葉，複葉有小葉3～5片，小葉橢圓形，長6～10公分，寬3～6公分，先端圓鈍，邊緣有圓齒，圓齒底部易生芽，落地即成一新植株。葉柄紫色，基部寬扁，半抱莖。圓錐花序頂生，花大，兩性，下垂。苞片兩枚，葉片狀。花萼鐘狀，膜質膨大，長約4公分，綠色略帶紫暈。花冠管狀，紫紅色，基部膨大呈球形，中部收縮，先端4裂，裂片伸出萼筒之外。蓇葖果被宿存花萼及花冠所包圍。

【藥用】

根或全草有涼血止血、清熱解毒、散風清血、消腫毒之效，治外傷出血、吐血、跌打損傷、癰疽熱毒、乳癰、乳岩、丹毒、潰瘍、燙傷、蛇傷、刀傷、胃痛、關節炎、肺熱咳嗽、肺炎、咽喉腫痛等。

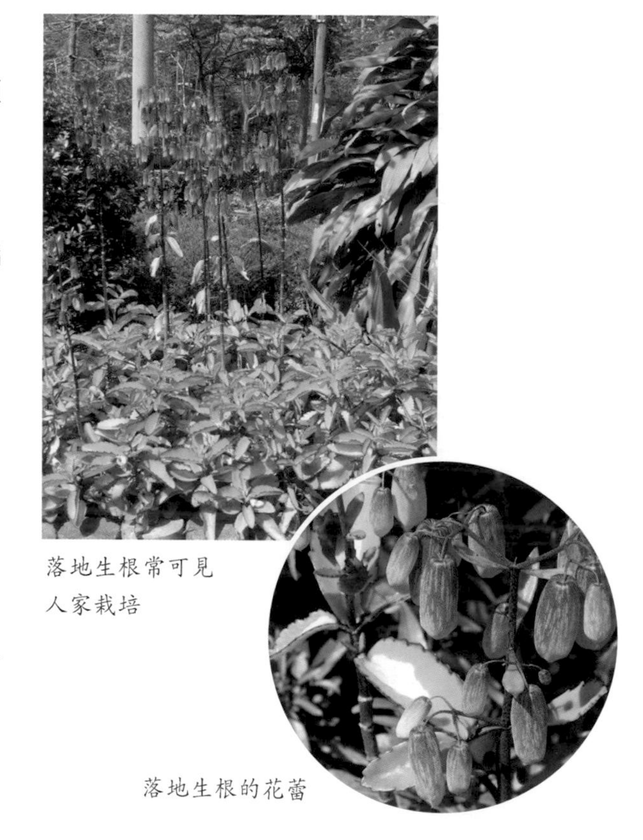

落地生根常可見人家栽培

落地生根的花蕾

【方例】

- 治癰疽熱毒、蜂巢癰疼痛：倒吊蓮、生毛將軍、葉下紅、抱壁家蛇、白花菜，洗淨搥黑糖，外敷。若用於治療紅癰症，拔膿，則再加四米草。（《臺灣植物藥材誌(三)》）
- 治跌打：倒吊蓮75公分，煎水服。（《臺灣植物藥材誌(三)》）
- 治熱性胃痛：落地生根鮮葉5片，搗爛絞汁，調食鹽少許服。（《福建中草藥》）
- 治疔瘡癰疽、無名腫毒：落地生根鮮葉1～2兩(若用根，僅需1～2錢)，搗爛絞汁，調蜜飲服，並以渣敷患處。（《泉州本草》）

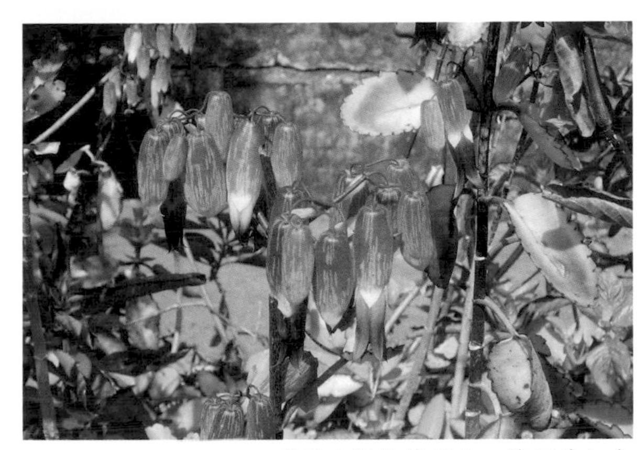

落地生根的花下垂，花冠紫紅色

【實用】

本植物可當觀賞栽培

落地生根的花序

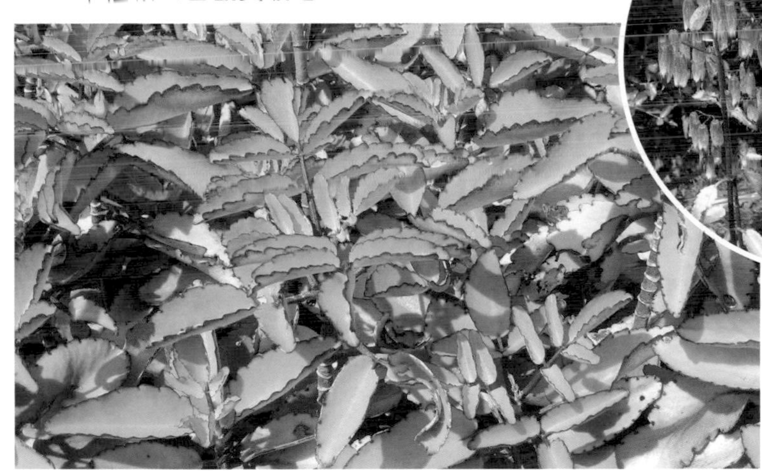

落地生根的葉呈單葉或羽狀複葉

編語

- 本品全年皆可採，多鮮品使用，又其性偏寒，脾胃虛寒者宜慎服。

落新婦 虎耳草科 Saxifragaceae

學名：*Astilbe longicarpa* (Hayata) Hayata
別名：長果落新婦、升麻、本升麻、小升麻、毛三七
分布：臺灣全境低海拔至中海拔山區
花期：4～9月

【形態】

多年生直立草本，高40～150公分，被柔毛。三出的2~3回羽狀複葉，根生或莖生，具長柄，側面及頂生之小葉長7～13公分，寬2～5公分，卵狀、菱狀至橢圓狀披針形，葉基楔形或鈍形，先端銳尖，重鋸齒緣。圓錐花序頂生，長30～60公分，花軸被短腺毛。花白色，小形，具短花梗，花萼5裂，卵形，花瓣匙形或倒披針形。雄蕊10枚。子房近於上位，2心皮，基部合生。蒴果長約0.4公分，2室，於花柱間開裂。種子小形，多數。

【藥用】

全草有祛風、清熱、止咳之效，治風熱感冒、頭身疼痛、咳嗽。根莖（稱落新婦根）有活血、止痛、解毒之效，治跌打損傷、關節痛、手術後疼痛、胃痛。臺灣以本植物之根莖充「升麻」藥材，當解熱、鎮痛劑，治咽喉炎、頭痛。

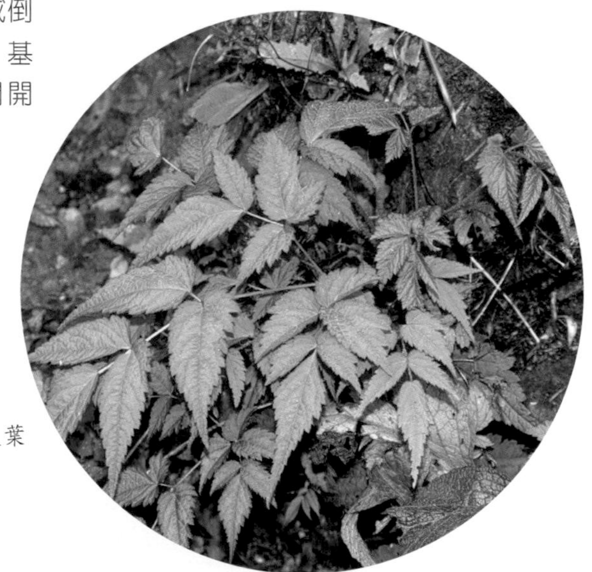

落新婦葉呈三出的2～3回羽狀複葉

【方例】

- 治風熱感冒：落新婦根5錢，煎水服。（作者）
- 治胃痛、腸炎：落新婦根20公分、青木香12公分，水煎服。（《藥草(一)》）
- 治跌打損傷、止痛：落新婦根20公分，半酒水煎服。（《藥草(一)》）

落新婦的花序

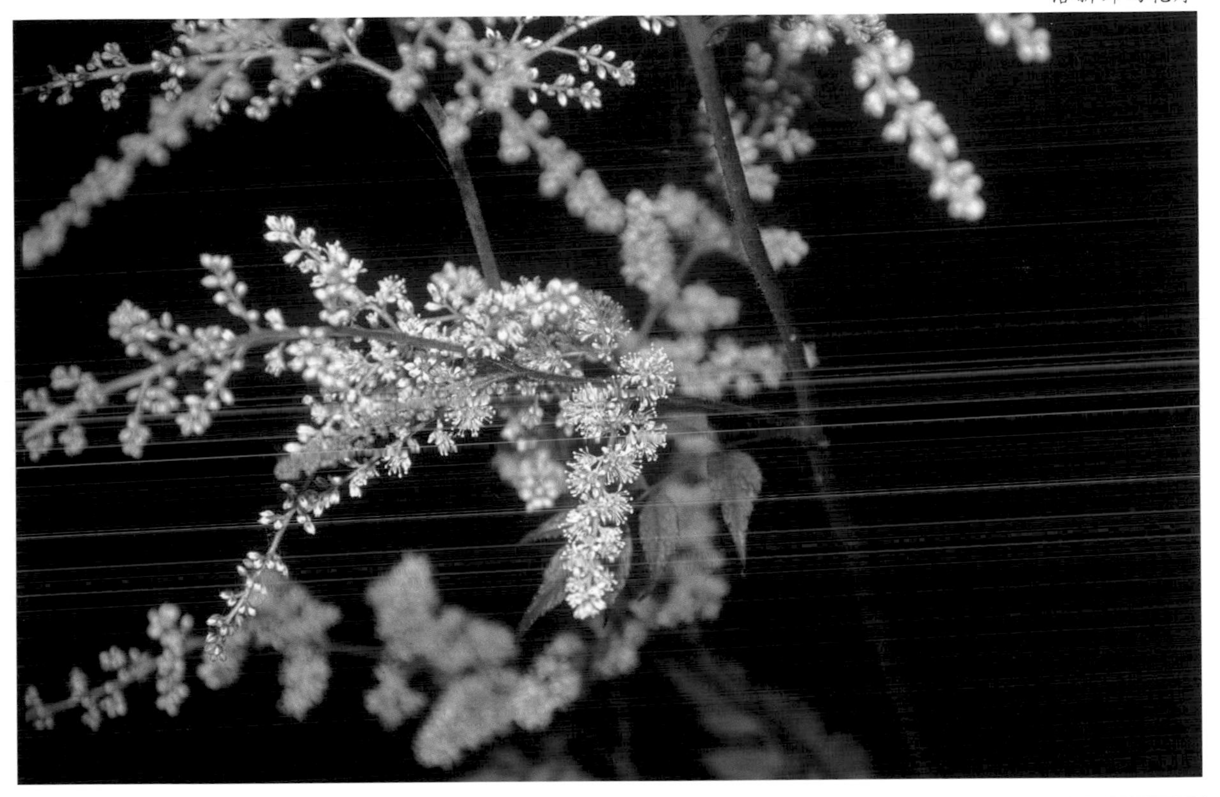

編 語

- 《本草拾遺》謂：「今人多呼小升麻為落新婦，功用同於升麻」。歷代本草亦習慣將小升麻或落新婦置於升麻項下論述，因而產生「升麻」藥材之同名異物現象。今於中國大陸多將落新婦屬(或稱紅升麻屬，*Astilbe*)植物稱為「紅升麻」或「赤升麻」。

虎耳草 虎耳草科 Saxifragaceae

學名：*Saxifraga stolonifera* Meerb.
別名：石荷葉、石丹藥、老虎耳、耳聾草、錦耳草、佛耳草
分布：臺灣中、北部之中、低海拔陰濕地歸化，各地亦散見栽培當觀賞或藥用
花期：4～7月

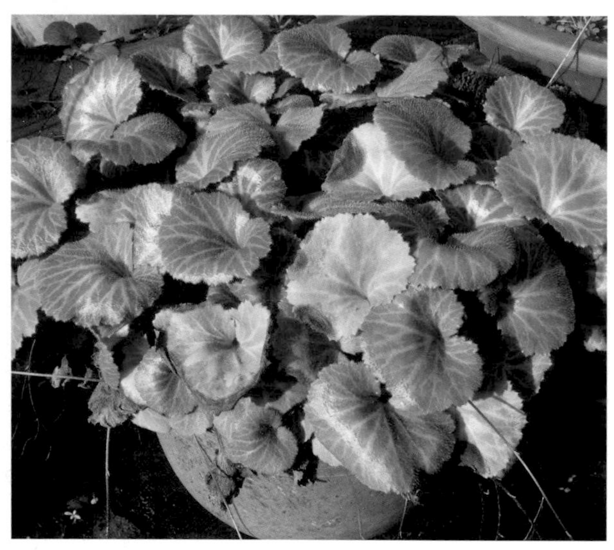

虎耳草因其葉狀如虎之耳形而得名

【形態】

多年生小草本，全株被粗毛，肉質，莖匍匐細長，紅紫色，著地分生幼株。單葉叢生，柄長3～10公分，葉片圓形腎狀，長、寬3～8公分，基部心形凹入，先端渾圓，邊緣有淺裂片和不規則細鋸齒，上面綠色，常有白色斑紋，下面有時帶紫紅色。花莖高達25公分，有分枝，圓錐花序。花瓣5枚，白色，2大3小，萼片卵形，先端尖。雄蕊10枚，花藥紫紅色。子房球形。蒴果卵圓形，先端2深裂，呈喙形。

【藥用】

全草有疏風、清熱、止咳、涼血、解毒之效，治中耳炎、耳膿、風火牙痛、百日咳、咳嗽、咳血、肺癰吐膿血、痔瘡腫痛、血熱月經過多、崩漏、丹毒、濕疹、毒蟲咬傷、火燙傷。

【方例】

- 治肺癰吐臭膿：虎耳草4錢、忍冬葉1兩，水煎2次，分服。（《江西民間草藥》）
- 治中耳炎：取虎耳草鮮品適量搗取汁，多次灌入耳內，常常用之。（作者）
- 治風火牙痛：虎耳草1～2兩，水煎，去渣，加雞蛋1個，同煮服。（《浙江藥用植物誌》）
- 治皮膚風疹：虎耳草、蒼耳子、紫草、蘆根各5錢，水煎，分早、中、晚3次服。（《廣西本草選編》）
- 治血崩：鮮虎耳草1～2兩，加黃酒、水各半煎服。（《浙江民間常用草藥》）

【實用】

臺灣各地散見栽培當觀賞用途。

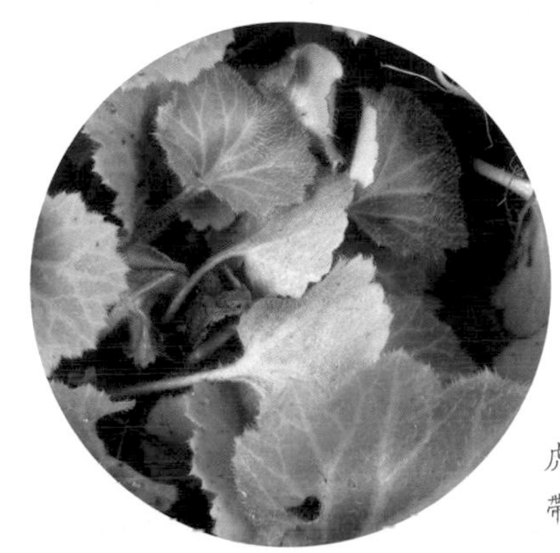

虎耳草葉背有時帶紫紅色

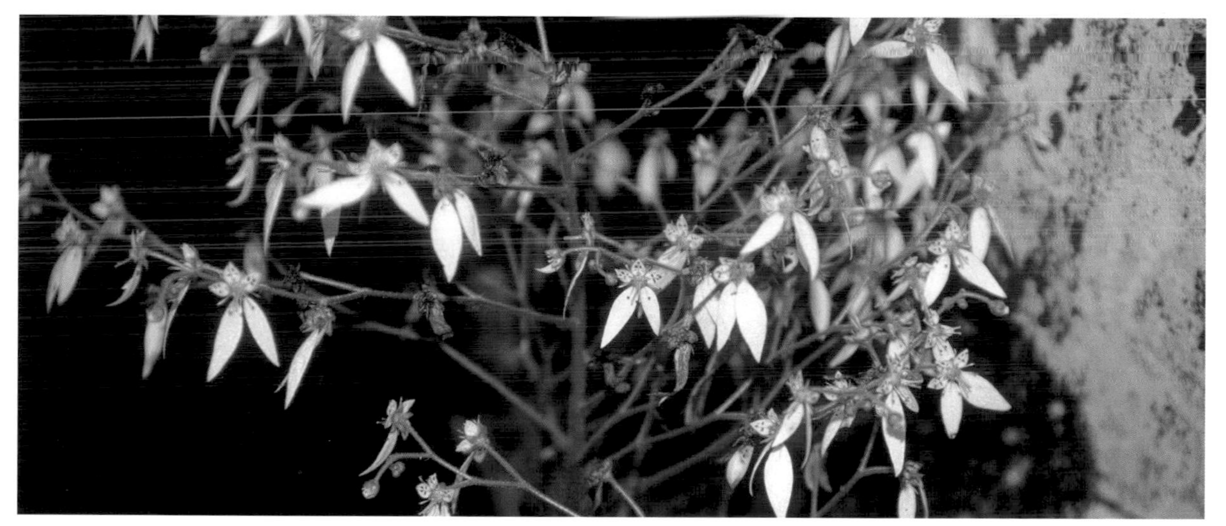

虎耳草的花瓣2大3小，很特別

編語

- 本品孕婦宜慎服。又其性偏寒涼，能散能利物，多服有損胃氣。

蛇莓 薔薇科 Rosaceae

學名：*Duchesnea indica* (Andr.) Focke
別名：蛇波、蛇婆、蛇抱、地莓、龍吐珠
分布：臺灣全境平野至中海拔之路旁、草生地、農園或村落空墟地皆可見
花期：5～10月

【形態】

多年生匍匐草本，莖細長，全株被長柔毛。三出複葉，長2～3公分，寬1.5～2公分，柄長2～6公分；小葉長1～2公分，寬0.5～1公分，卵狀圓形或橢圓形，葉基楔形，先端鈍形，疏生粗齒牙緣。托葉卵狀披針形，全緣。花單立或雙生，腋生，具有長梗，黃色。花萼5裂，裂片卵形，先端銳尖形，副花萼5裂，裂片倒卵形，先端3裂，包圍於花萼之外，較花萼略大。花瓣闊倒卵形，先端微凹。雄蕊多數，花絲呈絲狀，花托球形。瘦果細小，粒狀，紅色，成熟時散布在球形的海綿質花托表面，形成聚合果。

【藥用】

全草有清熱、涼血、止血、散瘀、消腫、解毒、殺蟲之效，治熱病、小兒驚風、咳嗽、百日咳、白喉、吐血、腹痛、腸炎、痢疾、咽喉腫痛、癰腫、疔瘡、蛇蟲咬傷、火燙傷、黃疸、肝炎、糖尿病、小兒胎毒、腮腺炎、乳腺炎、月經過多、帶狀疱疹、無名腫毒、跌打、久年傷、牙疳（指牙齦紅腫、潰爛疼痛、流腐臭膿血等症）。

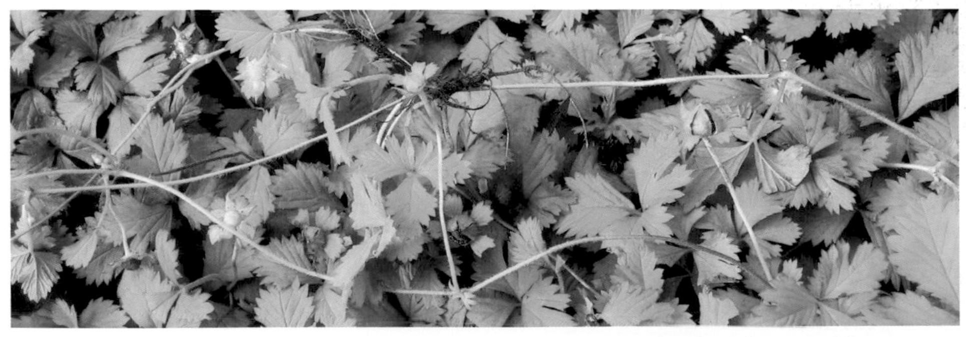

蛇莓具匍匐性走莖（箭頭處），且節節生根

【方例】

- 治吐血：(1)蛇婆、扁柏、對葉蓮、紅三七等鮮草各40公分，搗汁，加冰糖服，奇效；(2)鮮蛇婆220公分，絞汁，服半碗；(3)蛇婆60公分，對葉蓮、側柏、滿天青各40公分，艾心20公分，等鮮品搗汁約半碗，加冰糖服，有立竿見影之效。(《臺灣植物藥材誌(二)》)
- 治喉痛：蛇婆、水芹菜、遍地錦等鮮品各40公分，搗汁或水煎服。(《臺灣植物藥材誌(二)》)
- 治腰閃著：蛇婆40公分，酒煎服。(《臺灣植物藥材誌(二)》)
- 解小兒胎毒：蛇波、河乳豆草、馬蹄金、無頭土香、遍地錦、五斤草等鮮品各20公分，搗汁，兌冬蜜服。(《臺灣植物藥材誌(二)》)
- 治飛蛇：鮮蛇婆搗汁，加三黃研末、青黛、冰片，調勻，塗患處。(《臺灣植物藥材誌(二)》)
- 治慢性胃炎：蛇婆150公分，燉雞服。(《臺灣植物藥材誌(二)》)

【實用】

果實可當野果吃，具極淡的甘甜味。

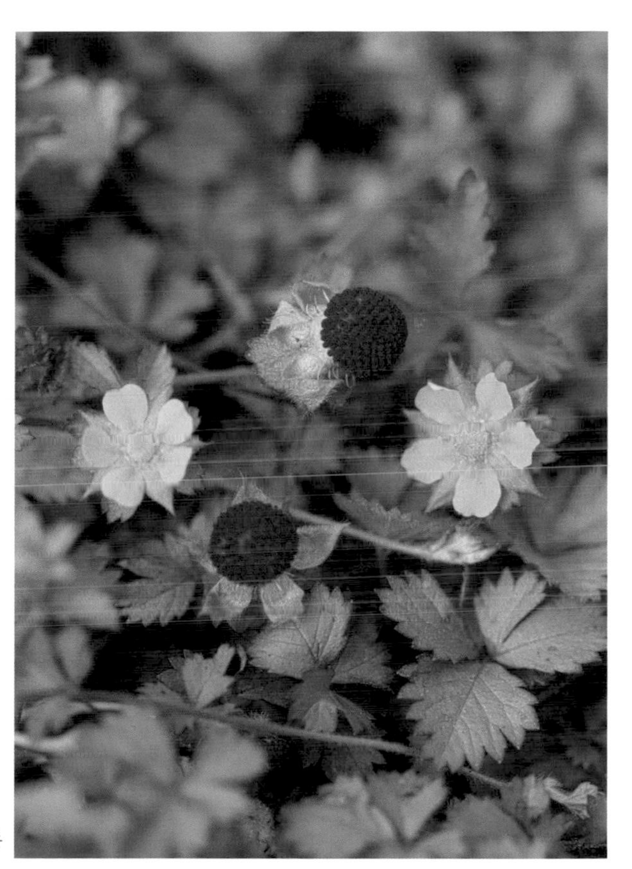

蛇莓常是花、果期並存

編語

- 本植物因具匍匐性走莖，節節生根，形如蛇於地行，果形似小型的草莓，故得名。本品雖可曬乾使用，但臺灣各地青草藥舖及民間多採鮮品入藥。

草莓 薔薇科 Rosaceae

學名：*Fragaria ananassa* Duch.
別名：荷蘭草莓、鳳梨草莓
分布：臺灣各地普遍種植
花期：11～3月

【形態】

多年生草本，高10～40公分，全株密被黃色柔毛。三出複葉，柄長2～10公分；小葉長3～7公分，寬2～6公分，倒卵形或菱形，葉基闊楔形，先端圓鈍，側生小葉基部偏斜，缺刻狀鋸齒緣，葉背淡白綠色。聚繖花序，有花5～15朵，花序下具一短柄的小葉。萼片卵形，比副萼片稍長，副萼片橢圓披針形，果時擴大。花瓣白色，近圓形或倒卵橢圓形。雄蕊20枚，不等長。雌蕊極多。聚合果圓錐形或卵形，鮮紅色，宿存萼片緊貼果實。瘦果尖卵形，光滑。

【藥用】

果實有清涼止渴、健胃消食之效，治口渴、食慾不振、消化不良等。

【實用】

果實為高級水果之一，可直接生食（或沾蜜，或沾煉乳），製果汁、果凍、果醬、冰淇淋、餅乾、酒等。選購以新鮮，大而豐滿，香氣濃，果色鮮紅具光澤，無壓傷者為佳。

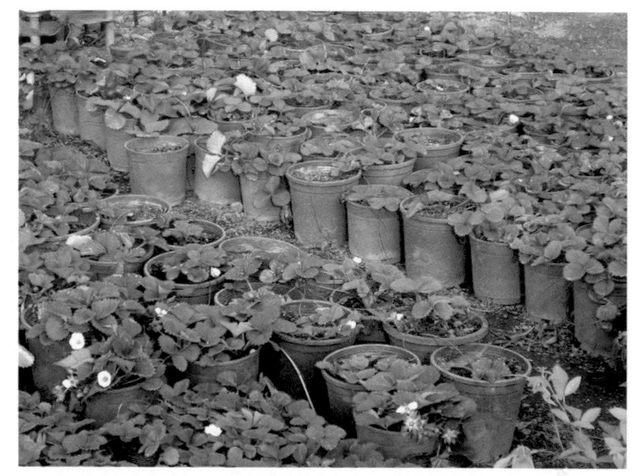

草莓盆栽亦可於花市購得

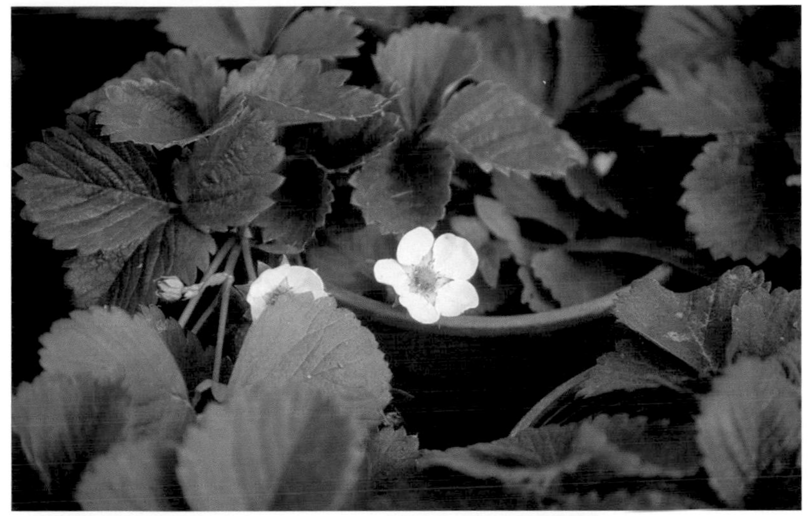

開花的草莓

草莓的果實即將成熟

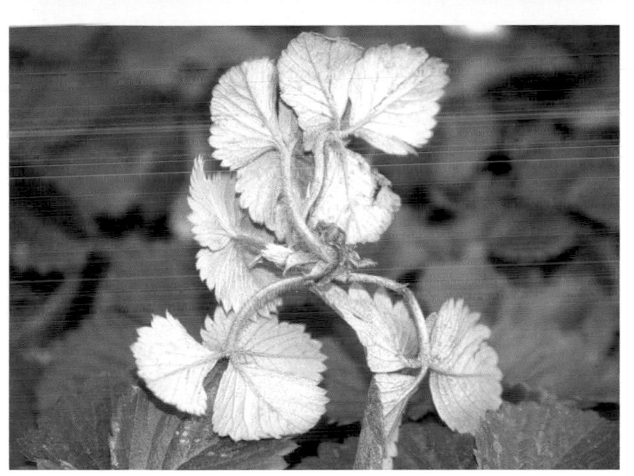

草莓的葉背呈淡白綠色

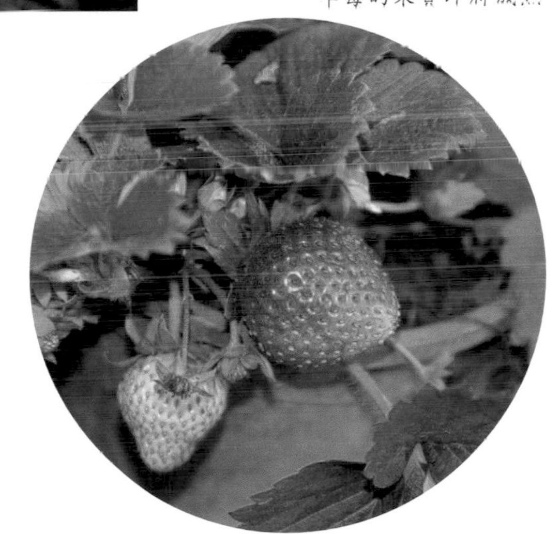

編 語

❀ 本植物的果實味甘、微酸，性涼，現代藥理研究亦發現其所含Ellagic acid成分，可以抑制多種化學致癌物所導致的癌症。草莓在臺灣的盛產期，適逢元旦、春節及學校寒假期間，目前全臺「草莓觀光果園」很多，多開放遊客入園自由採果，您不妨利用上述假日來個親身採果體驗。

桃 薔薇科 Rosaceae

學名：*Prunus persica* (L.) Stokes
別名：(山)苦桃、毛桃、白桃、紅桃、桃仔、脆桃、甜桃
分布：臺灣各地普遍種植
花期：1～3月

【形態】

多年生落葉小喬木，高2～5公尺，樹皮淺灰褐色，鱗芽被毛。單葉互生，具葉柄，柄長約0.5～1公分，上端具腺體，葉片長披針形或長橢圓狀披針形，長8～15公分，寬1.5～3.5公分，基部鈍形，先端漸銳尖，細鋸齒緣。托葉披針形。花先葉開放，具短梗，單立或雙生。花萼倒圓錐形，外被絨毛。花瓣倒卵形，粉紅色。核果闊卵形，有1縱凹溝，先端銳尖，外被細毛。

【藥用】

果實有生津、潤腸、活血、消積之效，治津少口渴、腸燥便秘、經閉、積聚等。桃仁(種子)能活血祛瘀、潤腸通便，治經痛、經閉、產後瘀滯腹痛、癥瘕結塊、瘀血腫痛、腸燥便秘。桃毛(將未成熟果實之毛刮下)能活血、行氣，治崩漏、帶下、血瘕。桃花(將開放時採摘，陰乾)能利水通便、活血化瘀，治水腫、小便不利、痰飲、腳氣、砂石淋、便秘、癥瘕、經閉、瘡疹、癲狂等。桃葉能祛風清熱、殺蟲、燥濕解毒，治外感風邪、頭風、頭痛、濕疹、風痺、腳癬、陰道滴蟲等。桃枝(指幼枝)能活血、通絡、解毒、殺蟲，治心腹疼痛、風濕關節痛、腰痛、跌打等。桃莖白皮(除去栓皮的樹皮)能清熱利濕、解毒殺蟲，治水腫、風濕關節痛、肺熱喘悶、喉痺、濕癬等。桃根(根或根皮)能清熱利濕、活血止痛、消癰腫，治黃疸、腰痛、風濕痛、跌打、經閉、吐血、衄血、痔瘡等。桃膠(樹皮中分泌出來的樹脂)能和血、通淋、止痢，治血瘕、石淋、痢疾、糖尿病、腹痛等。碧桃乾(取未成熟幼果，翻曬至青黃色)能斂汗澀精、活血止痛、止血，治盜汗、遺精、心腹痛、妊娠下血、吐血等。

桃子向爲仙家果品

【方例】

- 治風熱頭痛：鮮桃葉適量，鹽少許，共搗爛，敷太陽穴。(《廣西民間常用草藥手冊》)
- 治食道癌：鮮桃樹皮3～4兩，搗爛加水少許，取汁服。(《內蒙古中草藥》)
- 治跌打損傷：桃樹根皮（鮮）、南五味子根各5錢，水煎，酒送服。(《江西草藥》)
- 治糖尿病：桃樹膠5～8錢，玉米鬚、枸杞根各1～1.6兩，水煎服。(《上海常用中草藥》)
- 治盜汗、虛汗：碧桃乾1兩、浮小麥1.5兩、糯稻根5錢、紅棗10個，水煎服。(《甘肅中醫驗方集錦》)

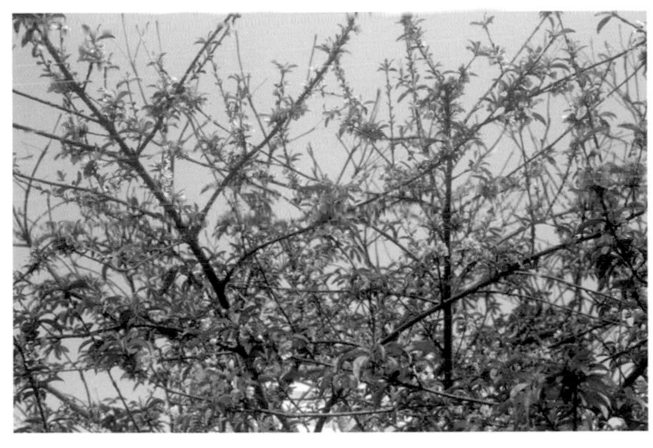

桃樹開滿花

【實用】

果實為常見水果之一，可直接生食(或沾梅子粉)，醃漬，製果乾、蜜餞、酒等。選購以大而豐滿，端正，無碰傷，果色鮮美，果肉甜脆者為佳。

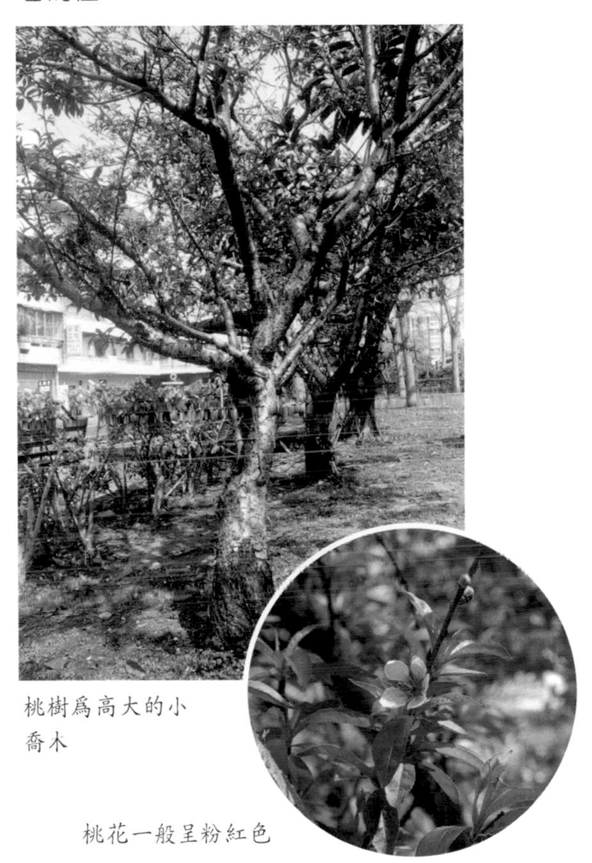

桃樹爲高大的小喬木

桃花一般呈粉紅色

編　語

- 本植物的果實味甘、酸，性溫，向為仙家果品，傳說吃桃子可長壽，祝賀壽星習用「壽桃」(或生果，或麵製品)。而臺灣民間亦常用桃的枝葉、桃湯或桃符以避邪驅鬼。

練莢豆 豆科 Leguminosae

學名：*Alysicarpus vaginalis* (L.) DC.
別名：山土豆、土豆舅、山地豆、假花生、大葉青、狗蟻草、蠅翼草
分布：臺灣西部荒地、草坪或路旁可見
花期：8月至翌年2月

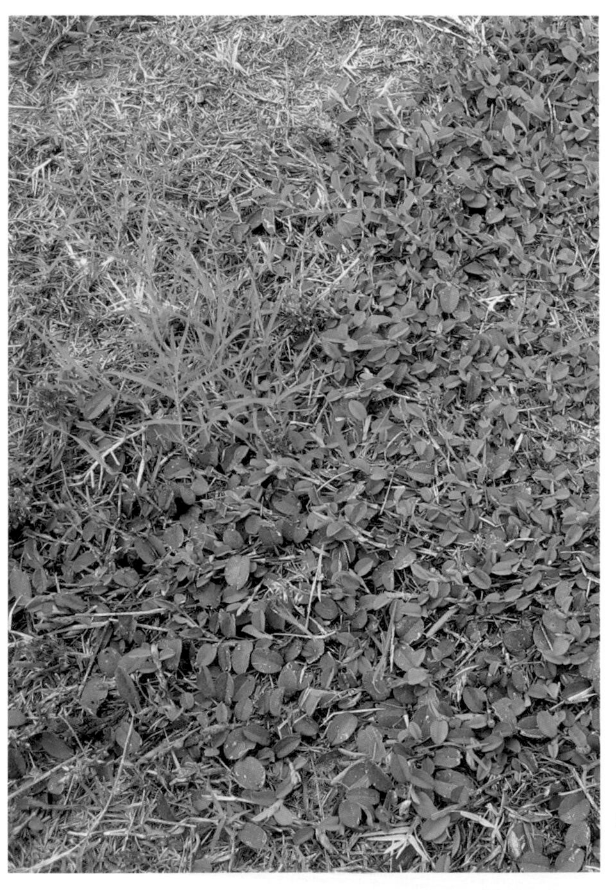

練莢豆成群生長

【形態】

多年生草本，莖平臥或上部直立，長30～90公分。單葉互生，具柄，葉形變化大，通常卵狀圓形至長橢圓形，長1～2公分，寬0.5～1.5公分，葉基圓形或心形，葉尖圓或銳形，全緣，葉背稍有短毛。總狀花序多腋生，長1.5～3公分，花小，有3～8對成對排列於花序軸的節上。花冠蝶形，藍紫色，微伸出萼，旗瓣寬闊，倒卵形。雄蕊10枚，呈二體。子房被疏毛。莢果密集，略為扁圓柱狀，長1.5～2.5公分，具3～6節。

【藥用】

全草有活血通絡、清熱解毒、接骨消腫、去腐生肌之效，治跌打骨折、外傷出血、筋骨酸痛、瘡瘍潰爛久不收口、咳嗽、腮腺炎、慢性肝炎、消化不良、蛇咬傷等。

【方例】

- 治半身不遂：練莢豆5錢、兩面針根2兩，水煎分3次溫服。（《中國民間生草藥原色圖譜》）
- 治慢性肝炎：狗蟻草3錢，豬肉燉服。（《全國中草藥匯編》）
- 治股骨酸痛：狗蟻草1.5兩，與豬蹄、酒燉服。（《全國中草藥匯編》）
- 治腮腺炎：練莢豆5錢至1兩，水煎服。（《福建藥物誌》）

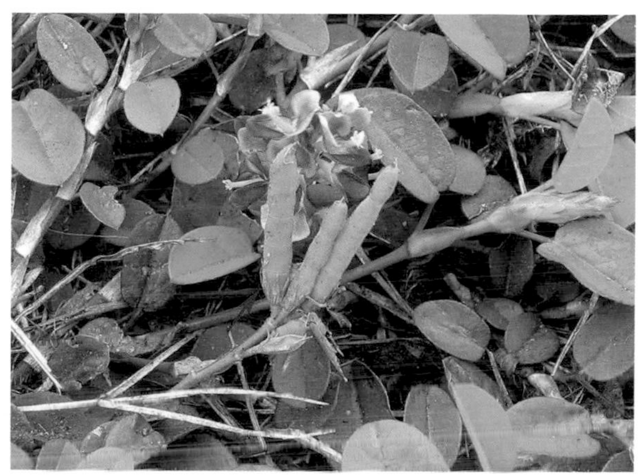

練莢豆的莢果（箭頭處）帶有節

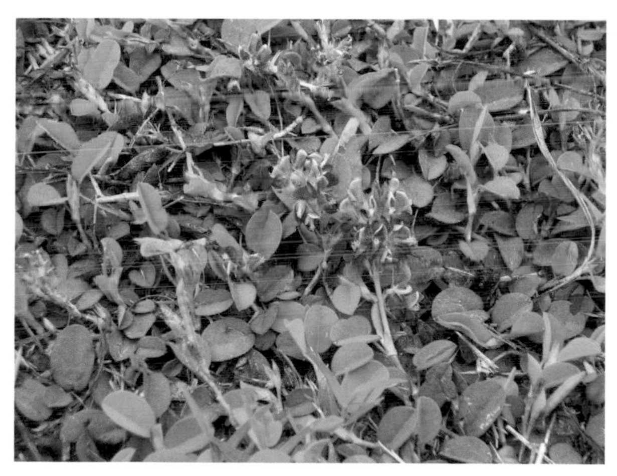

練莢豆開花

【實用】

為綠肥植物之一，嫩苗及嫩莖葉可食，也有人拿它當做飼料。

編 語

- 由於本植物的主根入地很深，呈長條狀，且於金門地區普遍可見，因此，近年來當地市售的熱門藥材「一條根」，也偶見以練莢豆的根充用。

三點金草 豆科 Leguminosae

學名：*Desmodium triflorum* (L.) DC.

別名：小葉三點金、蝴蠅翼、蠅翅草、三耳草、四季春、珠仔草、萹蓄、八字草

分布：臺灣全境平野之路旁、田畔、河堤、開闊草地多見

花期：4～10月

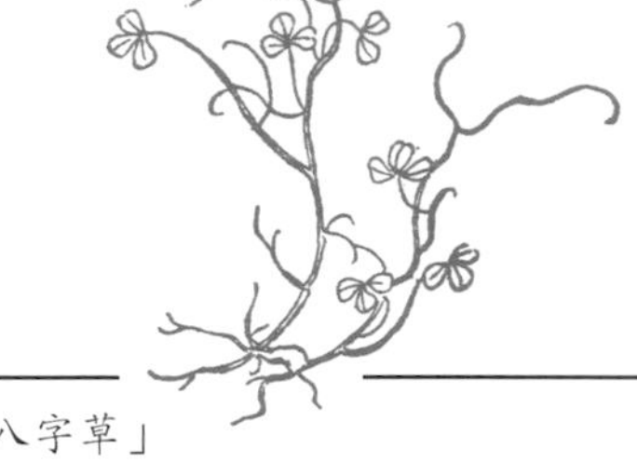

三點金草首載於《植物名實圖考》，原以「八字草」爲名，本圖爲該書之原附圖，可供比對考證

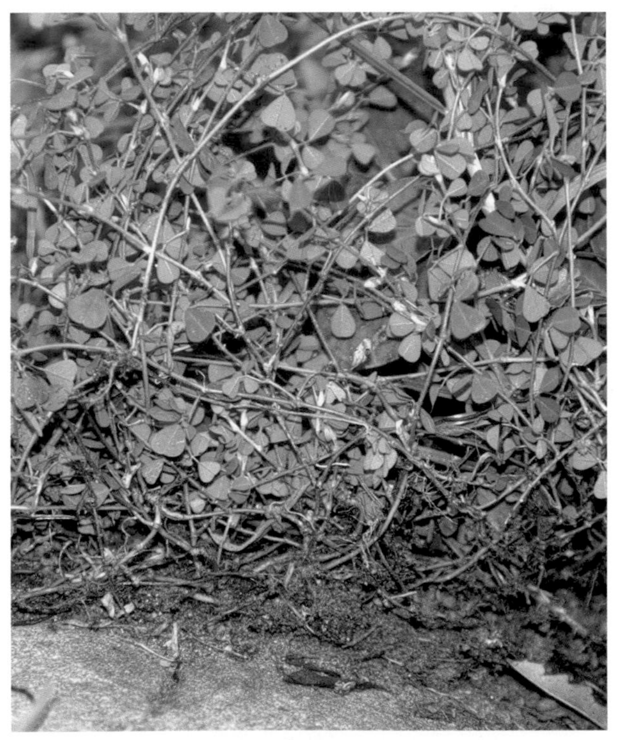

三點金草的莖纖細匍匐，多分枝

【形態】

細小草本，匍匐性，莖纖細，全株被短白毛。葉為三出複葉，互生，具柄，小葉膜質，倒卵狀楔形或倒卵狀截形，先端微凹或截形，上表面無毛，下表面密被白毛，頂生小葉長0.6～1公分，寬0.7～0.8公分。托葉長約0.35公分，銳尖形。花單生或2～3朵簇生於葉腋，花梗細長，長約0.7～1公分，花萼長約0.25公分，被毛，花冠蝶形，紫紅色。莢果扁平，呈鐮狀彎曲，長0.8～1.5公分，寬0.3公分，2～5節，背脊端直，腹脊縊縮，具鉤毛及網紋。種子長方形。

【藥用】

全草有理氣和中、祛風活血之效，治中暑腹痛、疝氣、泄瀉、經痛、月經不調、產後關節痛、跌打損傷、乳腺炎、漆瘡、疥癬、黃疸、淋病等。

【方例】

- 治中暑腹痛：三點金草、積雪草、地錦草、地膽草各1兩，水煎服。（《福建藥物誌》）
- 治吐瀉：三點金草、大麥（炒黑）各1兩，生薑4片，水煎服。（《福建藥物誌》）
- 治婦女經風：蝴蠅翼40公分，半酒水煎服。（《臺灣植物藥材誌（一）》）
- 治痢疾：蝴蠅翼、鳳尾草、乳仔草、丁豎朽各40公分，半酒水煎服。（《臺灣植物藥材誌（一）》）
- 治脾疳（消化不良、骨瘦如柴）：蝴蠅翼、開脾草、麥芽、穀芽、神麯各12公分，炒雞內金、冬蟲夏草各8公分，共研為末，每次6公分，和雞肝一具燉服。（《臺灣植物藥材誌（一）》，本方擬稱德豐雞肝散）

【實用】

全草可作牧草及綠肥。

三點金草常見於平野的開闊草地上

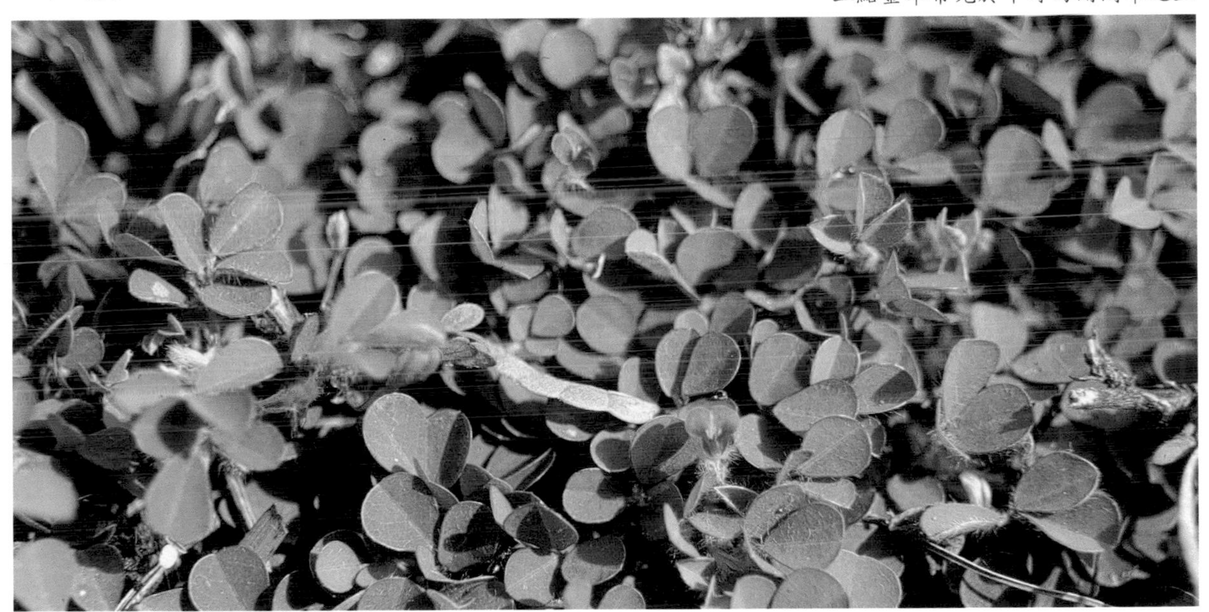

編語

- 臺灣民間習稱本植物為蝴蠅翼，蝴蠅為蒼蠅之臺語，即謂其葉如蒼蠅之翅，故有蝴蠅翼、戶神實、蠅翼草、蠅翅草等別名。

墨水樹 豆科 Leguminosae

學名：*Haematoxylon campechianum* L.
別名：洋森木、洋蘇木、蘇木、采木
分布：臺灣各地散見栽培
花期：2～5月

【形態】

常綠喬木，高約15公尺，葉腋有銳刺。葉為偶數羽狀複葉，長5～8公分，寬2～4公分，小葉幾無柄，小葉片對生，長可達2.5公分，寬約1.5公分，2～4對，倒卵形，基部楔形，先端微凹，全緣，上下表面青綠而光滑，中肋較為顯著，側脈斜出而不明顯。總狀花序腋出，花密生，有奇異香味。花萼5枚，暗紅色（常為一半暗紅色，一半黃色），花瓣5枚，黃色，近於整齊，倒長卵形。雄蕊10枚，花絲淺黃色，被毛。子房及花柱均被短毛。莢果扁橢圓形，內含種子1～3粒。種子扁腎臟形。

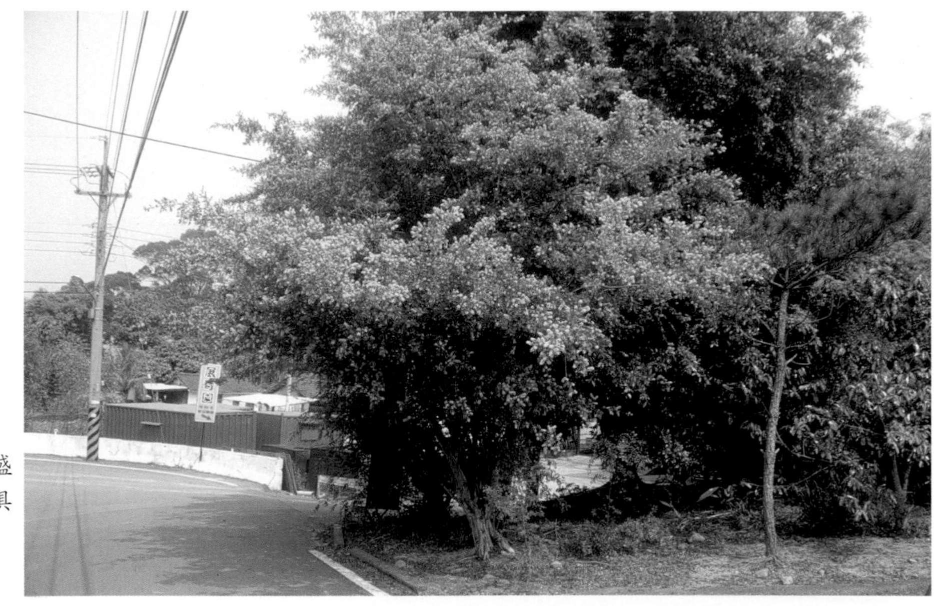

墨水樹於盛花期，極具觀賞價值

【藥用】

心材有收斂、抗菌、消腫之效，治腹瀉、痢疾、肺出血、子宮出血、腸出血等。

【實用】

可栽植供觀賞。心材可提煉染料。

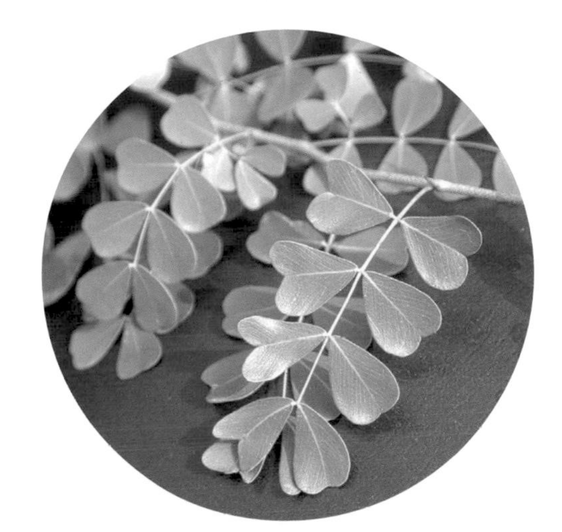

墨水樹的偶數羽狀複葉

墨水樹的葉腋有銳刺（箭頭處）

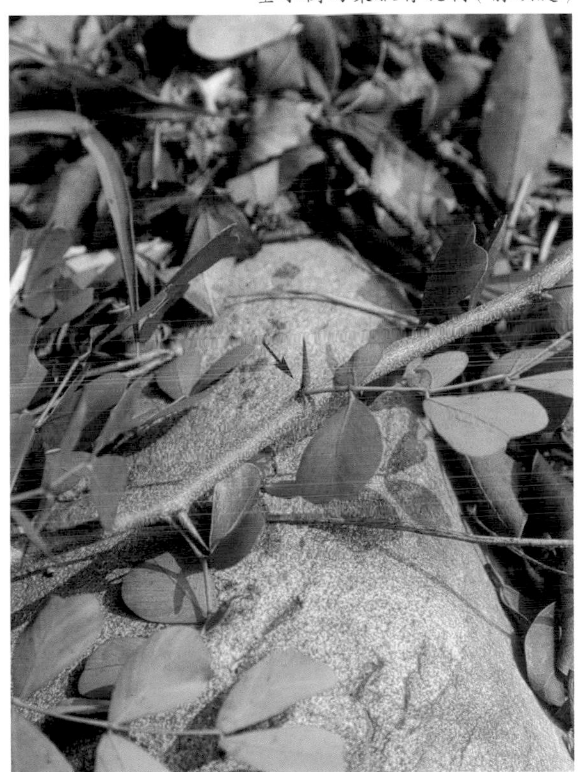

墨水樹的花鮮黃，且具奇異香味

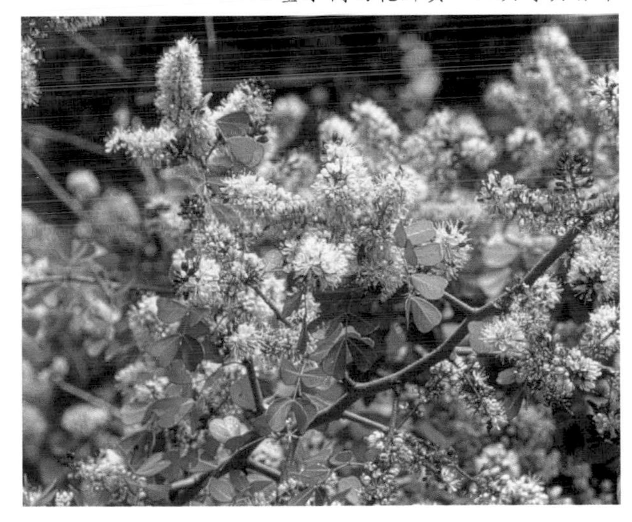

編 語

本植物因心材鮮紅或紫色至亮黑色，似墨水色澤，故名。

穗花木藍 豆科 Leguminosae

學名：*Indigofera spicata* Forsk.
別名：穗序木藍、十一葉木藍、鐵箭岩陀
分布：臺灣全島中、低海拔空曠地或路邊潮濕的向陽處
花期：4～11月

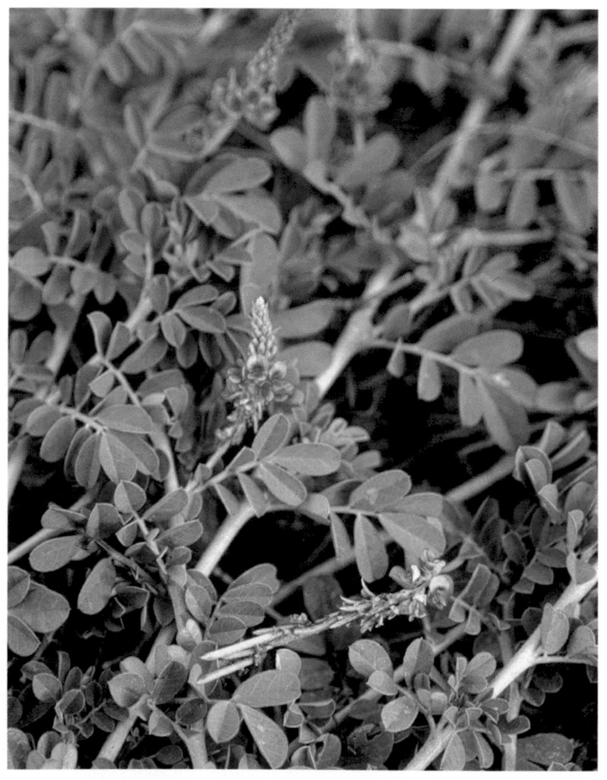

穗花木藍開花

【形態】

一年生草本，莖稍被灰色毛，平臥或上部直立，長15～40公分。奇數羽狀複葉，互生，具柄，長2.5～7.5公分，小葉7～11對。小葉亦互生，具短柄，葉片倒卵狀長圓形至倒披針形，長1～2公分，寬0.4～0.7公分，葉基楔形，先端鈍，有短尖，全緣，上面無毛，背面被貼生毛。總狀花序約與複葉等長，花小。花萼鐘形，5裂，裂片線狀披針形。花冠蝶形，紫紅色，伸出萼外許多。莢果具四稜角，線形，長1～2公分。種子8～10粒。

【藥用】

全草能避孕、絕育。

編語

- 本品味淡，性涼。

【方例】

- 避孕：鐵箭岩陀全草1兩，水煎。於月經淨後，連服2～3劑，每日1劑，服藥後1月避免同房，可避孕半年。（《雲南中草藥》）
- 絕育：鐵箭岩陀種子5錢、火麻仁1兩，共研末。於月經淨後，每日1劑，開水送服，連服2～3劑。（《雲南中草藥》）

結果的穗花木藍

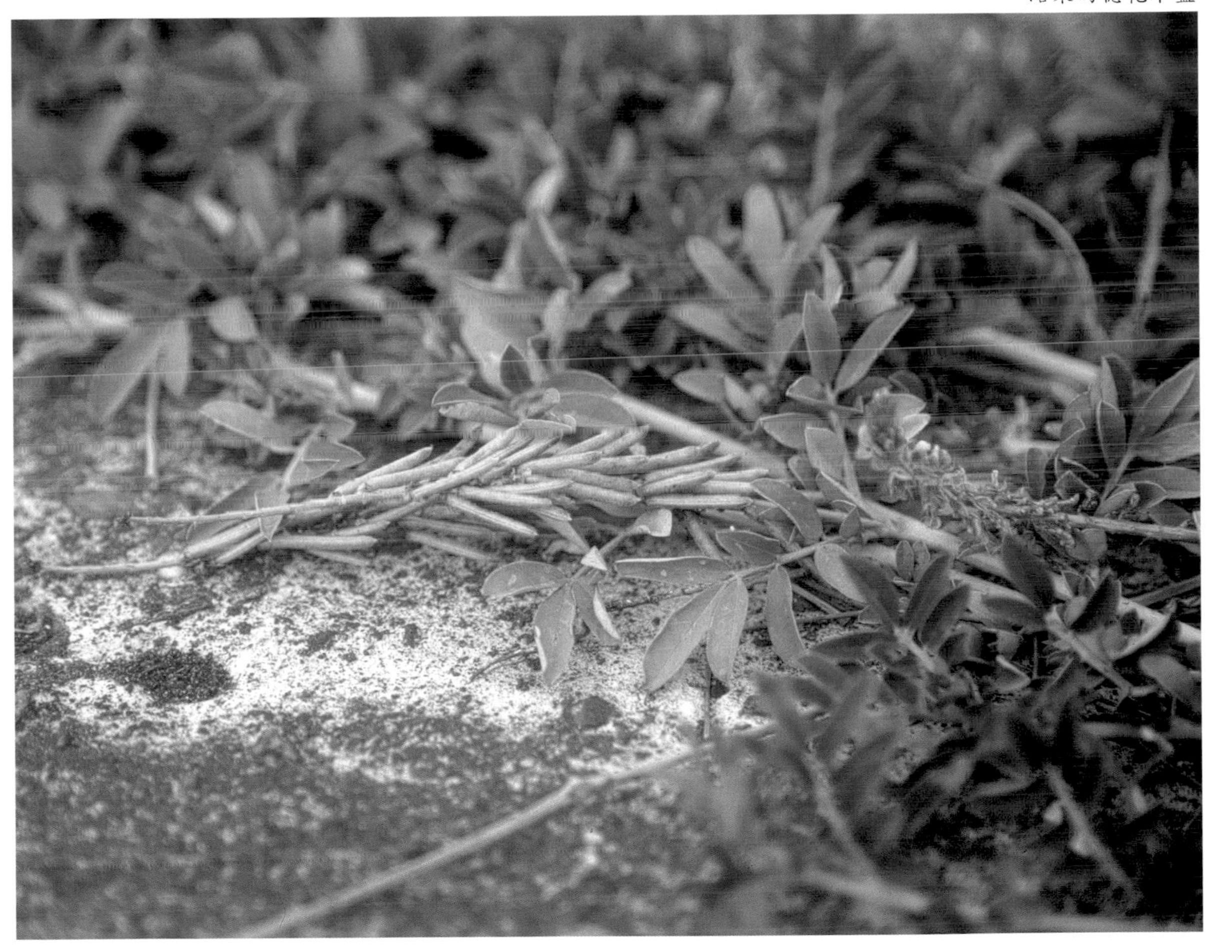

雞眼草 豆科 Leguminosae

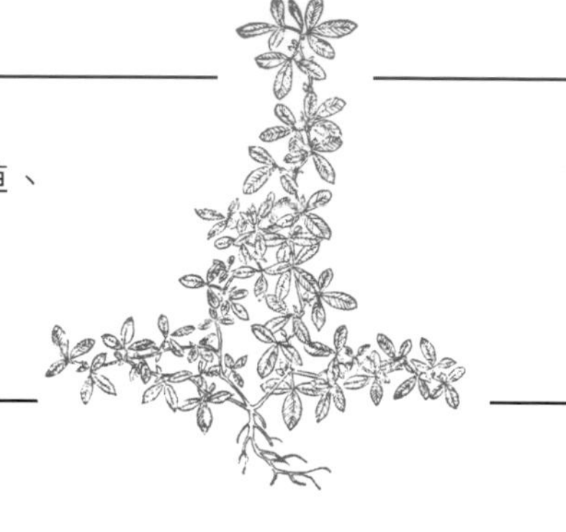

學名：*Kummerowia striata* (Thunb. *ex* Murray) Schindl.

別名：山土豆、蝴蠅翼、蠅翅草、公母草、三葉人字草、人字草、招不齊、螞蟻草

分布：臺灣全境低海拔草原及路旁

花期：8～10月

【形態】

一年生草本，高可達30公分，莖直立、斜升或平臥，基部多分枝，被逆向毛。葉互生，為三出複葉，具柄，小葉長1～1.5公分，寬0.5～0.8公分，長橢圓形，基部楔形，先端鈍或稍尖，全緣。托葉窄卵形，宿存。花通常1~2朵腋生，稀3～5朵。花冠蝶形，淡紫紅色，旗瓣橢圓形，先端微凹。花萼鐘形，長約0.3公分，5齒裂，裂片卵形。雄蕊10枚，二體。子房橢圓形，花柱細長。莢果寬卵形或橢圓形，稍扁，頂端銳尖，被毛，有網紋，內含種子1粒。

【藥用】

全草有清熱解毒、健脾利濕、活血止血之效，治感冒發熱、暑濕吐瀉、黃疸、癰癤疔瘡、痢疾、疳疾、血淋、咯血、衄血、跌打損傷、赤白帶下等。

【方例】

- 治中暑發痧：鮮雞眼草3～4兩，搗爛，沖開水服。（《福建中草藥》）
- 治腹瀉、痢疾：雞眼草、馬齒莧、地錦草各1兩（均鮮品），水煎服。（《安徽中草藥》）
- 治黃疸型肝炎：鮮雞眼草、鮮車前草各2兩，水煎服。（《安徽中草藥》）
- 治上呼吸道感染：雞眼草5錢，水煎服。（《內蒙古中草藥》）
- 治夜盲：三葉人字草3錢，研粉，與豬肝1～2兩蒸食。（《廣西本草編選》）

【實用】

全草可作牧草及綠肥。

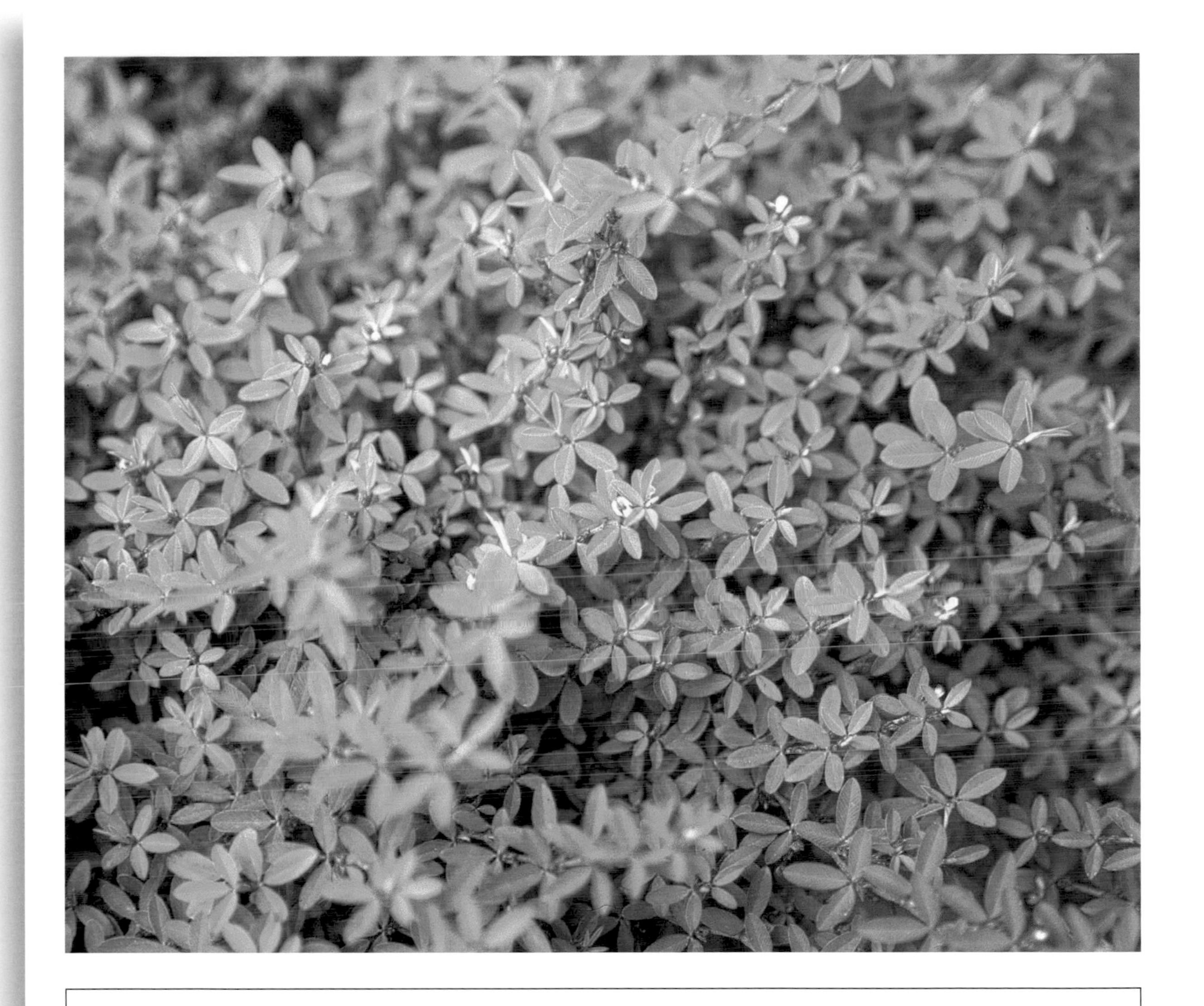

編 語

本植物首載於《救荒本草》，該書謂其：「生荒野中，塌地生，葉如雞眼大。」故有雞眼草之名。又其小葉用指甲掐後，會沿羽狀脈斷開而不齊，相互嵌入如人字形，故有人字草、掐不齊之稱。

光葉刈藤 豆科 Leguminosae

學名：*Millettia nitida* Benth.
別名：光葉魚藤、亮葉崖豆藤、貴州崖豆藤、雞血藤
分布：臺灣中部海拔500～1000公尺半開闊地、林緣及溪岸
花期：5～6月

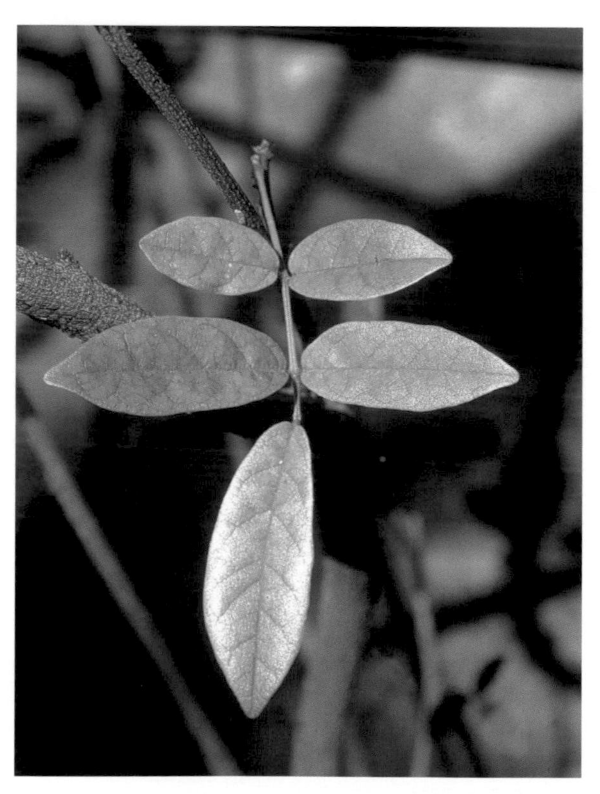

光葉刈藤的奇數羽狀複葉，具小葉5片

【形態】

木質藤本，嫩枝被剛毛，成熟時無毛。葉為奇數羽狀複葉，小葉5片，具柄，卵形至橢圓形，長5～7.5公分，寬2～4公分，無毛，基部圓形或鈍形，先端鈍或漸尖，全緣，葉背網脈明顯。花序呈密頂生圓錐狀，花大，紫色。花冠蝶形，旗瓣長約2.5公分，龍骨瓣彎曲。萼鐘形，被毛。雄蕊10枚，二體。子房線形，花柱內彎，柱頭頭狀。莢果線形或長橢圓形，扁平，長7～10公分，寬1.5～2公分，被毛。種子扁圓形，褐色。

【藥用】

藤莖有活血補血、舒經活絡之效，治貧血、產後虛弱、頭暈目眩、月經不調、風濕痺痛、四肢麻木等。

【方例】

- 治血虛經閉：亮葉崖豆藤2兩，浸酒服。（《廣西本草選編》）
- 治乳癰：亮葉崖豆藤適量，水煎外洗，每日數次。（《廣西本草選編》）

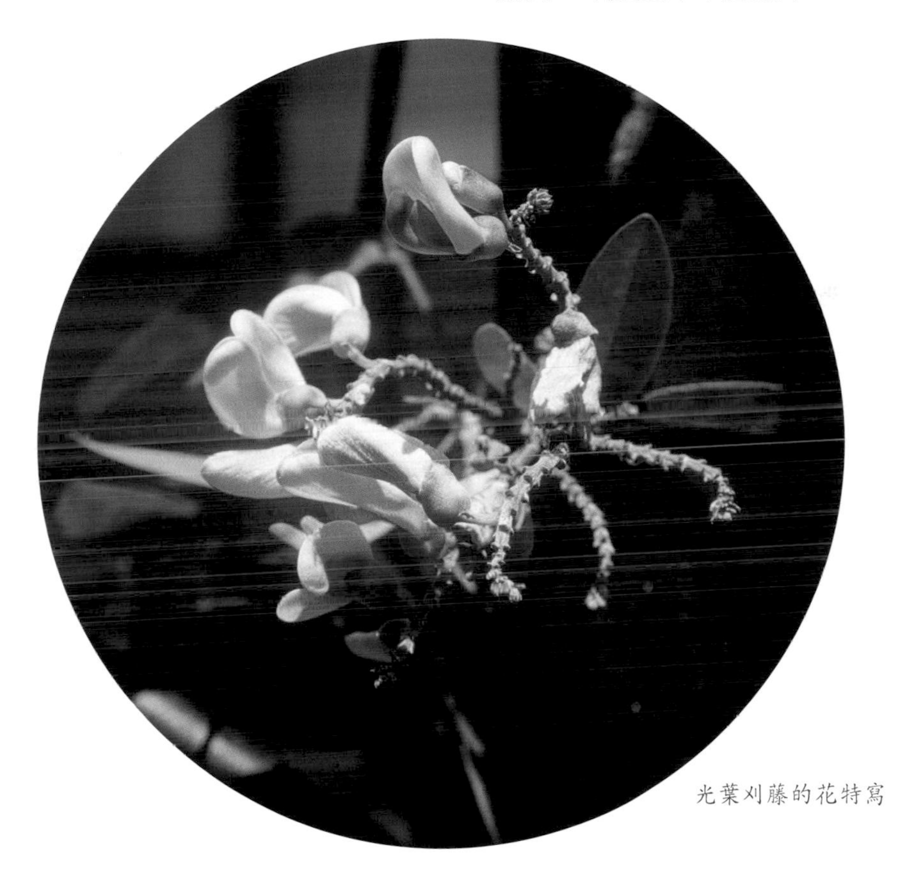

光葉刈藤的花特寫

編　語

- 本品味苦，性溫，煎湯內服用量為5錢至1兩，多取乾品入藥。

含羞草 豆科 Leguminosae

學名：*Mimosa pudica* L.
別名：見笑草、喝呼草、知羞草、怕羞草、感應草、望江南
分布：臺灣全境原野隨處可見
花期：7～9月

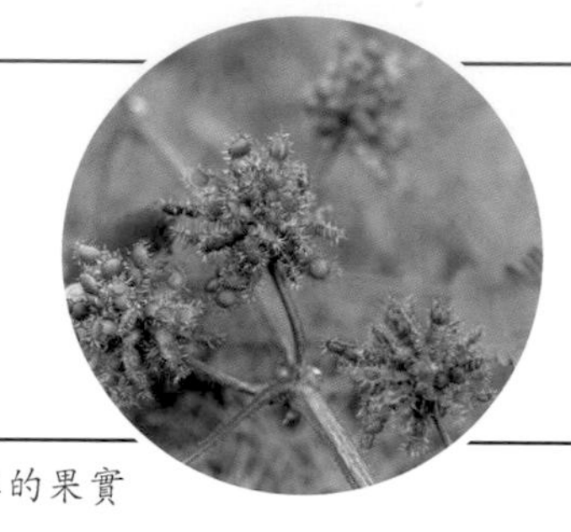
含羞草的果實

【形態】

半灌木狀草本，莖密生細毛，而具有疏刺，高可達100公分。葉為二回羽狀複葉，但2對羽片排列相近，略呈掌狀，總葉柄長3～6公分，有疏刺；小葉對生，約10～20對，觸之即閉合下垂，小葉片闊線形，基部鈍形，先端銳尖，葉緣有毛，稍偏斜，長0.8～1.3公分。托葉披針形，邊緣被毛。頭狀花序具長梗，腋出，單生或2～3個叢生，花小，淡紅色。花萼筒呈鐘形，細小，鋸齒緣。花冠鐘形，先端4裂。雄蕊4枚，基部合生，伸出花冠外。雌蕊1枚，花柱絲狀，子房具短柄。莢果長橢圓形，扁平，被刺毛，有3～4節，每節有1粒種子。種子闊卵形，扁平。

【藥用】

全草有清熱利濕、涼血解毒、鎮靜安神之效，治感冒、小兒高熱、支氣管炎、肝炎、胃炎、腸炎、結膜炎、目赤腫痛、泌尿系結石、水腫、勞傷咯血、鼻衄、血尿、深部膿腫、失眠、神經衰弱、跌打損傷等。根能止咳化痰、利濕通絡、和胃消積、明目鎮靜，治慢性氣管炎、慢性胃炎、風濕疼痛、小兒消化不良、經閉、頭痛失眠、眼花等。

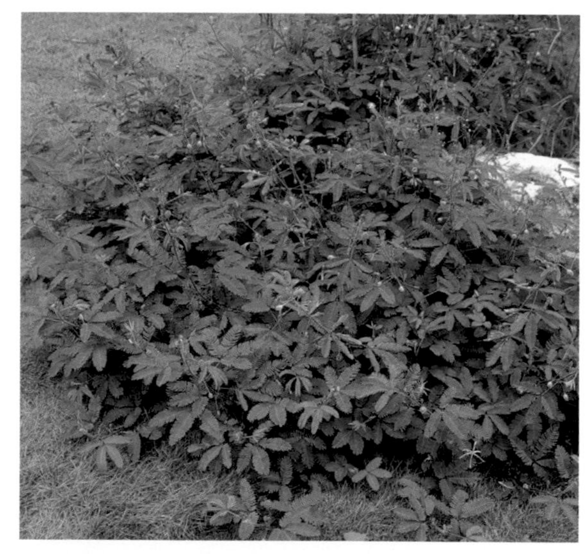
含羞草是野地常見植物之一

【方例】

- 治急性肝炎：含羞草5錢至2兩，水煎服。(《廣西本草選編》)
- 治胃腸炎、泌尿系結石：含羞草、車前草各5錢，木通、海金沙各3錢，水煎服。(《四川中藥誌》1979年)
- 治勞傷咯血：含羞草3錢，仙鶴草、旱蓮草、藕節各5錢，水煎服。(《安徽中草藥》)
- 治神經衰弱、失眠：含羞草3錢、夜交藤1兩，水煎服。(《安徽中草藥》)
- 治跌打損傷：含羞草、伸筋草各5錢，煎水，加酒少許溫服。(《安徽中草藥》)
- 治風濕痛：含羞草根5錢，酒泡服。(《雲南中草藥》)

【實用】

本植物的葉具有觸之即閉合下垂的特性，為中、小學生自然或生物課程教學的優良實例之一。目前，花市亦見其小盆栽販售，可供觀賞栽培。

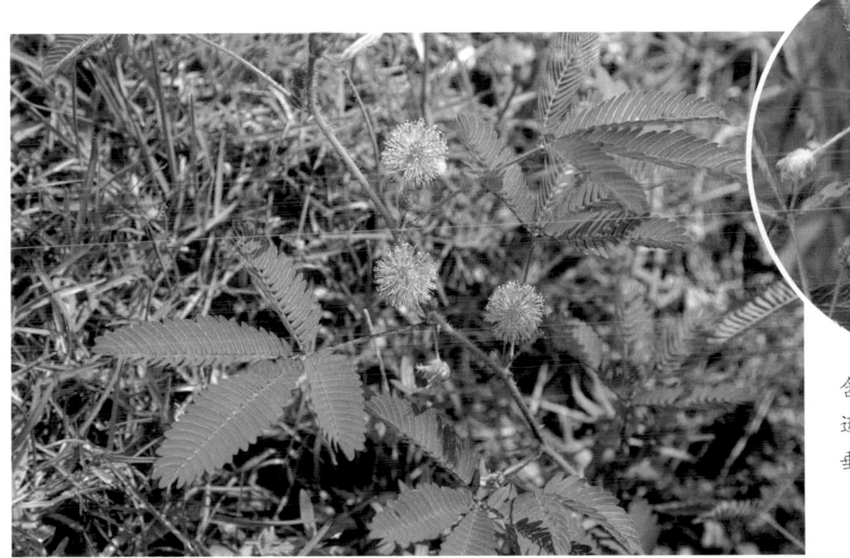

含羞草的葉子略受觸動，小葉即迅速閉合，葉柄也像害羞似的低垂，故得其名

含羞草開花

編語

- 本植物含有含羞草鹼(Mimosine)，略具小毒，人或動物食入含此鹼的植物時，有致毛髮脫落的可能，宜慎用。

大花田菁 豆科 Leguminosae

學名：*Sesbania grandiflora* (L.) Pers.
別名：白蝴蝶、木田菁
分布：臺灣各地散見栽培
花期：11月至翌年1月

【形態】

小喬木，生長極為迅速，幼嫩部分被柔毛，高4～10公尺。葉為偶數羽狀複葉，柄長15～30公分，小葉線狀長橢圓形，先端鈍，有小突尖，基部近圓形或寬楔形，上表面淡綠色，下表面灰白色，長約2.8公分，寬約0.8公分，近於無柄，光滑。總狀花序腋出，有花2～4朵，花大，長約8公分，白色或粉紅色，花蕾呈鐮刀狀彎曲。花冠蝶形，旗瓣闊而具柄。花萼鐘形，淡綠色，先端呈淺二唇形。雄蕊10枚，二體。莢果長條形，長20～60公分，直徑近1公分，下垂。種子長寬相近，多數，褐色。

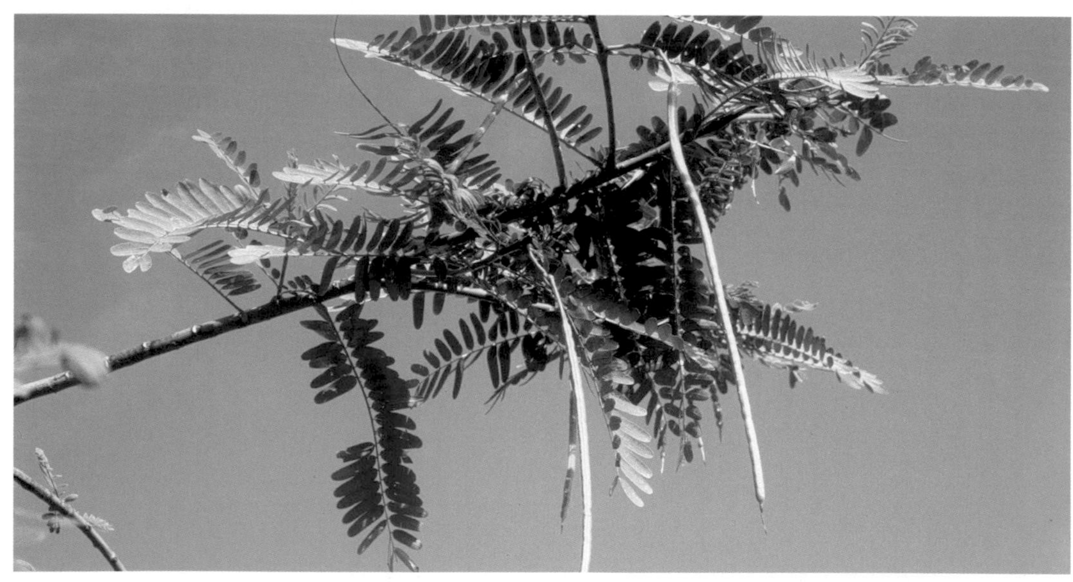

結果的大花田菁

【藥用】

樹皮有清熱解毒、收濕斂瘡之效，治瘡癰腫毒、濕疹、慢性潰瘍等。

【實用】

本植物可栽植供觀賞。木材可作薪材。

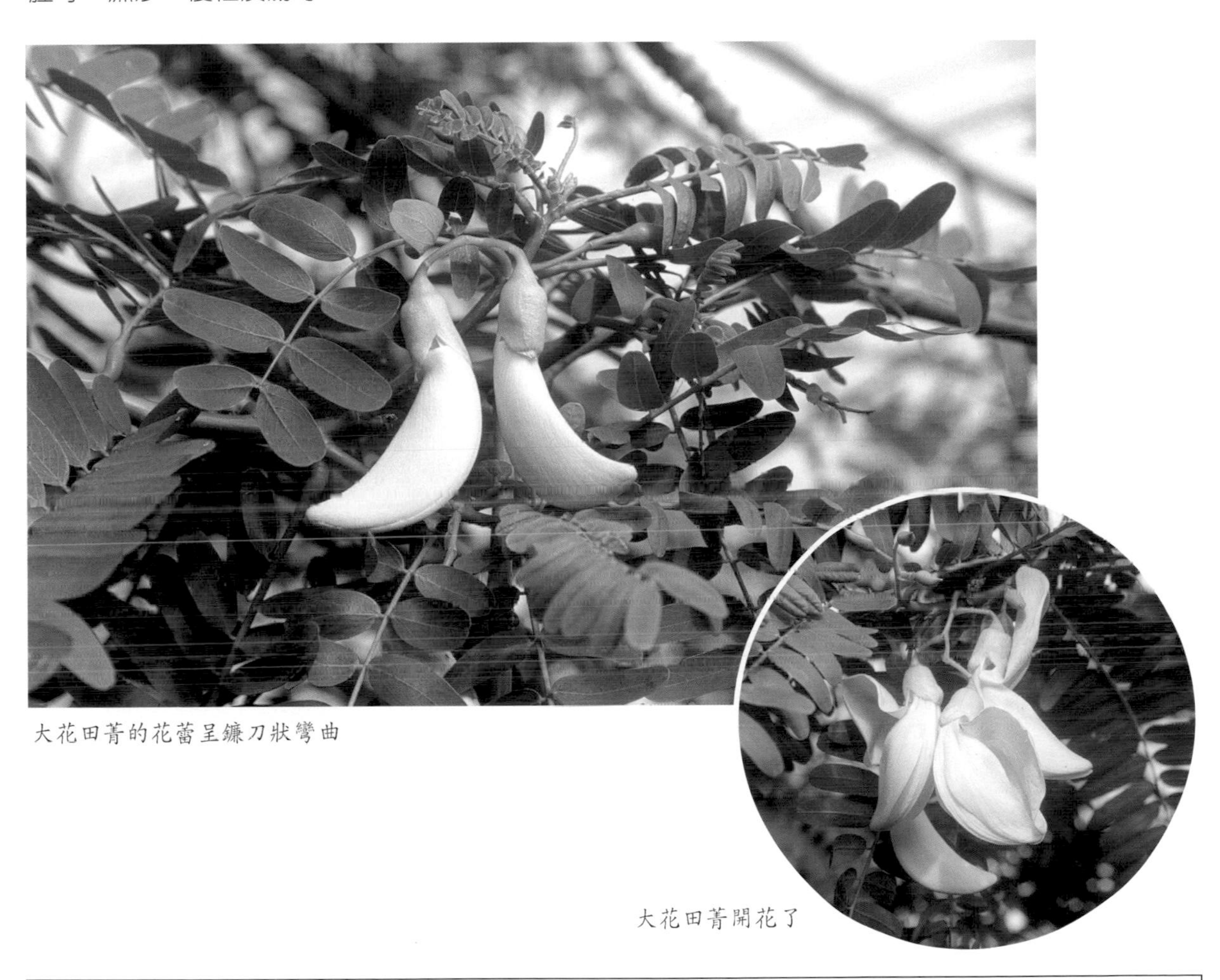

大花田菁的花蕾呈鐮刀狀彎曲

大花田菁開花了

編語

本品味甘、澀，性寒，煎湯內服用量為1～3錢。

毛苦參 豆科 Leguminosae

學名：*Sophora tomentosa* L.
別名：嶺南槐(樹)、嶺南苦參
分布：臺灣多見於恆春半島的珊瑚礁上或草地、灌叢中，而蘭嶼、綠島等地亦可見
花期：7～8月

【形態】

常綠灌木或小喬木，全株密被灰白色絨毛。葉為奇數羽狀複葉，柄長2～6公分，葉片長5～15公分，寬5～8公分；小葉15～19枚，半革質，對生，在下部者有時為互生，具短小葉柄，長約3公分，寬約1.5公分，不整齊橢圓形，上面疏被絨毛，背面密被絨毛。總狀花序頂生，花密生，黃色。花冠蝶形，旗瓣近於圓形，脈紋顯明。花萼斜皿形，先端近於截形。雄蕊10枚，離生。莢果密被絨毛，規則的隆起與窄縮交替形似念珠狀，莢節圓珠形，長8～15公分。種子5～8粒。

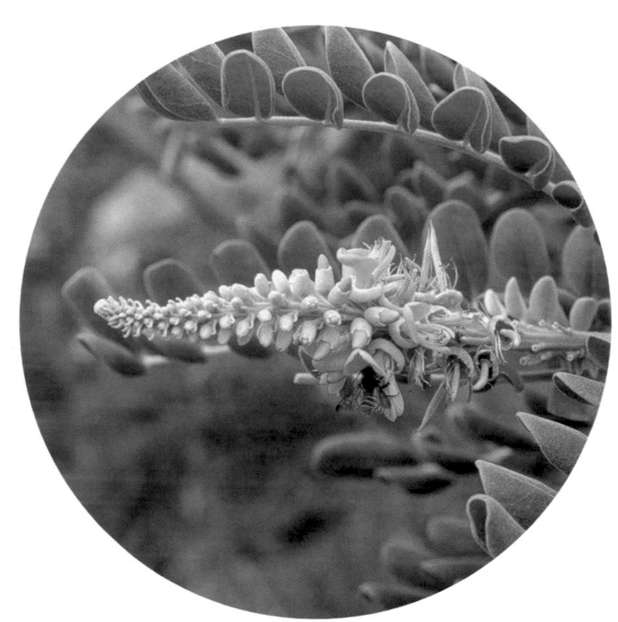
開花的毛苦參

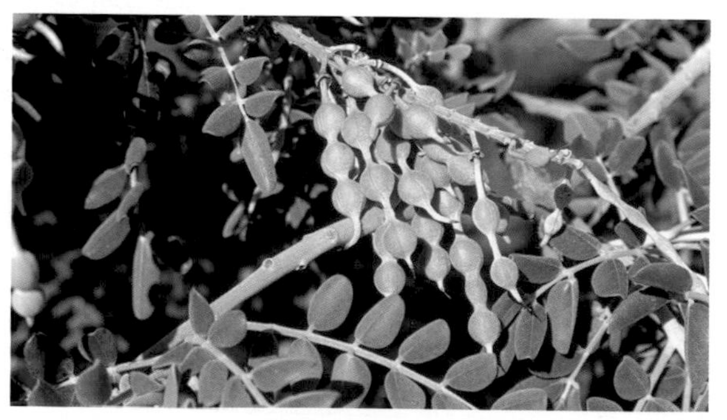
毛苦參的果實形似念珠狀

【藥用】

根或全草有清熱利濕、消腫止痛、殺菌止痢、祛痰、健胃驅蟲之效，治咽喉腫痛、蛔蟲寄生等，而對於霍亂、腹瀉、腹痛、膽汁性嘔氣等之治療，則習慣使用根。

【實用】

本植物可栽植供觀賞。

毛苦參的果實成熟了

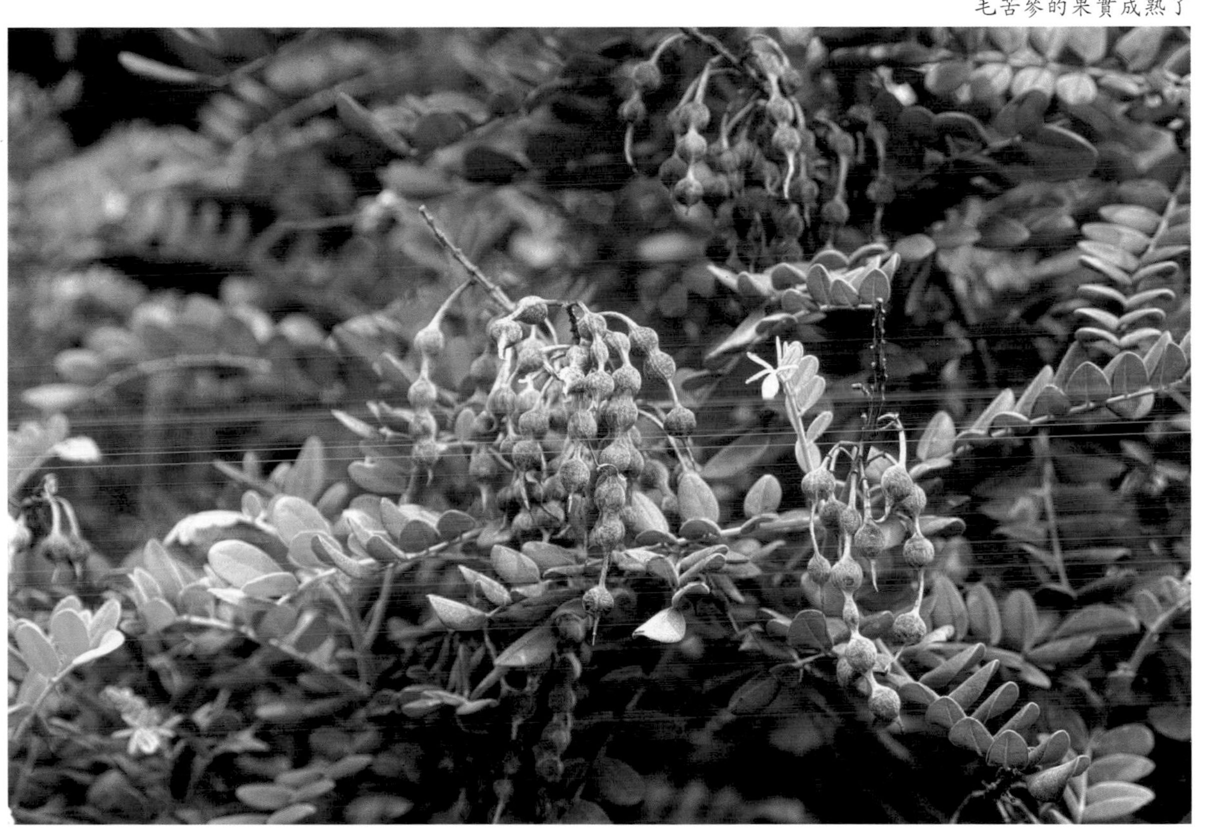

編語

- 木植物於馬來西亞地區，有取種子及根皮治霍亂、食物中毒(如作魚類中毒之解毒劑)。菲律賓原住民則以其葉及種子治胃病。

紅荷蘭翹搖 豆科 Leguminosae

學名：*Trifolium pratense* L.
別名：紅菽草、紅三葉草、紅花苜蓿、紅車軸草、紅詰草
分布：原產歐洲，臺灣引種栽植，今全境低至中海拔農園、路旁、空曠地已見馴化自生狀態
花期：6～11月

【形態】

多年生草本，高30～60公分，全株被毛，莖多分枝。葉為三出複葉，互生，柄長8～20公分，小葉卵形至長橢圓形，長3～6公分，寬2～4公分，基部圓楔形，先端鈍或微凹形，細鋸齒緣，葉面具三角形斑紋。托葉卵形，且具毛狀腺點。花多數，密集成頭狀花序，腋出，具短花柄或無。花冠蝶形，淡紅色或淡紫色。花萼被毛，筒狀。雄蕊10枚，二體。花柱絲狀，柱頭略呈歪形。莢果細小，卵圓形，包被於宿存萼內。種子單一，腎形，黃褐色或黃紫色。

【藥用】

全草有清熱止咳、平喘鎮痙、散結消腫之效，治咳嗽、百日咳、氣喘、支氣管炎、抽搐、堅硬腫塊、燒傷、局部性潰瘍等。本品提取物質（H-M因子）具有抗炎及降低膽固醇作用。

【實用】

本植物可用作牧草或綠肥。嫩莖及葉可食用。

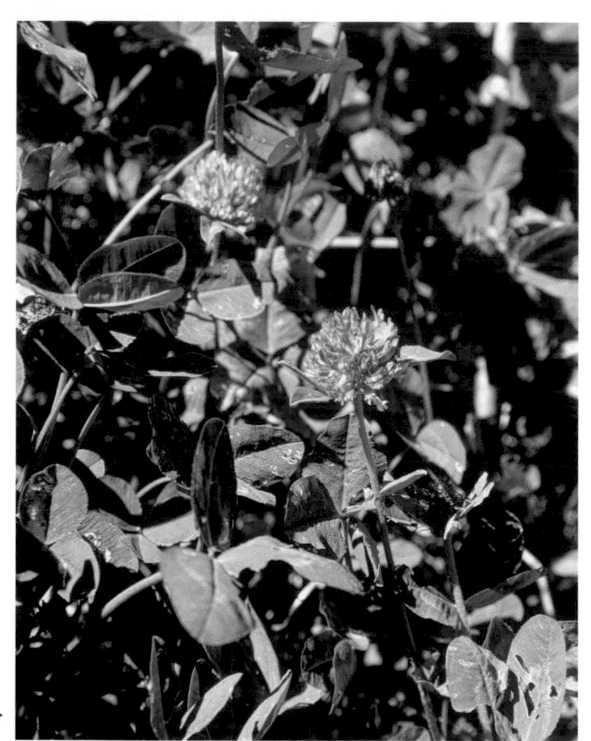
紅荷蘭翹搖開花了

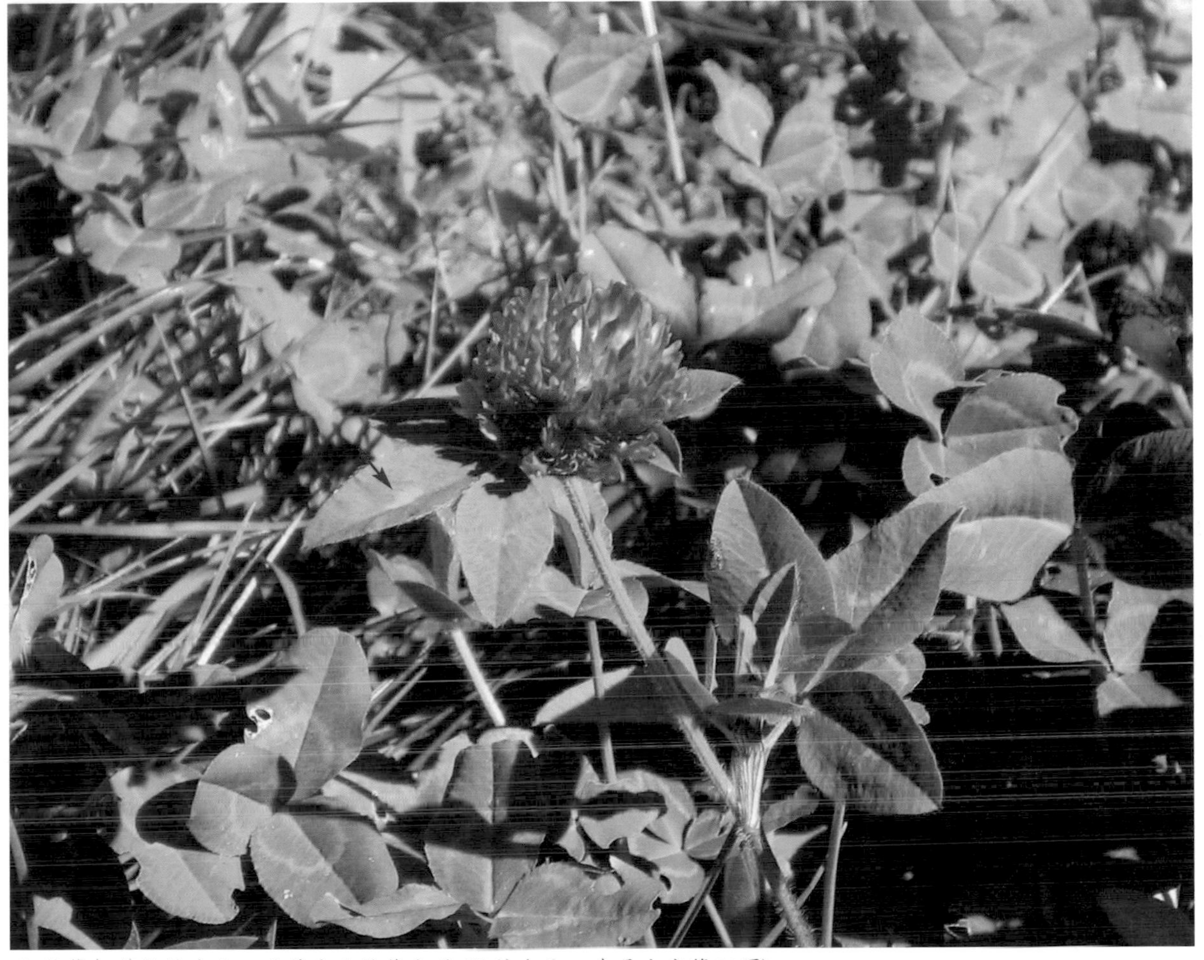

紅荷蘭翹搖植株有毛，爲其與白荷蘭翹搖(植株無毛，參見本書第96頁)
於形態上之最大區別，圖中亦可見其葉面上有三角形斑紋(箭頭處)

編 語

本植物最初由荷蘭人引入臺灣，故名稱中特別强調出「荷蘭」。另其全草對於牲畜會引起光致敏性皮炎，毛髮結成球狀。牛、羊等食之會引起流涎、食慾減退等中毒症狀，可能與紫苜蓿酚(Dicoumarol)有關，此成分多含於鮮品中。

白荷蘭翹搖 豆科 Leguminosae

學名：*Trifolium repens* L.
別名：菽草、白三葉草、白花苜蓿、白車軸草、白詰草、三消草、螃蟹花、白翹搖
分布：原產歐洲，臺灣引種栽植，今全境低至中海拔農園、路旁、空曠地已見馴化自生狀態，其較紅荷蘭翹搖常見
花期：6～11月

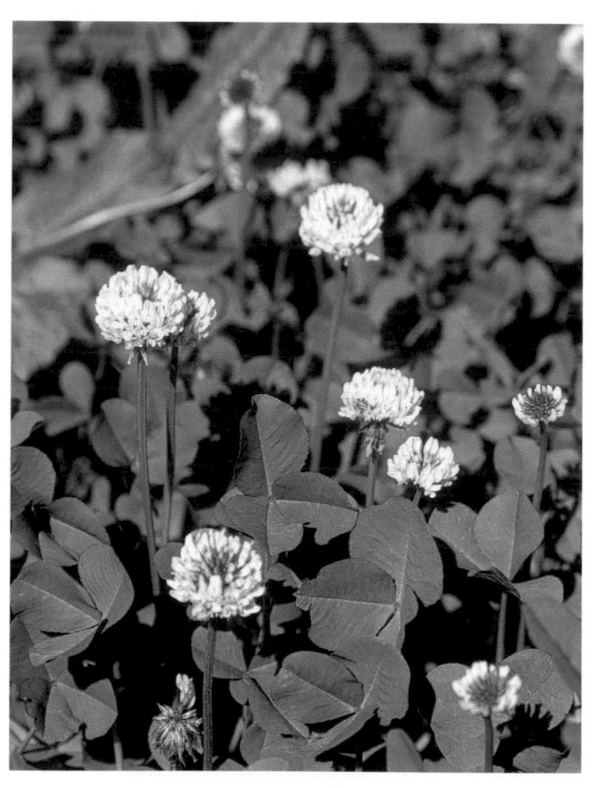

白荷蘭翹搖開花了

【形態】

多年生草本，莖匍匐蔓生，長10～30公分，光滑。葉為三出複葉，互生，柄長10～30公分，小葉無柄，小葉片倒卵形或倒心形，長1～3公分，寬1～2.5公分，基部闊楔形，先端圓形或微凹頭，細鋸齒緣。托葉卵形至披針形。花多數，密集成頭狀花序，腋出，具短花柄或無。花冠蝶形，白色帶紅暈或黃白色。花萼光滑，萼齒5枚。雄蕊10枚，二體。花柱絲狀，柱頭略呈歪形。莢果細小，倒卵狀矩形。種子3～4粒，黃褐色。

【藥用】

全草有清熱、涼血、寧心之效，治癲癇、痔瘡出血等。花能利尿。葉可收斂止血。

【方例】

- 治癲病(神經失常)：三消草1兩，水煎服。並用5錢搗絨包患者額上，使病人清醒。(《原色臺灣藥用植物圖鑑(2)》，源於貴州)
- 治痔瘡出血：三消草1兩，酒、水各半煎服。(《原色臺灣藥用植物圖鑑(2)》，源於貴州)

【實用】

本植物可用作牧草或綠肥。嫩莖及葉可食用。

白荷蘭翹搖常成群出現

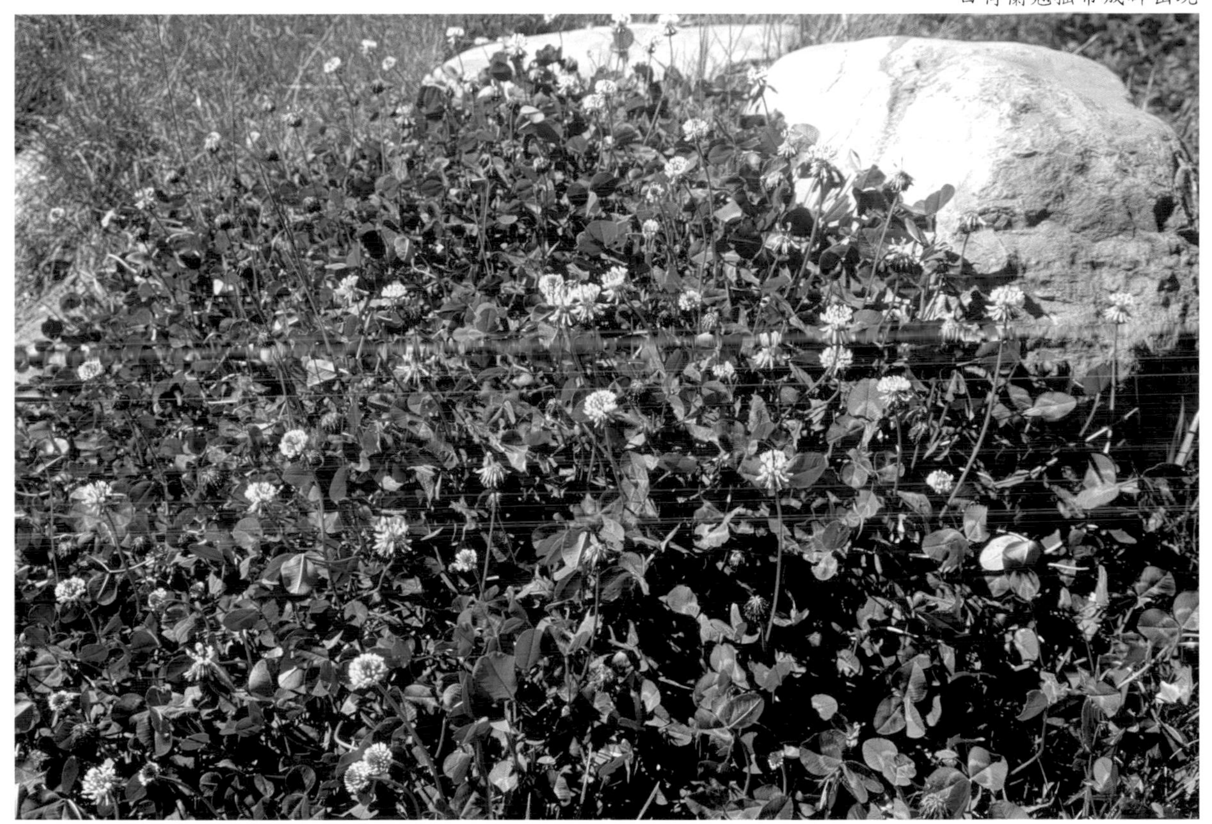

編 語

- 本植物全草對於牲畜會引起光致敏性皮炎，葉能使動物甲狀腺腫大。

狐狸尾 豆科 Leguminosae

學名：*Uraria crinita* (L.) Desv. *ex* DC.
別名：狗尾草、九尾草、狗尾苔仔、通天草、統天草、兔尾草、貓尾草、貓尾射、老虎尾、虎尾輪、狗尾射
分布：臺灣全境平野至低海拔山區之荒地或山坡地雜草叢中，今幾乎都是專業大量栽培
花期：5～10月

【形態】

亞灌木狀草本，高約1.5公尺，枝條堅硬，被短粗毛。葉為奇數羽狀複葉，柄長5～10公分，小葉3～7枚，小葉片長橢圓形或卵狀披針形，長5～10公分，寬2～4公分，基部鈍形，先端漸尖，全緣，上面無毛或於中脈處被毛，背面網狀脈明顯凸出，被短毛。總狀花序頂生，花密集，長可達30公分。花冠蝶形，紫色，旗瓣圓形，翼瓣刀形，龍骨瓣線形。花萼筒短，上部2齒裂較短，下部3齒裂較長。雄蕊10枚，二體，對著旗瓣的1枚分離。子房上位，花柱內彎，線形。莢果3～7節。種子腎形。

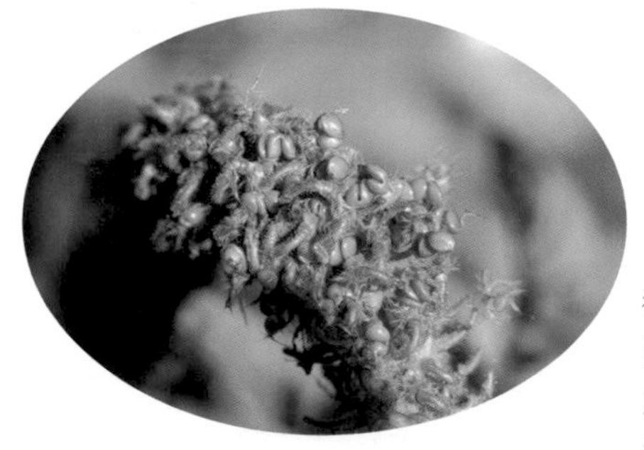

狐狸尾的節莢果常折疊成螺旋狀，很奇特

【藥用】

全草有清肺止咳、散瘀止血之效，治肺熱咳嗽、肺癰、積聚、乳吹（即妊娠乳腫）、脫肛、子宮脫垂、吐血、尿血、外傷出血、白帶、關節炎等。根能驅蟲、益腎、理氣、化痰，治小兒驚癇、蟲積所致發育不良、腎虛遺精、心胃氣痛、痰飲咳嗽等。臺灣民間習慣取其粗莖及根入藥，偶帶少許葉子，藥材名稱「狗尾草」，為小兒開脾良藥。

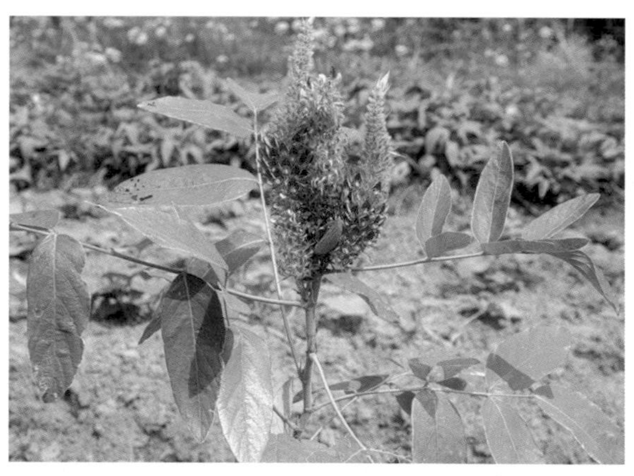

開花的狐狸尾

【方例】

- 治小兒發育不良：狗尾草75公分，燉赤肉服。（《臺灣植物藥材誌(一)》）
- 助小兒發育，殺蟲，治胃痛：狗尾草40公分、使君子根75公分，水煎服。（《臺灣植物藥材誌(一)》）
- 開脾，殺蟲：狗尾草、蓮子、芡實、茯苓、淮山各7～10公分，燉豬肚、田蛙或雞肝服。（《臺灣植物藥材誌(一)》）
- 治一切胃病：狐狸尾、香櫞根、桂花根、樹梅根、鹽干根各20公分，水煎服。（《臺灣植物藥材誌(一)》）

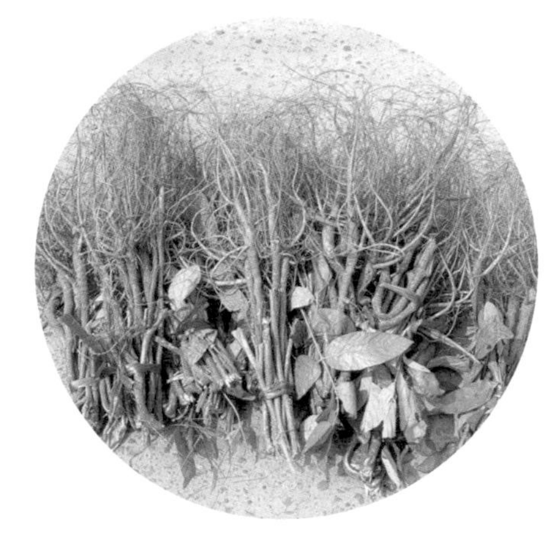

臺灣民間市售的「狗尾草」藥材，即爲狐狸尾的粗莖及根，偶帶少許葉子

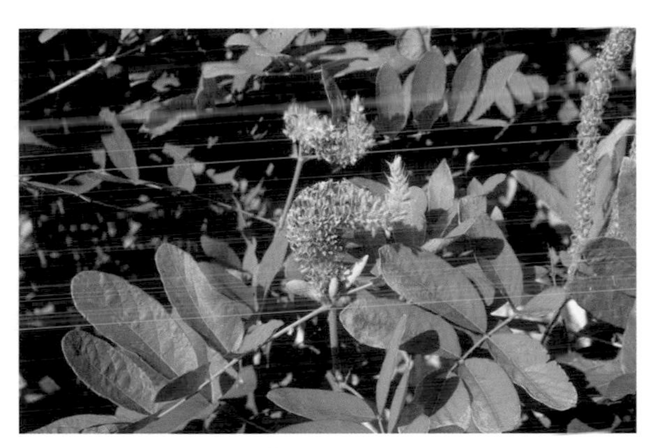

圖中狐狸尾的花序扭彎，更像狐狸的尾巴

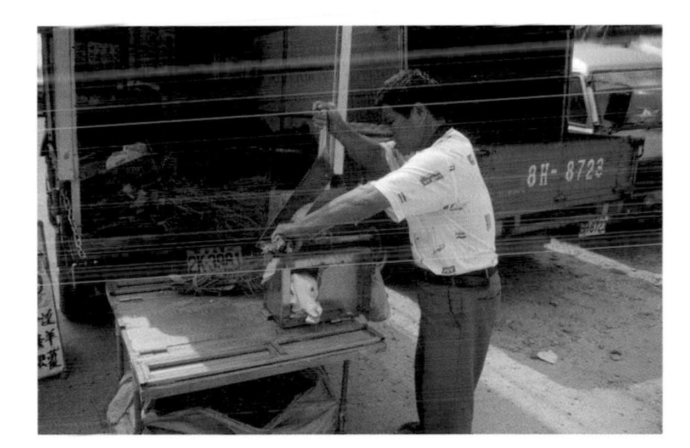

當您挑好了欲購的「狗尾草」藥材，草藥商可現場幫您切段，相當方便

編 語

- 本植物於臺灣中部各縣市常見大量栽培，其粗莖及根與雞合燉，味甘氣香，是藥膳餐廳常用材料之一，被譽為「臺灣人參」，其菜名為「九尾雞」，九尾則是「狗尾」的臺語諧音。

漢紅魚腥草 牻牛兒苗科 Geraniaceae

學名：*Geranium robertianum* L.
別名：纖細老鸛草、漢葒魚腥草、水藥、野麻、白花地丁、石岩酸餃草、貓腳印、鳳尾小貫衆
分布：臺灣中央山脈中海拔地區
花期：5～10月

【形態】

一年生草本，植株細弱，高25～40公分，根多數，粗鐵絲狀，莖直立，多分枝，略帶白色柔毛。葉對生，五角狀圓形，長寬各4～7公分，呈3～5全裂，裂片卵形，且每裂片又2回羽裂。花序柄遠較葉為長，頂生2花，花柄較花略短，於果期斜向上。萼片披針形，被長白毛，有3脈，中間1脈隆起。花瓣5枚，紅紫色，較萼片長。蒴果具5瓣，每瓣驟裂，裂片由下往上反捲。

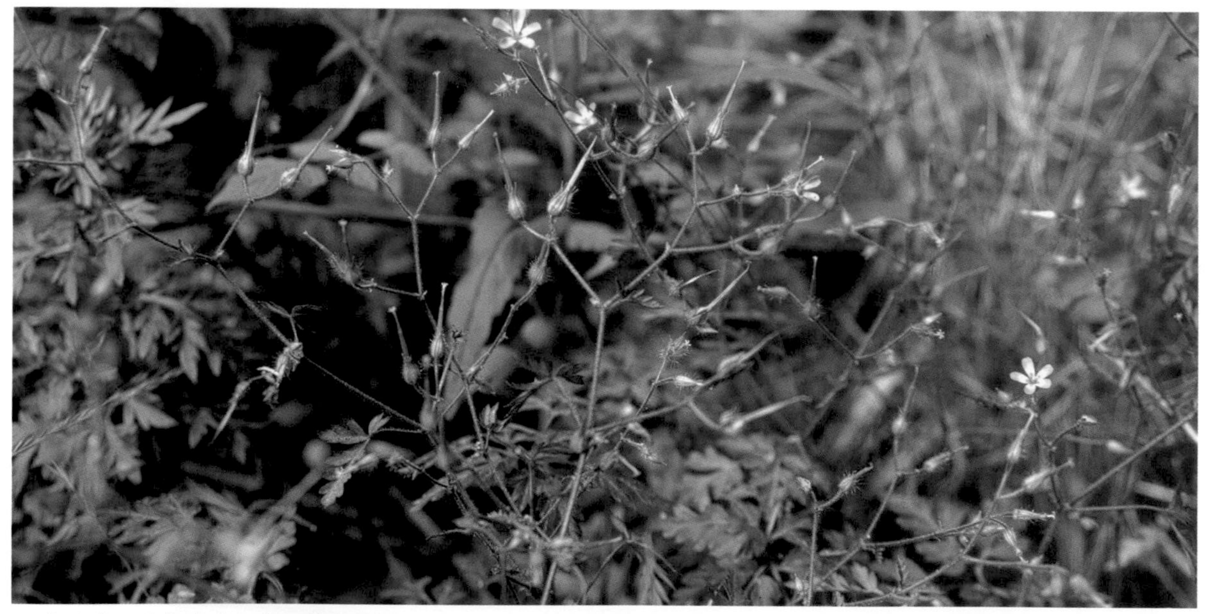

正處於花、果期的漢紅魚腥草

【藥用】

全草有祛風除濕、解毒消腫之效，治風濕痺痛、扭挫損傷、瘡癤癰腫、子宮脫垂、麻疹等。

【方例】

- 治風濕關節痛、子宮脫垂、麻疹：貓腳印3～8錢，水煎或泡酒服。（《雲南中草藥》）
- 治跌打損傷、刀槍傷、瘡癤、蛇犬咬傷：貓腳印鮮品適量，搗爛外敷。（《雲南中草藥》）

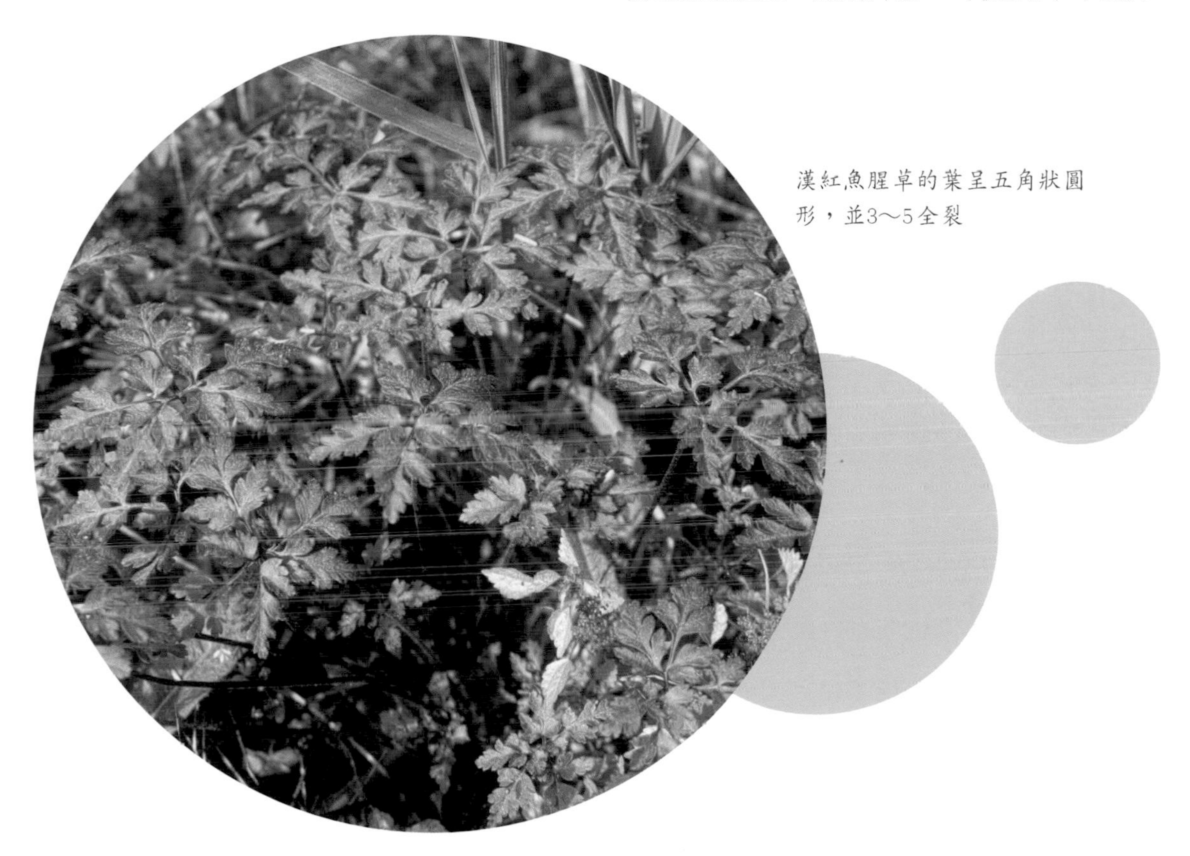

漢紅魚腥草的葉呈五角狀圓形，並3～5全裂

編語

- 本品味苦、微辛，性平，現代藥理研究發現，其乙醇抽取物能抑制在猴細胞中培養的疱疹性口炎病毒。

大飛揚 大戟科 Euphorbiaceae

學名：*Chamaesyce hirta* (L.) Millsp.
別名：大本紅乳仔草、大乳汁草、過路蜈蚣、癬藥草、九歪草、飛揚草、大飛揚草
分布：臺灣全境田邊、村邊和荒地等向陽處
花期：全年

【形態】

1年生草本，高15～40公分，全株含白色乳汁，莖常帶淡紅色，被長硬毛，基部分枝。單葉對生，具短柄，葉片卵狀披針形，長1～4公分，寬約0.8公分，上面中部常有紫斑，兩面被毛。杯狀花序，多數密集排列成頭狀，腋生。總苞鐘狀，外面密被短柔毛，頂4裂，腺體4，有白色花瓣狀附屬物。花單性，無花被，雌、雄花生於同一總苞內。雌花單生於花序中央。雄花幾朵位於雌花外圍，每花僅1雄蕊。蒴果卵狀三稜形，被短柔毛。

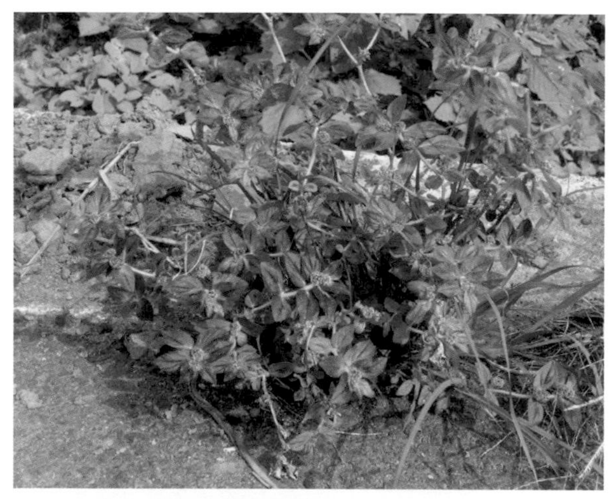
大飛揚爲鄉間路邊常見雜草

【藥用】

全草有清熱解毒、利濕止癢之效，治消化不良、陰道滴蟲、痢疾、泄瀉、咳嗽、腎盂腎炎等；外用治濕疹、皮炎、皮膚搔癢。葉泡茶可治哮喘。白色乳汁可去疣。

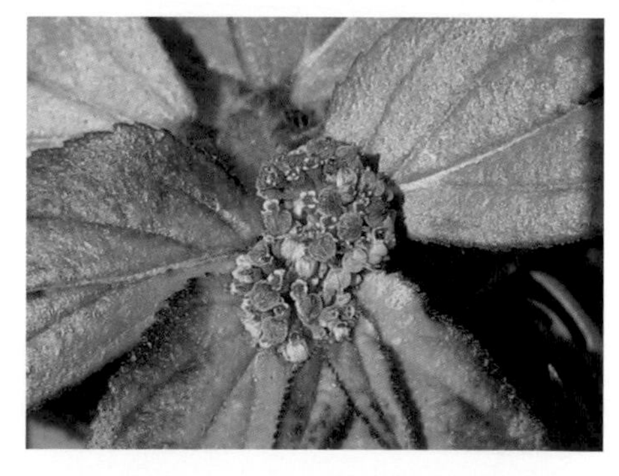
大飛揚的杯狀花序特寫

【方例】

- 治小兒疳積：大飛揚草1兩、豬肝4兩，燉服。（《福建民間草藥》）
- 治赤白痢疾：大飛揚草5～8錢，赤痢加白糖，白痢加紅糖，用開水燉服。（《福建民間草藥》）
- 治腳癬：鮮飛揚草3兩，加75％酒精500毫升，浸泡3～5天，取浸液外擦。（《中藥大辭典》）

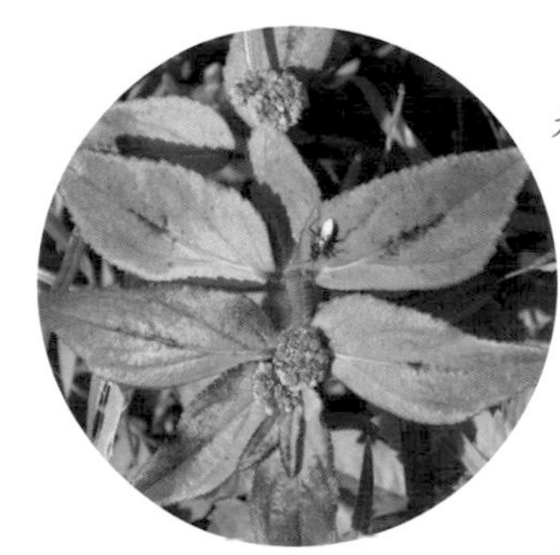

大飛揚的葉對生

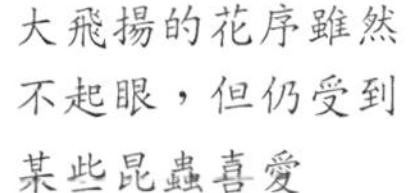

大飛揚的花序雖然不起眼，但仍受到某些昆蟲喜愛

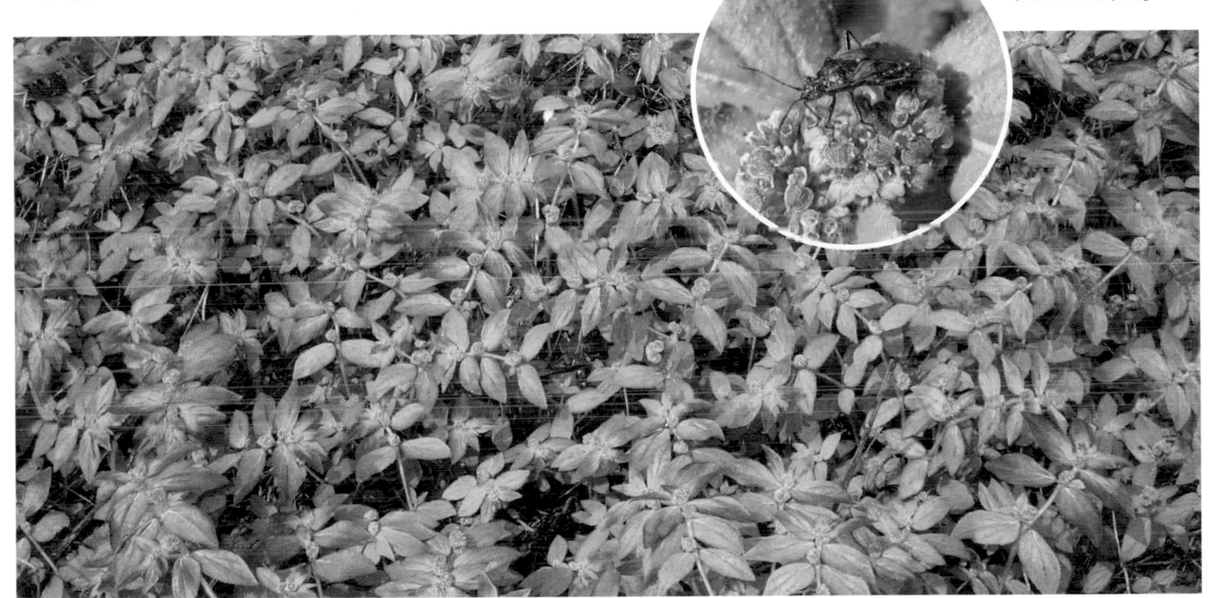

群生的大飛揚

編　語

- 本種原被歸為大戟屬(*Euphorbia*)植物，該屬植物的特徵在於皆具有杯狀花序，但臺灣植物誌第2版則將該屬植物的葉對生者，再分為另一屬，即地錦草屬(*Chamaesyce*)，大飛揚便是其中一例。所以，若按此分類方式，目前的大戟屬(*Euphorbia*)植物應該其葉片皆為互生。

小飛揚 大戟科 Euphorbiaceae

學名：*Chamaesyce thymifolia* (L.) Millsp.
別名：飛揚草、小飛揚草、細葉飛揚草、乳汁草、痢疾草、千根草、小乳汁草
分布：臺灣全境平地常見，生於田邊、路旁或山坡草地濕潤處
花期：全年

【形態】

1年生草本，全株含白色乳汁，莖匍匐，多分枝，稍被毛，通常帶紅色。單葉對生，葉片橢圓形至矩圓形，長約0.5公分，寬0.2～0.4公分，先端鈍，基部偏斜而截頭狀，邊緣有極小鋸齒，葉柄甚短。托葉細小，生於葉柄基側。杯狀花序單生或少數聚繖狀排列於葉腋。總苞陀螺狀，淡紫色，腺體4，漏斗狀。花單性，無花被，雌、雄花同生於總苞內。雄花多數，但皆只具雄蕊1枚。雌花1，生於花序中央。蒴果有毛，卵狀三稜形。種子具縱溝紋5～9條。

【藥用】

全草有清熱、收斂、利濕、止癢、解毒、消炎之效，內服能治腸炎、瘧疾、濕疹、急性菌痢、過敏性皮膚炎、乳癰、小兒爛頭瘡、血痔、瘡癤、疥癬等，症狀嚴重時，也可同時採鮮品搗敷外用，以加強療效。

【方例】

- 治瘧疾：生乳汁草4兩，水煎，沖紅砂糖適量，在發作前2小時服。（《嶺南草藥誌》）
- 治痢疾：乳汁草1兩、老茶葉5錢，煎水，沖蜜糖服。(《嶺南草藥誌》)若為細菌性痢疾，臺灣民間習慣將其用量改為5錢，並與鳳尾草等量合用，效佳。（作者）
- 治淋病：小飛揚、虱母子頭、淡竹、通草、筆仔草及車前草各20公分，水煎，加冰糖服。（《臺灣植物藥材誌(一)》）
- 治香港腳及一切皮膚疹，甚驗：紅乳草20公分、埔銀及蒼耳草各16公分，水煎服。（《臺灣植物藥材誌(一)》）

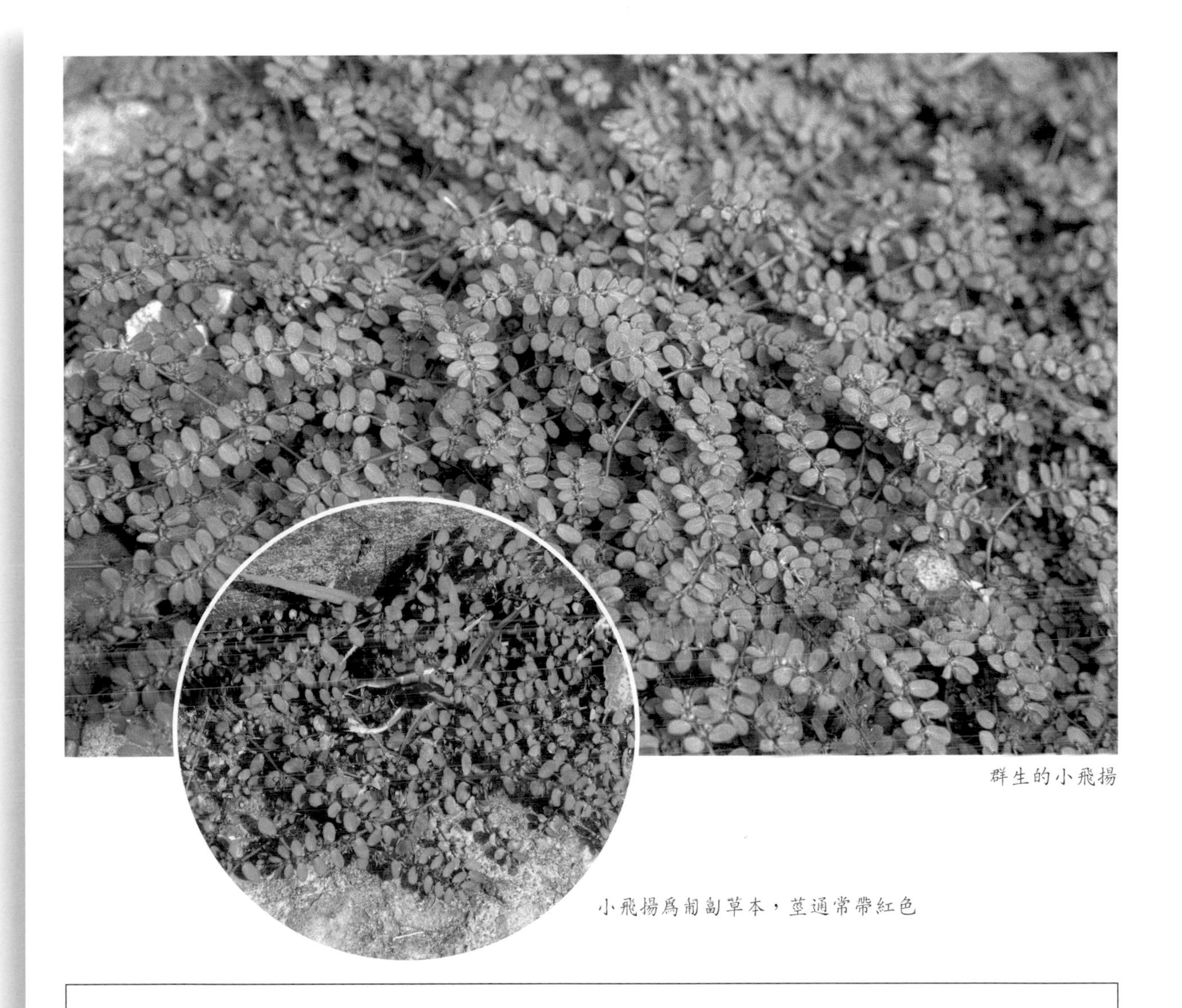

群生的小飛揚

小飛揚爲匍匐草本，莖通常帶紅色

編 語

在臺灣的中藥市場上，常將小飛揚充作「萹蓄」藥材使用，但從功效來看，似乎不是很恰當，因為該藥材來源植物為蓼科的萹蓄(*Polygonum aviculare* L.)，主要是利尿作用，而小飛揚的功效則以收斂為主，兩者實在有別。

巴豆 大戟科 Euphorbiaceae

學名：*Croton tiglium* L.
別名：落水金光、雙眼龍、猛樹子、八百力、貢仔子、巴菽、巴米
分布：臺灣各地散見人家栽培，亦有野外自生
花期：3～5月

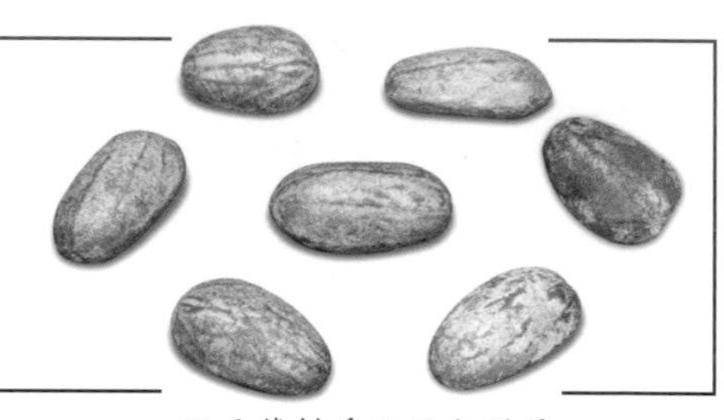
巴豆藥材爲巴豆之種子

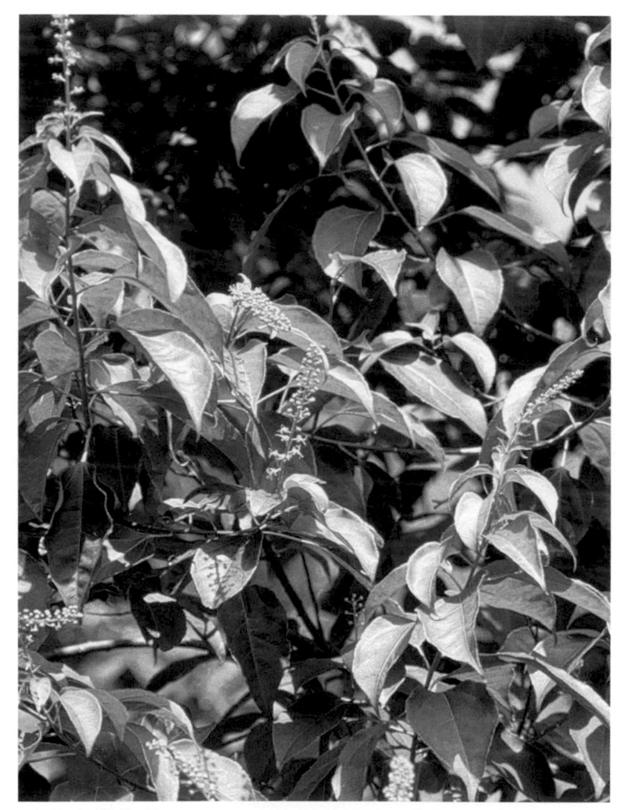
巴豆爲樹木類

【形態】

常綠喬木，高6～10公尺，樹皮深灰色，平滑，稍呈細線縱裂，新枝綠色，被稀疏的星狀毛。單葉互生，具柄，葉片卵形或橢圓狀卵形，長8～17公分，寬3～7公分，先端長尖，基部寬楔形，淺疏鋸齒緣，上面深綠色，下面較淡，基部具3脈，近柄兩側各具1腺體。花綠色，總狀花序頂生，單性花，雌雄同株，雌花在下，雄花在上。花萼5片，被星狀毛。雄花無退化子房，雄蕊多數。雌花無花瓣，子房3室，密被星狀毛。蒴果倒卵形至長圓形，3室，每室含種子1粒。種子即中藥材「巴豆」，略呈橢圓形或卵形，稍扁，表面黃棕色或較暗色，平滑而少光澤。

【藥用】

種子具強烈的瀉下作用，種仁中的脂肪油(即巴豆油)為其藥效來源，有瀉寒積、通關竅、逐痰、行水、殺蟲、破血、排膿、消腫之效，可治冷積凝滯、胸腹脹滿急痛、女子經閉、血瘕、痰癖、水腫、牙痛、白喉等，對於一切積症，如：久飲不消、肝硬化腹水等，均有一定療效，外用可治喉風、喉痺、惡瘡疥癬等。根有溫中散寒、消腫祛風之效，治跌打損傷、風濕疼痛、疔瘡腫毒、胃寒痛等。葉則用於治療跌打、瘧疾、疥癬、蛇傷等，也有報告指出，巴豆葉的浸出液在體外試驗中，有抑制大腸桿菌的作用。種皮(稱巴豆殼或巴豆皮)有止瀉(需炒炭)、敗毒、消積、殺蟲等效果。

【方例】

- 治一切惡瘡：巴豆30粒，麻油煎黑，去豆，以油調雄黃、輕粉末，頻塗取效。(《普濟方》)
- 治小兒痰喘：巴豆1粒，杵爛，綿裹塞鼻，痰即自下。(《古今醫鑑》)
- 治寒濕下墜、下肢浮腫：巴豆葉8錢，煎水熏洗。(《嶺南草藥誌》)
- 治瀉痢：巴豆皮、楮葉(同燒存性)，研，化蠟丸綠豆大，每甘草煮下5丸。(《宣明論方》，本方稱勝金膏)

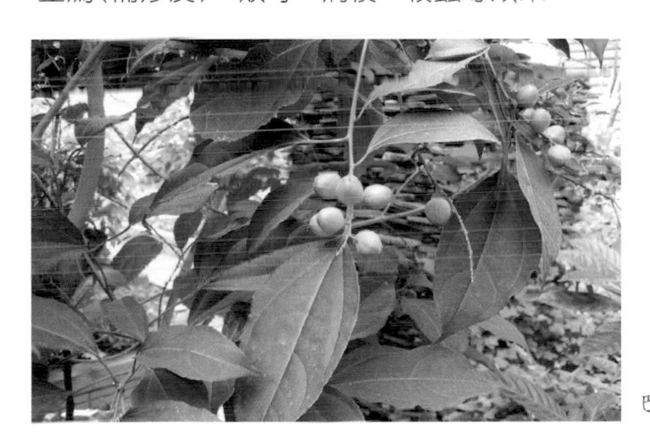

巴豆結果了

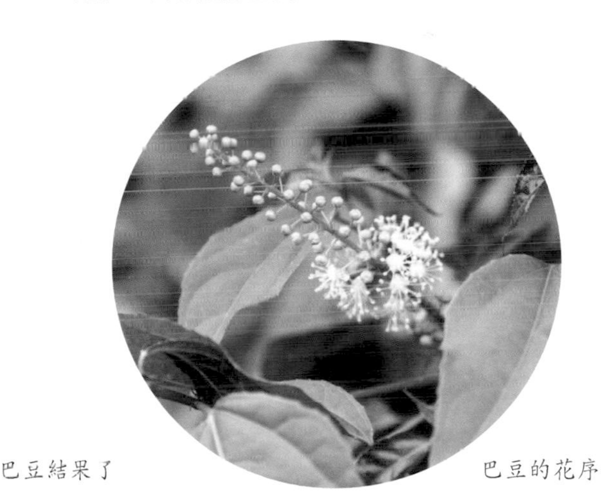

巴豆的花序

編　語

- 巴豆藥材因其作用過於強烈，孕婦、體弱及無寒實積滯者應忌服，且內服前須去油用霜(即巴豆霜)，以減低毒性並緩和峻瀉作用。又誤食其鮮葉(約直徑1公分不到之圓片)，初未有感覺，但漸漸可感受到其對口腔喉嚨的強烈刺激，極為不適，務必小心謹慎，民間則傳巴豆鮮葉對喉癌治療有殊效。

扛香藤 大戟科 Euphorbiaceae

學名：*Mallotus repandus* (Willd.) Muell.-Arg.
別名：桶鉤藤、桶交藤、（單）鉤藤、扛藤、糞箕藤、石岩楓、倒掛茶、鹽酸藤、黃豆樹
分布：臺灣全境低海拔地區，近海岸處叢林中常見
花期：3～8月

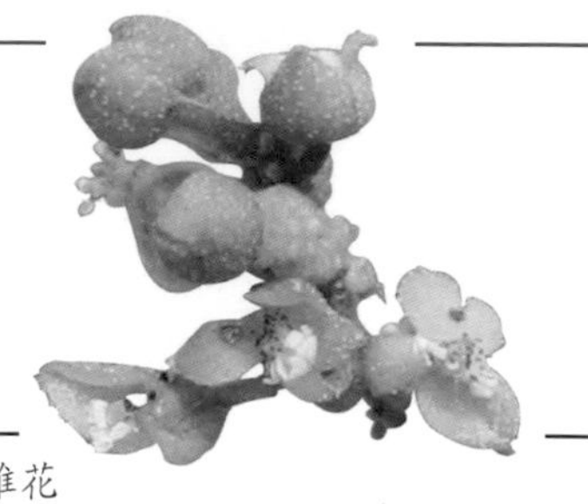
扛香藤之雄花

【形態】

常綠蔓性灌木，幼嫩部份被星狀毛。小枝堅韌，稍彎如鉤刺，故有「鉤藤」之別名。單葉互生，具長柄，柄先端有明顯轉折，葉片三角狀卵形至橢圓形，長4～8公分，寬3～5公分，基部圓、截平或稍呈心形，先端漸尖，全緣，脈掌狀，3條，兩面被星狀毛，背面尤多。總狀花序或下部稍分枝，花單性。雄花萼3～4裂，雄蕊多數。雌花萼5裂，子房3室。蒴果扁球形，密被黃褐色短絨毛。種子黑色，有光澤。

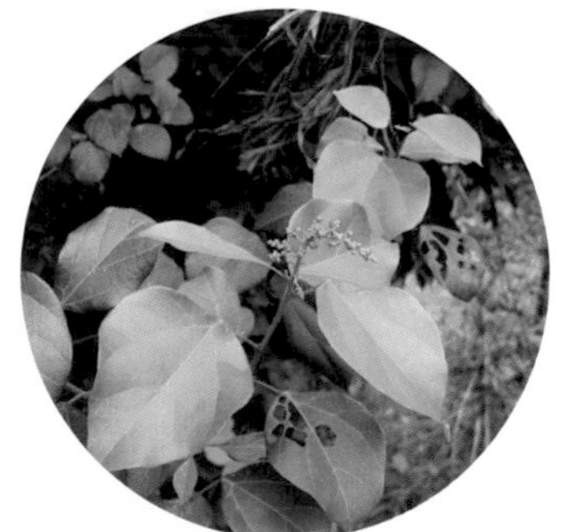
扛香藤即將開花之花蕾

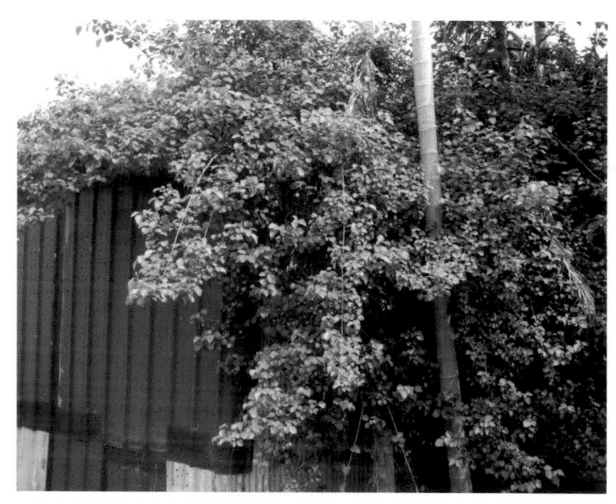
攀緣整個屋側的扛香藤，充分展現出蔓性植物的特性

【藥用】

根及粗莖（稱桶交藤或單鉤藤）有祛風除濕、活血通絡、解毒消腫、驅蟲止癢之效，治風濕痺腫、慢性潰瘍、毒蛇咬傷、蛔蟲寄生、跌打損傷、癰腫瘡瘍、濕疹、腰腿痛、產後風癱等。（本品祛風散邪，效同防風）

【方例】

- 治小兒受驚、夜啼、頭暈痛：桶交藤16公分，防風、白芷、蔓荊子各8公分，金蟬、甘草各4公分，水煎服。（《臺灣植物藥材誌(二)》）
- 治牙痛、神經痛、神經過敏，退心火(夜眠多夢)：桶交藤20公分，水煎服。（《臺灣植物藥材誌(二)》）
- 治腳酸：桶交藤75公分，水煎服。（《臺灣植物藥材誌(二)》）
- 治肛門周圍炎：桶交藤根30公分，萬點金、臭臊草、山芙蓉、鳳尾草各20公分，水煎服。（《臺灣植物藥材誌(二)》）

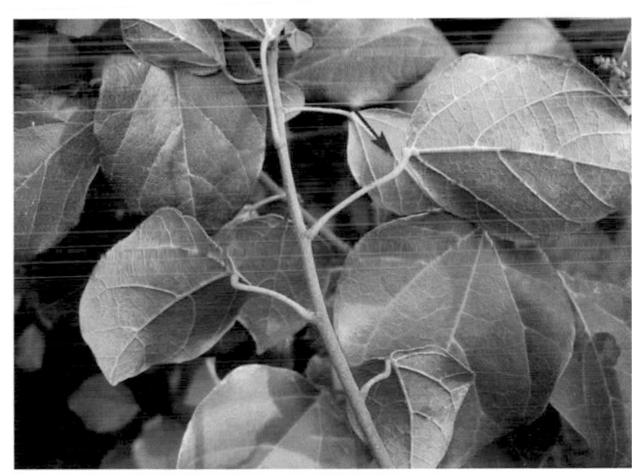

扛香藤的葉互生，其葉柄先端常有明顯轉折(箭頭處)

- 治下消風(關節炎)：桶交藤75公分、倒地麻(梧桐科草梧桐之全草)20公分，半酒水燉排骨服。（《臺灣植物藥材誌(二)》）

【實用】

本植物之種子油可作製造油漆、油墨及肥皂的原料。

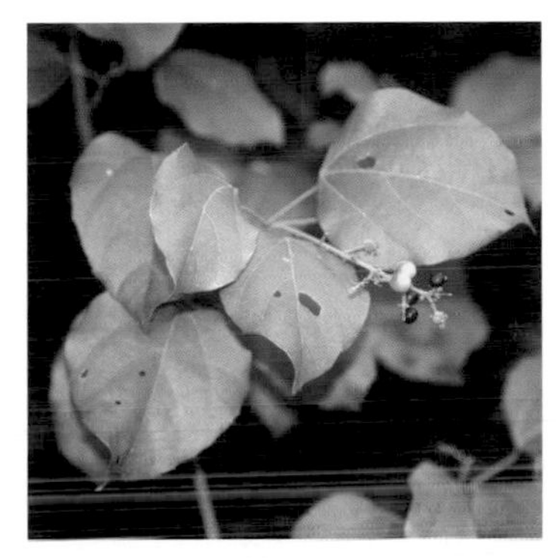

扛香藤的蒴果成熟開裂，露出黑色種子

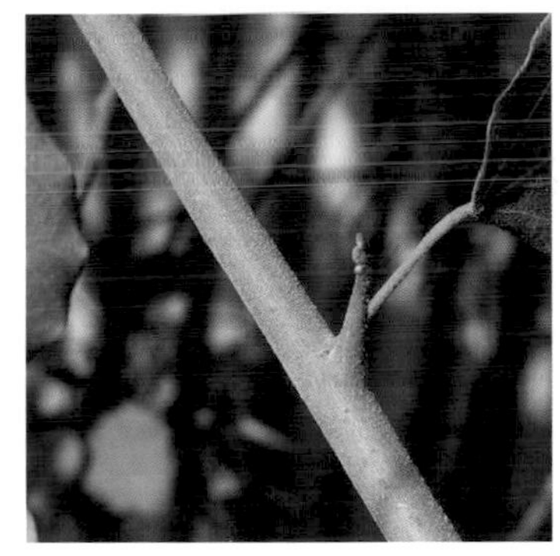

扛香藤的小枝堅韌如鉤刺狀，故有「鉤藤」之別名

編語

- 臺灣民間處方對於藥材中之「藤」字，為了書寫簡便，多寫成「陳」字，像本品「桶交藤」常寫成「桶交陳」，其中「交」字又為「鉤」取臺語諧音之簡化替代字。

大棗 鼠李科 Rhamnaceae

學名：*Ziziphus jujuba* Mill.
別名：木蜜、美棗、紅棗、良棗、南棗、刺棗、半官棗、白蒲棗
分布：臺灣各地人家零星栽培，但以苗栗縣的公館鄉種植面積最大，並有開放的觀光果園供人採摘
花期：4～6月

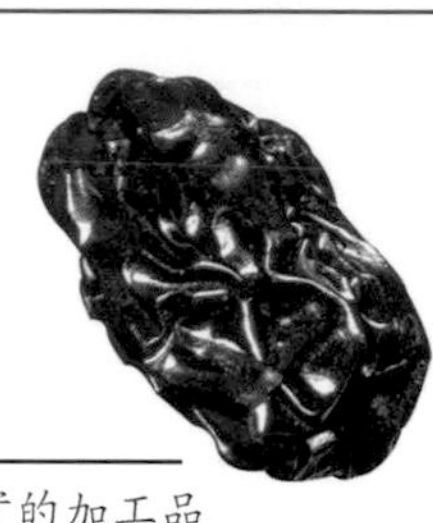
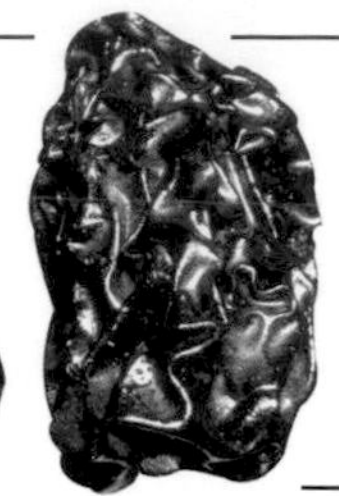

黑棗也是大棗果實的加工品

【形態】

落葉灌木或小喬木，高可達10公尺，小枝具棘刺。單葉互生，橢圓狀卵形或卵狀披針形，長3～7公分，寬2～3.5公分，先端稍鈍，基部偏斜，細鋸齒緣，基出3脈。花較小，淡黃綠色，2～8朵著生葉腋，呈聚繖花序。花萼5裂，裂片卵狀三角形。花瓣5片。雄蕊5枚，著生於花盤邊緣。花盤厚，肉質，圓形。子房下部與花盤合生，柱頭2裂。核果卵形至長圓形，熟時深紅色，味甜。核紡錘形，兩端銳尖。

【藥用】

果實有補脾和胃、安神、益氣生津之效，治胃虛少食、脾弱便溏、倦怠乏力、產後體虛、過敏體質、婦人臟躁症等。核能解毒、斂瘡，治牙疳、臁瘡等。樹皮能止瀉、消炎、止血，可治腸炎、慢性氣管炎、外傷出血、燒燙傷等。根能治丹毒、胃痛、吐血、月經不調、關節酸痛等。葉可治瘡癤、小兒發熱、爛腳、熱痱等。

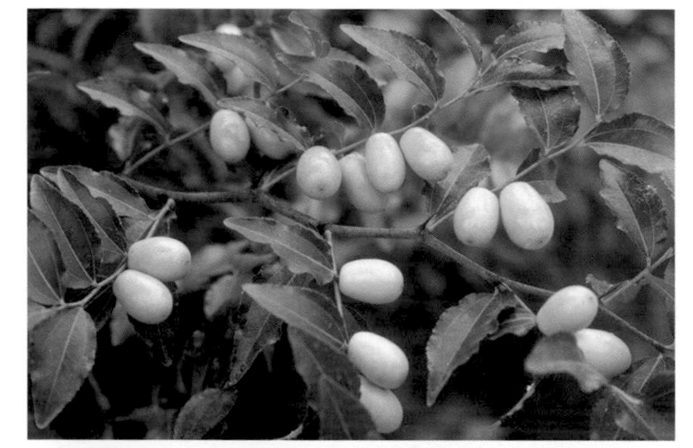

大棗結果

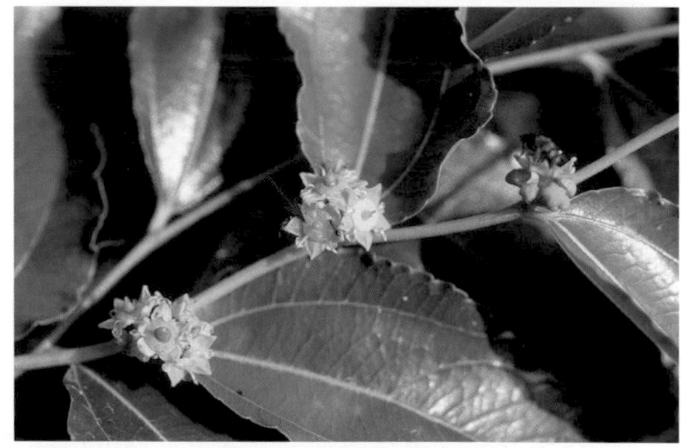

大棗開花，可清楚觀察到它的花盤(箭頭處)

【方例】

- 治高血壓：大棗10～15枚、鮮芹菜根2兩，水煎服。（《延安地區中草藥手冊》）
- 治過敏性紫癜：紅棗2兩，煎湯服，喝湯食棗。（《原色中草藥圖典(5)》）
- 治表虛自汗：紅棗10個、烏梅肉3錢、桑葉4錢、浮小麥5錢，水煎服。（《原色中草藥圖典(5)》）
- 治胃腸炎、胃痛、下痢腹痛：棗樹皮4～5錢，水煎去渣，加紅糖服。（《原色中草藥圖典(5)》）
- 治蕁麻疹：棗子根、樟樹皮，煎水洗浴，日2次。（《四川中藥誌》1960年）

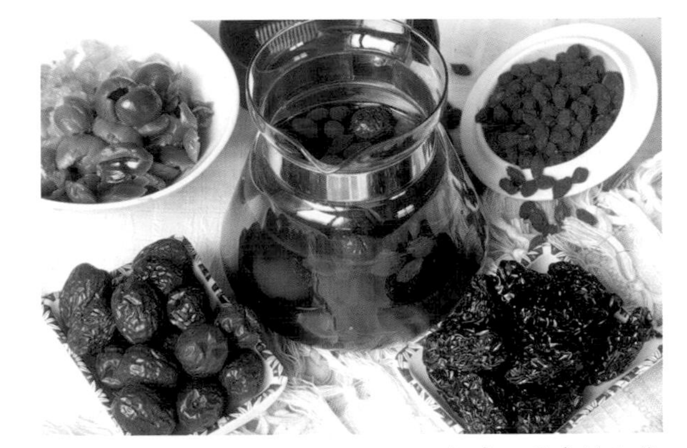

紅棗、黑棗搭配龍眼、枸杞，可煮成美味甘甜的「雙棗補養茶」

曬乾的大棗果實即為紅棗藥材

紅棗是大棗果實直接曬乾而成的

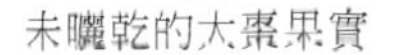

未曬乾的大棗果實

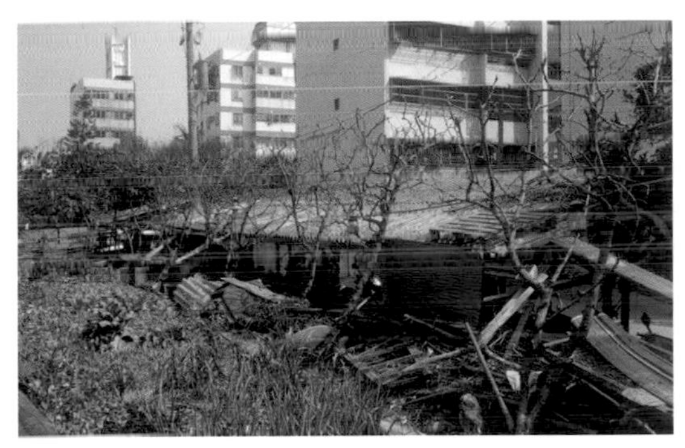

大棗於冬天會落葉

【實用】

果實為高級水果之一，除了生吃外，亦可製成紅棗酒、紅棗茶、蜜餞等。亦可當園籬樹種。

編語

- 中藥材紅棗、黑棗都是由大棗果實加工而成的，將採收的生棗，連續曝曬約1星期，待水份蒸乾後，所得紅色棗乾即「紅棗」，若將已成熟的大棗果實，置入加有棉子油、松煙的水中煮沸，再取出晾乾，以煙火燻烤，連續3天即成「黑棗」。臺灣中醫師習慣於調補時，選用黑棗，但治病處方多採紅棗，尤其對於過敏性疾病之治療，更需使用紅棗。

圓葉錦葵 錦葵科 Malvaceae

學名：*Malva neglecta* Wall.
別名：蘇黃耆、土黃耆、白黃耆、油油餅、獻乾糧、狗乾糧、白馬棵、土芳苗、金錢葵
分布：引進種，臺灣野外有逸出自生
花期：3～11月

【形態】

多年生草本，高25～50公分，全株微被毛，常匍匐生長。單葉互生，具長柄，葉片圓腎形，長1～3公分，寬1～4公分，基部心形，細圓齒緣，偶為5～7淺裂。托葉小，卵狀漸尖。花通常3～4朵簇生於葉腋，偶有單生於莖基部，花梗不等長。小苞片3枚，披針形。花萼鐘形，裂片5。花白色至淺粉紅色，花瓣5，倒心形。雄蕊花絲聚集成雄蕊柱。蒴果扁圓形，由13～15個小分果組成，不為網紋，被短毛。種子腎形。

【藥用】

根有益氣止汗、利水通乳、托瘡排膿之效，治倦怠乏力、肺虛咳嗽、內臟下垂、自汗盜汗、水腫、乳汁不足、崩漏、癰疽難潰、瘡瘍潰後膿稀不易癒合等。

【實用】

本植物嫩莖葉可食。

【方例】

- 治氣虛脫肛、子宮下垂、水腫：土黃耆根1~2兩、蘄艾3錢、烏梅3枚，水煎服。（《河南中草藥手冊》）
- 治自汗：土黃耆（根）5錢、浮小麥1兩、烏梅3枚，水煎，睡前服。（《河南中草藥手冊》）
- 治貧血：土黃耆（根）、菠菜根各1兩，燉羊肉吃。（《陝西中草藥》）
- 下奶：土黃耆（根）1兩、豬蹄2個，燉熟加白糖吃。（《陝西中草藥》）
- 治麻疹：土黃耆（根）約8兩，煎汁一大碗，加紅糖2兩，早晚分服。（《陝西中藥誌》）
- 治白帶：白黃耆1兩、椿根白皮4錢、鳳尾草3錢，水煎服。（《安徽中草藥》）
- 治瘡腫不易外透：白黃耆1兩，野菊花、蒲公英各5錢，皂角刺2錢，水煎服。（《安徽中草藥》）

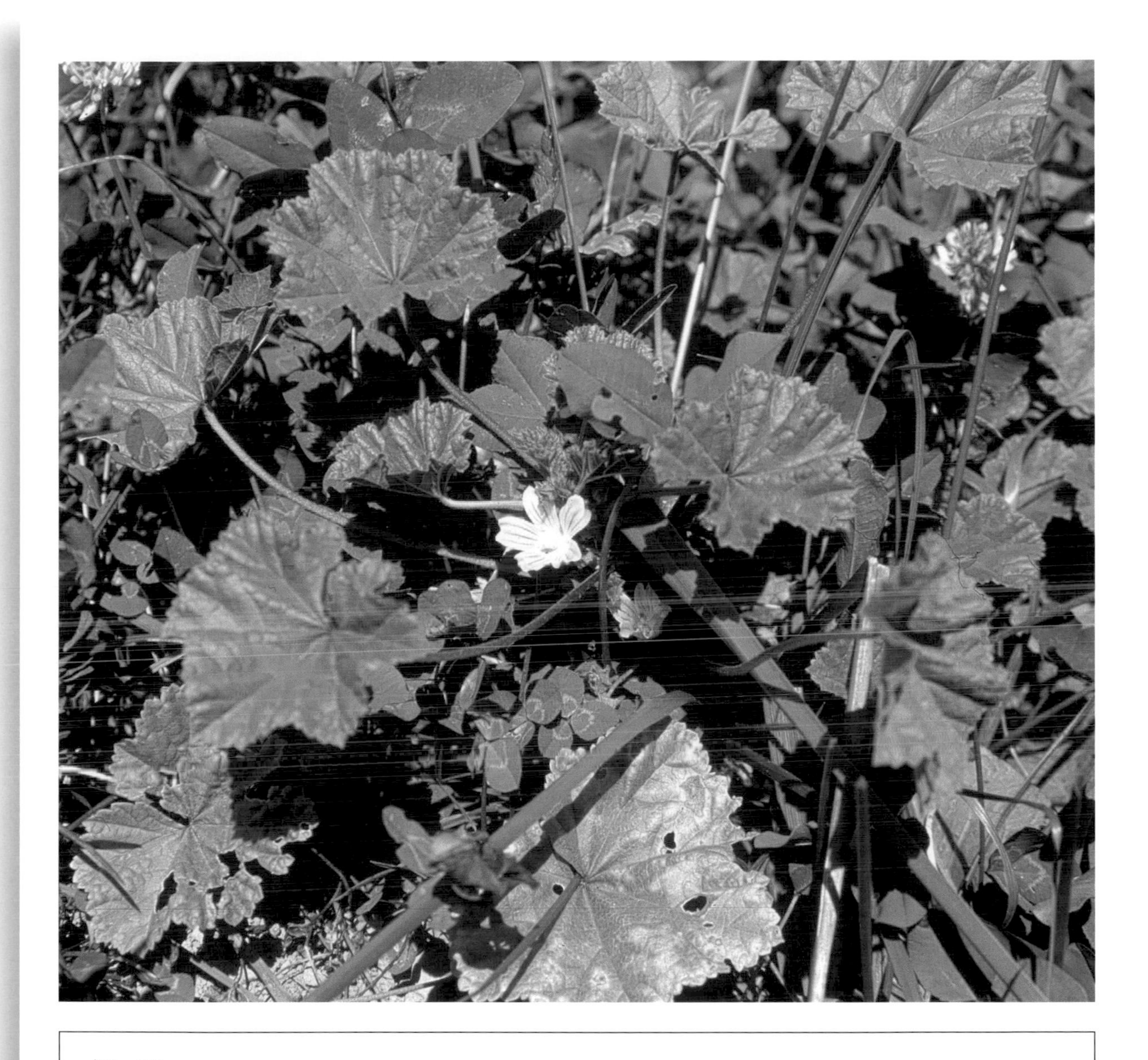

編語

❀本品味甘，性溫，略具補益作用。

冬寒菜 錦葵科 Malvaceae

學名：*Malva verticillata* L.
別名：葵（菜）、野葵、莬葵、冬葵（菜）、滑菜、鴨腳葵、金錢葵、冬莧菜
分布：引進種，臺灣野外有逸出自生
花期：3～11月

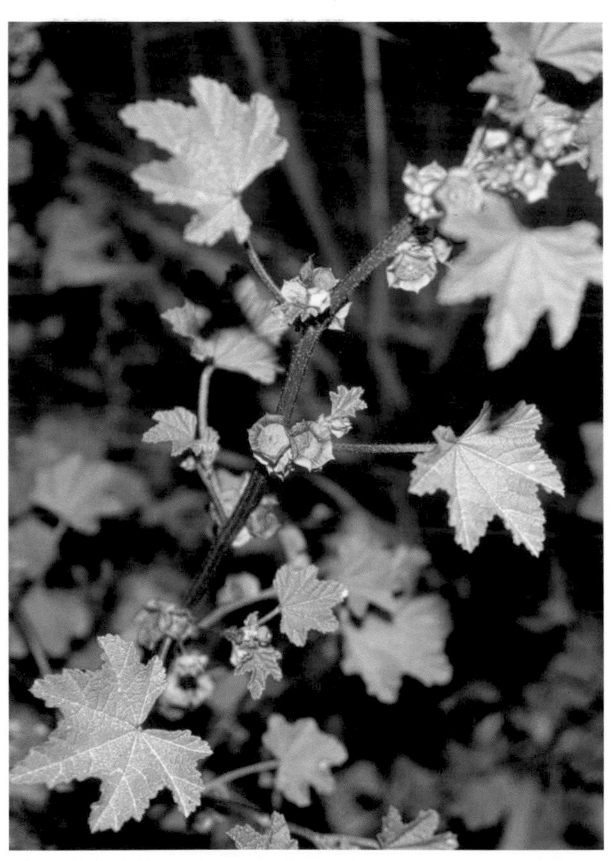

結果的冬寒菜

【形態】

二年生草本，高60～90公分，全株微被毛。單葉互生，具長柄，葉片腎形至圓形，直徑5～11公分，常為掌狀5～7裂，裂片三角形，具鈍尖頭，鈍齒緣。托葉卵狀披針形。花3至數朵簇生於葉腋，花梗極短或無。小苞片3枚，線狀披針形。花萼鐘形，裂片5。花白色至淺粉紅色，花瓣5，先端凹入。雄蕊花絲聚集成雄蕊柱。蒴果扁圓形，由10～11個小分果組成，背面光滑，兩側具網紋。種子腎形，紫褐色。

【藥用】

果實甘寒性滑，善利小便，為中醫治諸淋常用藥，能利水通淋、滑腸通便、下乳，治淋病、水腫、大便不通、乳汁不行等。嫩苗或葉能清熱利濕、滑腸通乳，治肺熱咳嗽、咽喉腫痛、熱毒下痢、濕熱黃疸、乳汁不下、二便不通、瘡癤癰腫、丹毒等。根能清熱、解毒、利水，治水腫、熱淋、帶下、乳癰、疳瘡、蛇蟲咬傷等。

【方例】

- 治石淋：冬葵子、滑石粉各3錢，牛膝2錢，地龍1錢，水煎去渣，另加芒硝2錢、沉香5分，沖服。（《(江西)草藥手冊》）
- 治尿路感染、小便澀痛：冬葵子、車前子、萹蓄、蒲黃各4錢，水煎服。（《寧夏中草藥手冊》）
- 治乳汁少：葵根2兩，煨豬肉吃。（《昆明民間常用草藥》）
- 治瘡癤、扭傷、乳腺炎：鮮冬葵葉適量，搗爛外敷患部。（《雲南中草藥選》）

【實用】

本植物嫩莖葉可食。

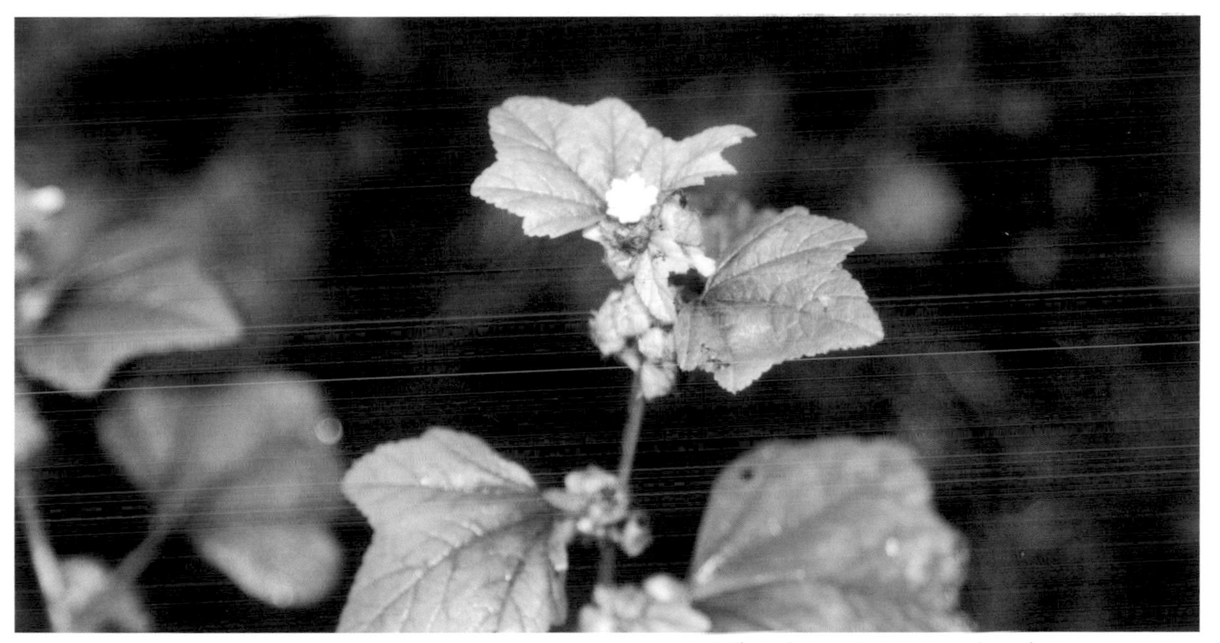

冬寒菜的花呈白色至淺粉紅色，花瓣5，先端凹入

編語

- 依古代本草所載，中藥「冬葵子」理應以本植物的果實入藥，但今僅見大陸河南有使用習慣，其餘各地(包括臺灣)幾乎多用種子入藥，甚至多見以同科植物苘麻*Abutilon theophrasti* Medic.的種子代用，因此，現今多數相關文獻皆將冬葵子歸為種子類。而《中華中藥典》則將本植物的果實，以「冬葵果」之名收載，以避免混淆。

如意草 菫菜科 Violaceae

學名：*Viola arcuata* Blume
別名：弧莖菫菜、匍菫菜、白三百棒、紅三百棒
分布：臺灣中、北部，中、低海拔地區
花期：3～8月

【形態】

多年生草本，高可達35公分，根莖橫走，密生多數纖維狀根，向上發出多條地上莖或匍匐枝。地上莖通常數條叢生，匍匐枝蔓生，節上生不定根。基生葉具長柄，三角狀心形或卵狀心形，長1.5～3公分，寬2～5.5公分，先端急尖，稀漸尖，葉基心形，圓齒緣。莖生葉與基生葉相似，僅葉柄較短。花白色或淡紫色，單生於葉腋，具長梗。萼片披針形。花瓣長橢圓形至倒披針形，先端略凹，有花距的花瓣較短，花距長0.1～0.2公分。蒴果長橢圓形，3瓣裂。

【藥用】

全草有清熱解毒、散瘀止血之效，治瘡瘍腫毒、乳癰、跌打損傷、開放性骨折、外傷出血、蛇傷等。

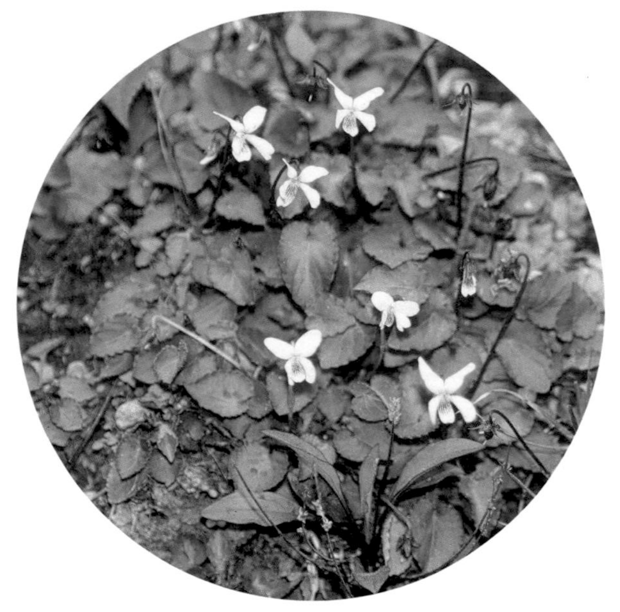

如意草開花

【方例】

- 治癰腫瘡瘍、急性乳腺炎、跌打腫痛：鮮如意草適量，加紅糖少許，共搗爛外敷。（《廣西本草選編》）

【實用】

本植物嫩葉可食。

如意草的蒴果(箭頭處)成熟時，往往3瓣裂

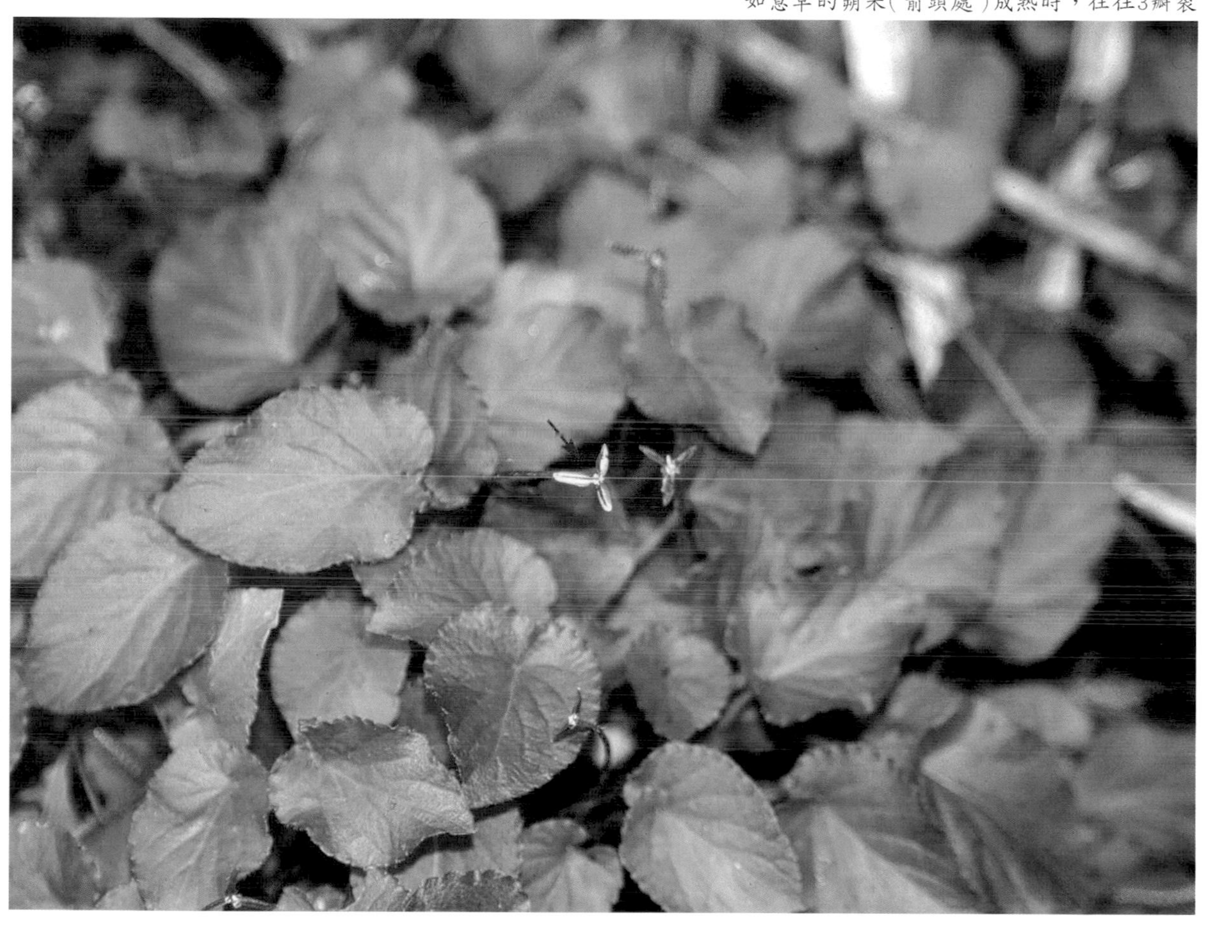

編語

- 本品味辛、微酸，性寒，煎湯內服用量為3～5錢(鮮品5錢至1兩)。

短毛堇菜 堇菜科 Violaceae

學名：*Viola confusa* Champ. *ex* Benth.
別名：紫花地丁、地丁草、箭頭草、寶劍草、犁頭草、堇堇菜、光瓣堇菜、野堇菜、羊角子
分布：臺灣全島低海拔地區
花期：4～9月

【形態】

多年生草本，高4～14公分，果期高可超出20公分，無地上莖，根莖短，節密生。葉紙質，基生，多數，具柄，蓮座狀，葉片三角狀卵形或狹卵形，先端圓鈍，基部心形，圓齒緣，兩面光滑或被毛，果期葉片會增大。花紫堇色或淡紫色，稀呈白色，花梗細弱多數，與葉片等長或高出。萼片5枚，披針形。花瓣5枚，倒卵形或倒披針形，距細管狀，長0.4～0.8公分，末端圓。子房卵形，花柱棍棒狀，柱頭三角形。蒴果長圓形，似羊角。種子卵球形，淡黃色。

【藥用】

全草有清熱解毒、涼血消腫之效，治疔瘡癰疽、乳癰、腸癰、丹毒、瘰癧、痄腮（痄音ㄓㄚˋ，腮部炎腫的病，即耳下腺炎。發病急，多見於冬、春兩季，小兒易患）、黃疸、濕熱瀉痢、目赤腫痛、毒蛇咬傷等。

【方例】

- 治癰瘡癤腫：紫花地丁、野菊花、蒲公英、紫背天葵子各1錢2分，銀花3錢，水煎服，藥渣搗敷患處。（《醫宗金鑑》，本方稱五味消毒飲）
- 治目赤腫痛：紫花地丁、菊花、薄荷各3錢，赤芍2錢，水煎服。（《青島中草藥手冊》）
- 治麻疹熱毒：紫花地丁、連翹各2錢，銀花、菊花各1錢，水煎服。（《陝甘寧青中草藥選》）
- 治闌尾炎：紫花地丁、金銀花各1兩，連翹、赤芍各5錢，黃柏3錢，水煎服。（《寧夏中草藥手冊》）

【實用】

本植物嫩葉可食。

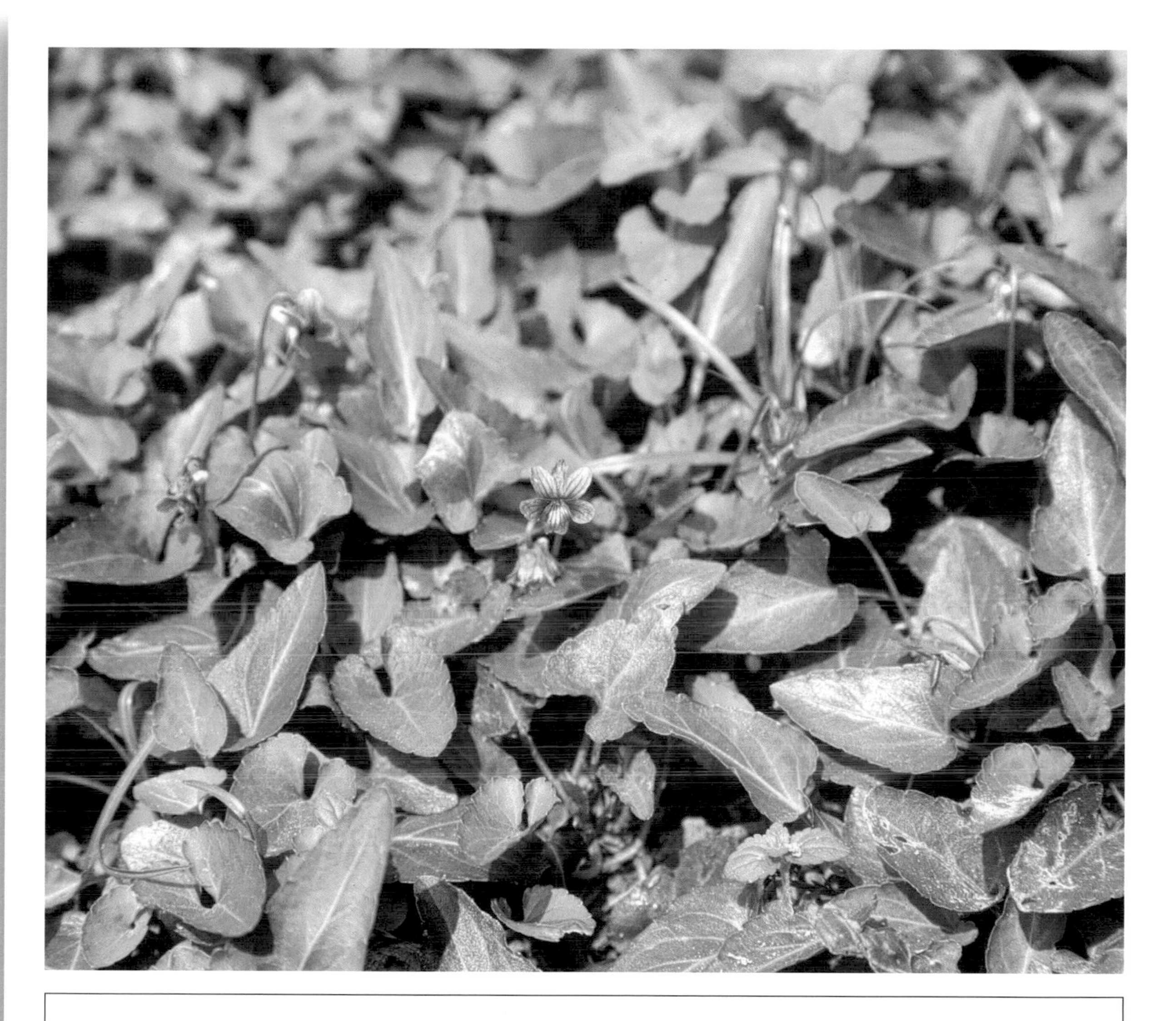

編　語

紫花地丁苦寒能清熱解毒，辛能散結，功擅消癰腫，為中醫師常用藥材之一，其既入氣分，又入血分，可兼清氣分、血分之熱，常搭配其他清熱解毒藥同用，如《醫宗金鑑》五味消毒飲(請參見本書第118頁方例)，而本植物即為「紫花地丁」藥材的主要來源品種。

西番蓮 西番蓮科 Passifloraceae

學名：*Passiflora edulis* Sims.
別名：百香果、熱情果、耶穌受難花、雞蛋果、時計果、時鐘瓜仔
分布：臺灣全境低海拔地區或森林邊緣
花期：4～6月

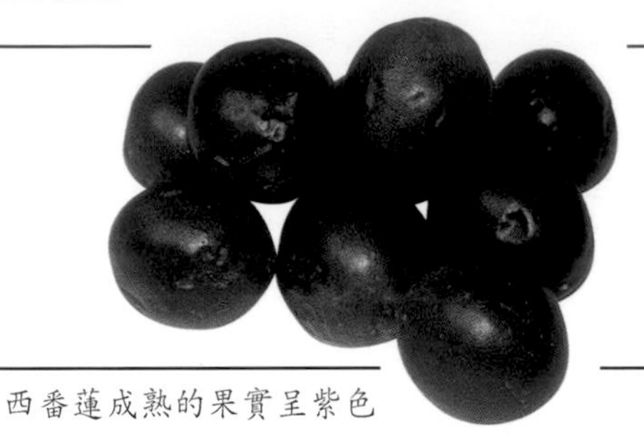
西番蓮成熟的果實呈紫色

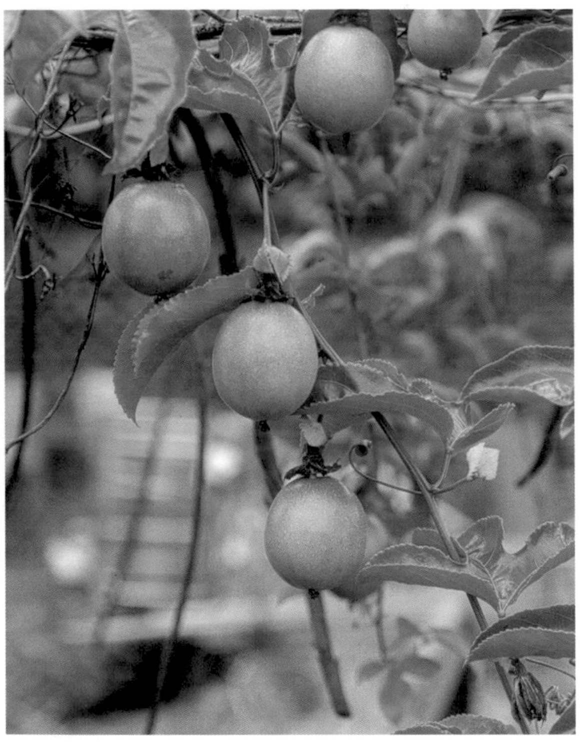
西番蓮結果了

【形態】

木質藤本，莖光滑。單葉互生，具柄，近先端具2腺點，葉片闊卵形或心形，長10～20公分，寬12～22公分，具3裂，裂片卵狀長橢圓形，鋸齒緣，但其幼葉不裂。托葉線形至尖錐狀，通常早落。花單一，腋生，花梗長，但包於總苞內。花萼5片，長橢圓形，先端銳突。花瓣5片，長橢圓形，白色。花冠外圍有絲狀副冠，約與花冠等長，白色，但基部呈紫色。雌蕊柄長約1.5公分。漿果橢圓球形，成熟時深紫色，直徑約5公分。種子亮黑色。

【藥用】

果實有清熱解毒、鎮靜安神、和血止痛、除膩解酒、潤燥通便、健胃止渴之效，治痢疾、經痛、失眠、頭痛等。根治關節炎、骨膜炎。

【方例】

- 治婦女經痛：雞蛋果1兩、白花益母草2兩，水煎服。（《神奇草藥大圖鑑(1)》）
- 治神經衰弱、頭痛：雞蛋果1兩、鮮馬尾松葉4兩，水煎服。（《神奇草藥大圖鑑(1)》）
- 治暑熱頭昏痛：雞蛋果、鮮荷葉、夏枯草各4錢，水煎服。（《神奇草藥大圖鑑(1)》）
- 治濕熱性菌痢、裏急後重：鮮雞蛋果、鮮刺莧各2兩，水煎服。（《神奇草藥大圖鑑(1)》）

【實用】

果實作水果食用。提取的果汁可作果凍、糕點、餡餅、霜淇淋等食品的添加劑。種子可提取食用油。紫色果殼可提煉果膠，還可分離出天然紫色素。果渣還能作飼料原料。

西番蓮的花蕾

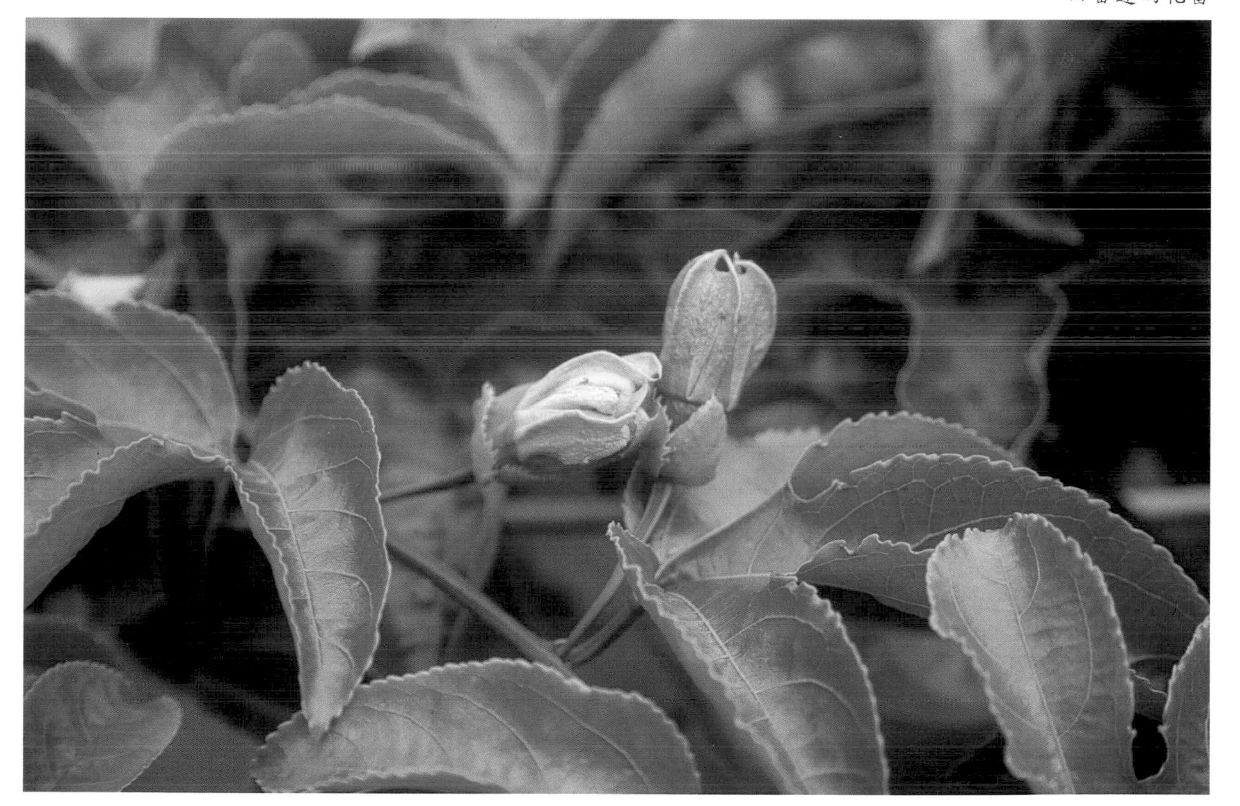

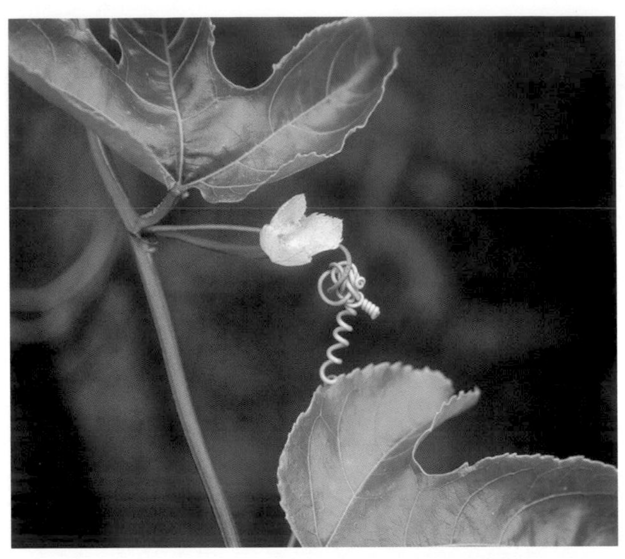

西番蓮的卷鬚

西番蓮的假種皮(即其可食部位)爲黃色

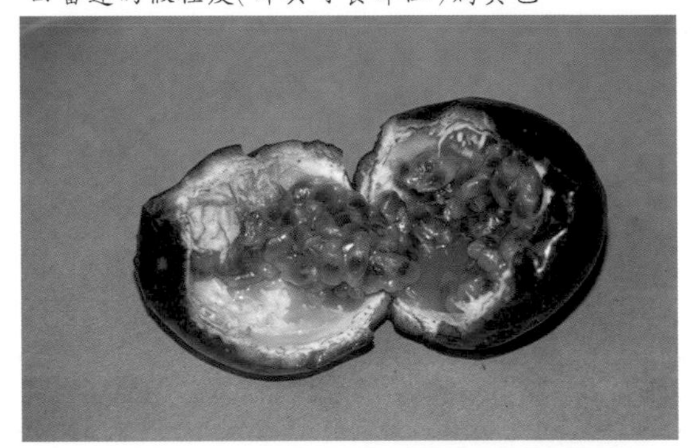

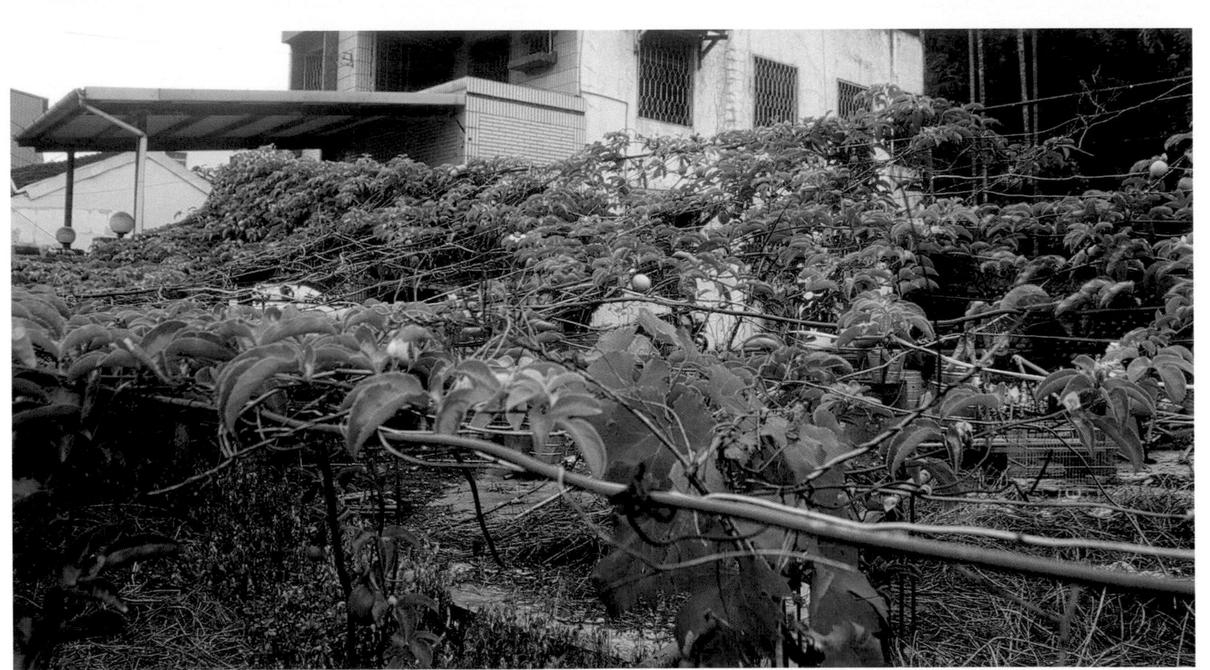

種植西番蓮需搭架

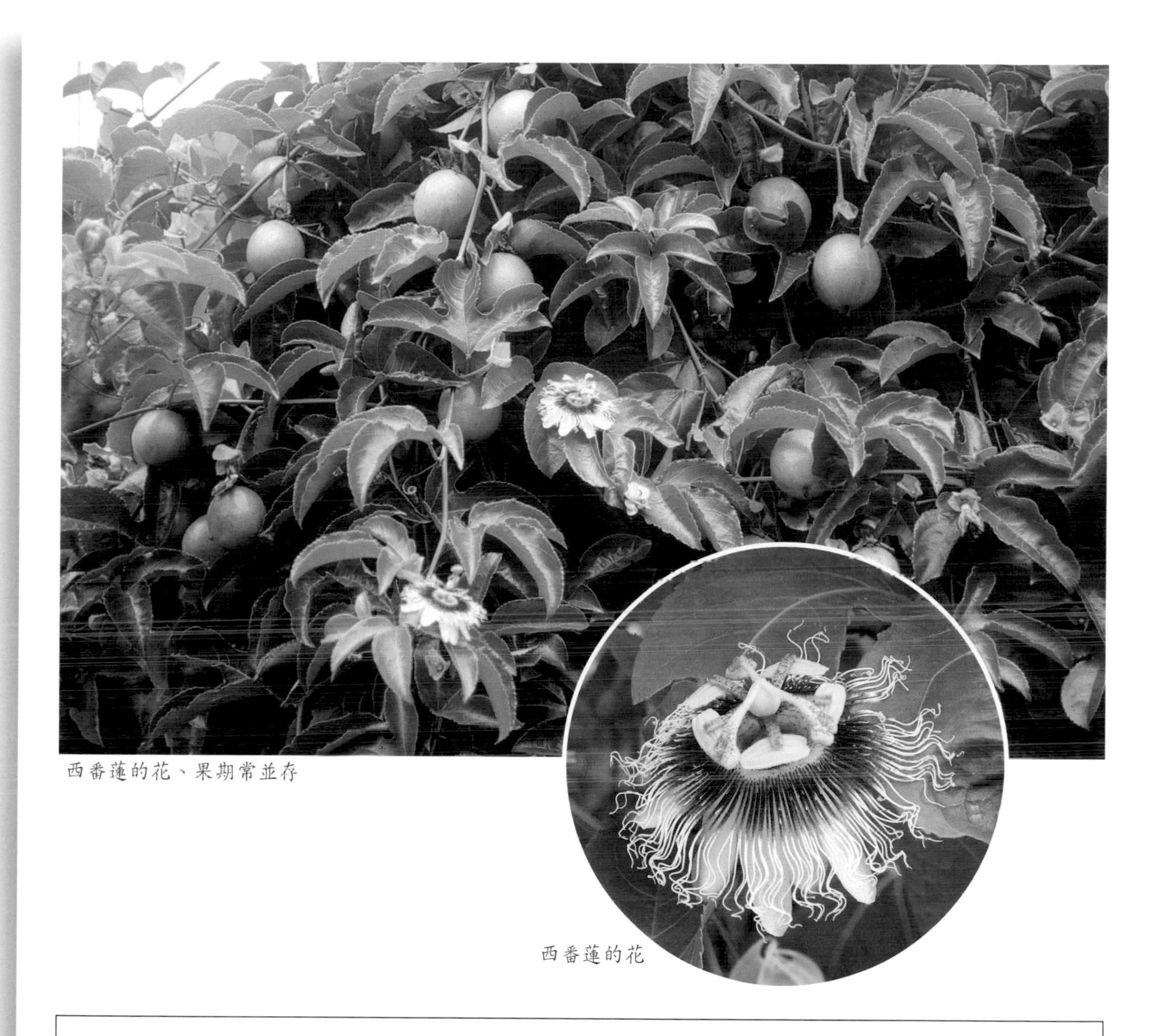
西番蓮的花、果期常並存

西番蓮的花

編語

西番蓮通用水果名為「百香果」，而這個名字是來自於其英文名「Passion fruit」的譯音，也有人就直接翻譯為「熱情果」，是世界上已知最芳香的水果之一，有「果汁之王」的美譽。

毛西番蓮 西番蓮科 Passifloraceae

學名：*Passiflora foetida* L. var. *hispida* (DC. *ex* Triana & Planch.) Killip
別名：小時計果、野百香果、龍珠果、神仙果、野仙桃、大種毛葫蘆、假苦瓜、肉果、毛蛉兒
分布：臺灣西部平原至低海拔山地，海邊亦常見
花期：4～6月

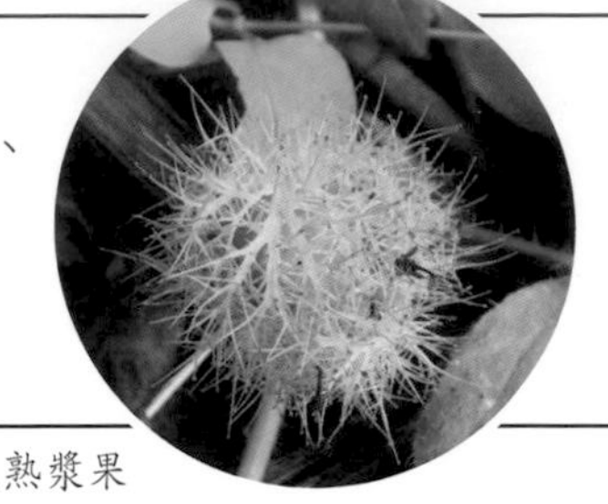
毛西番蓮的總苞包住成熟漿果

【形態】

草質藤本，長可達6公尺，莖柔弱，圓柱形，常被柔毛，具腋生卷鬚。單葉互生，具柄，膜質，寬卵形至長圓狀卵形，長5～13公分，寬4～12公分，3淺裂，基部心形，邊緣不規則波狀，具緣毛及腺毛，兩面被絲狀毛及混生腺毛或腺點。花單一，腋生，白色。苞片呈羽狀分裂。花萼5片，長橢圓形，背面近先端具一角狀附屬物。花瓣約與萼片等長。花冠外圍有絲狀副冠，紫色但先端白色。雄蕊5枚。子房橢圓形，花柱3叉。漿果卵圓形，包於總苞內，熟時呈橙紅色。

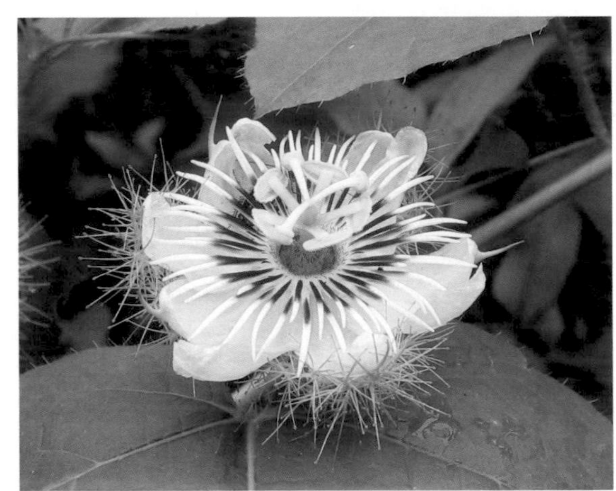
毛西番蓮的雌蕊花柱3叉像時鐘的指針，而雄蕊則像時鐘的刻度

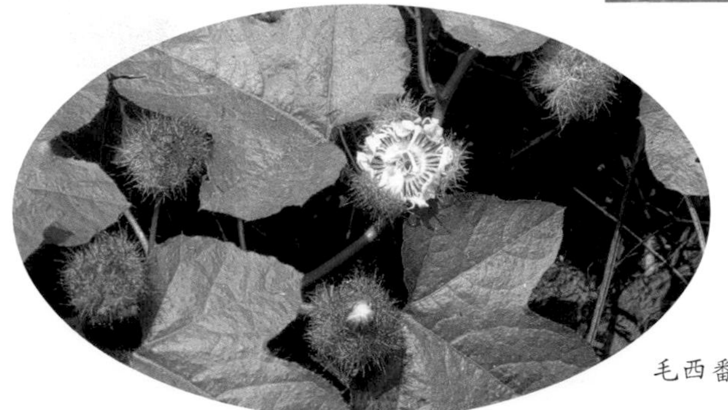
毛西番蓮即將開花

【藥用】

全草有清熱、解毒、利水之效，治肺熱咳嗽、浮腫、小便混濁、癰瘡腫毒、外傷性角膜炎、淋巴結炎等。果實能潤肺、止痛，治疥瘡、無名腫毒等。

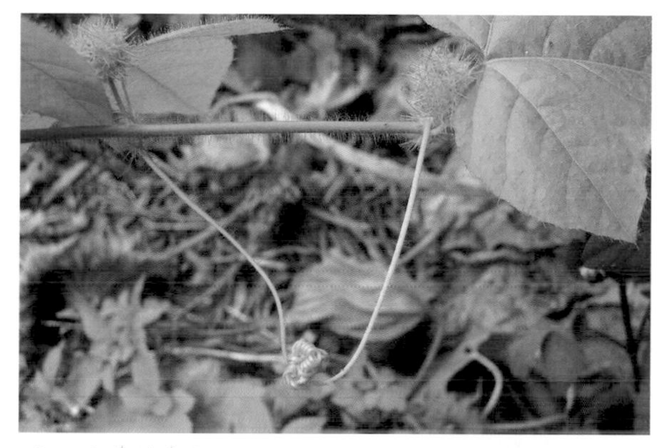

毛西番蓮的卷鬚

【方例】

- 癰疽腫毒、疥瘡、爛腳：毛西番蓮全草適量，煎水外洗或搗爛敷患處。（《青草世界彩色圖鑑(1)》）
- 治肺熱咳嗽：毛西番蓮全草適量，水煎服。（《青草世界彩色圖鑑(1)》）
- 治感冒發燒：毛西番蓮全草3兩，水煎服。（《青草世界彩色圖鑑(1)》）
- 治癰疽：毛西番蓮鮮果適量，搗爛敷患處。（《青草世界彩色圖鑑(1)》）
- 治咳嗽：毛西番蓮根適量，水煎服。（《青草世界彩色圖鑑(1)》）

【實用】

果熟時，種子之白色假種皮甚甜，可食。

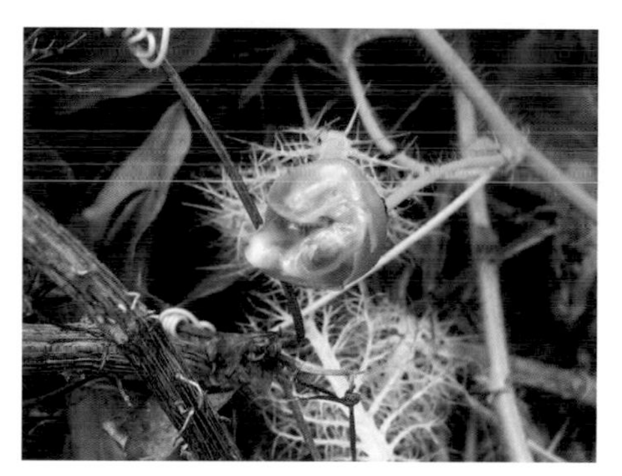

毛西番蓮的假種皮爲白色

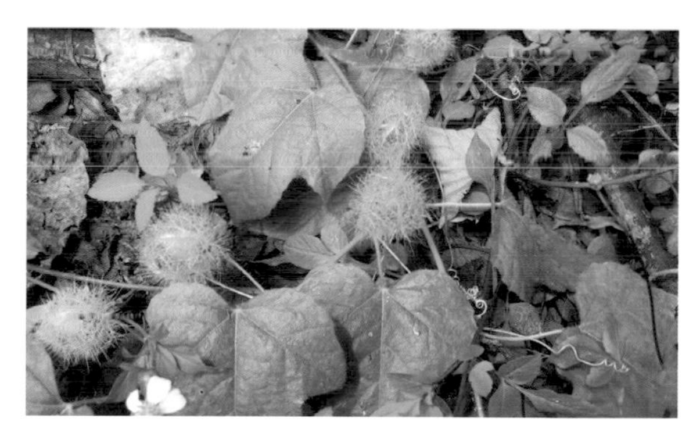

結果的毛西番蓮

編語

- 本植物的成熟果實常被野生鳥類吃掉，藉由其傳播至各地，由於種子不易被消化，所以，種子會隨鳥糞排出就地萌芽，達成強勢的繁殖。

三角葉西番蓮 西番蓮科 Passifloraceae

學名：*Passiflora suberosa* L.
別名：栓皮西番蓮、小果西番蓮、姬番果、爬山藤、黑子仔藤
分布：臺灣全境低海拔地區，常見於灌木樹籬、開闊地
花期：4～8月

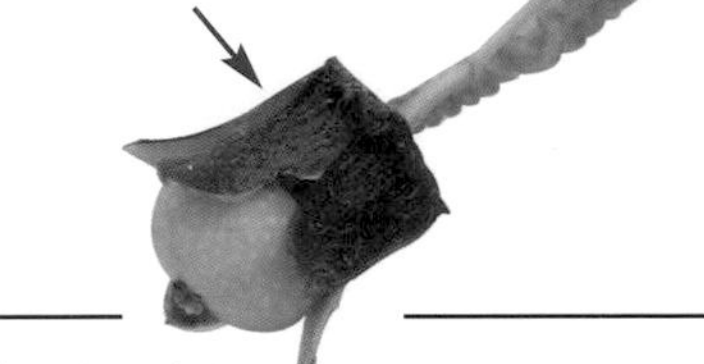

三角葉西番蓮的初生果尚可見轉呈紅色的總苞(箭頭處)

【形態】

草質藤本，莖略被細柔毛，具腋生卷鬚。單葉互生，具柄，葉片寬卵形或闊心形，長3～6公分，寬4～7公分，具3裂，裂片卵狀三角形，葉緣具剛毛。托葉線形至尖錐狀。花通常成對出現，腋生。花萼5片，長橢圓狀線形。不具花瓣，外輪絲狀副冠反捲，長約0.25公分，綠色，近先端黃色。雄蕊5枚，基部合生成筒狀，包住花柱。雌蕊柄長約0.4公分，花柱3叉，細長。漿果橢圓球形，成熟時紫黑色，直徑約1公分。

三角葉西番蓮的漿果內，含有許多種子

【藥用】

葉可外敷腫毒。果實有毒。

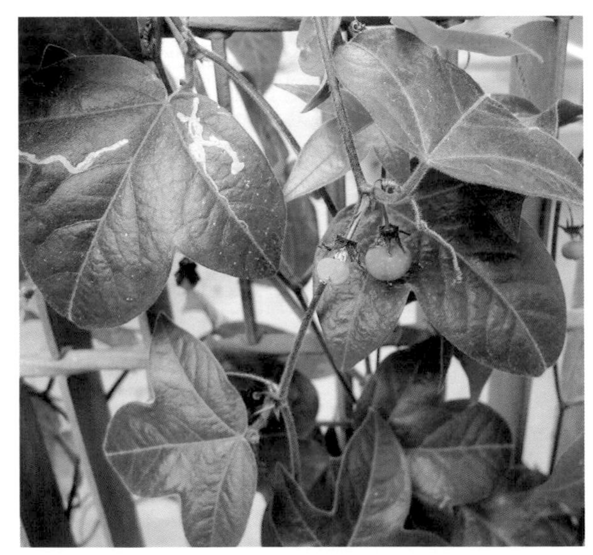

三角葉西番蓮結果了

【方例】

- 治胃腸虛弱：三角葉西番蓮根、木瓜根、樟樹根各5錢，半酒水燉豬肚服。（《神奇草藥大圖鑑(1)》）
- 治風濕骨痛：三角葉西番蓮根、雞屎藤、牛膝各5錢，地骨皮、五味子、狗脊、海松子各3錢，半酒水燉排骨服。（《神奇草藥大圖鑑(1)》）
- 強身保健劑：三角葉西番蓮果實、五味子、龍眼乾、刺波子、海松子、覆盆子、決明子、桑椹各等量，研粉製丸，每日服用6錢。（《神奇草藥大圖鑑(1)》）

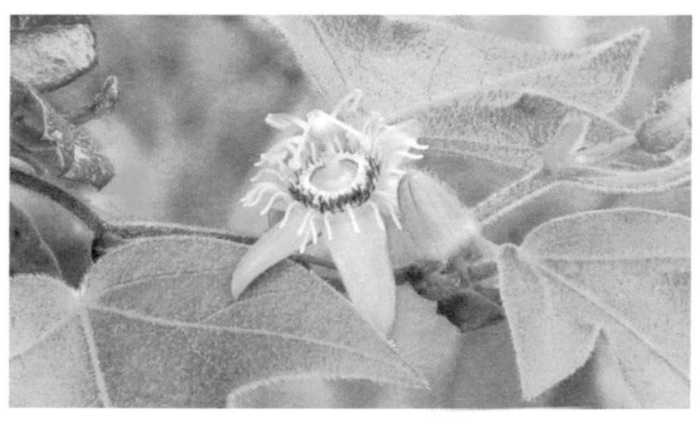

三角葉西番蓮的花

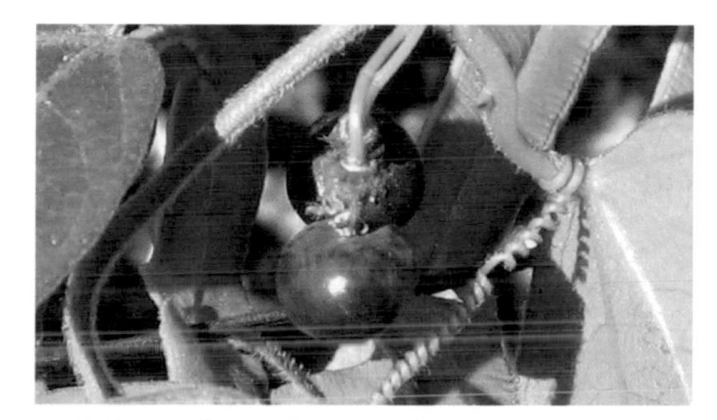

成熟的三角葉西番蓮果實呈紫黑色

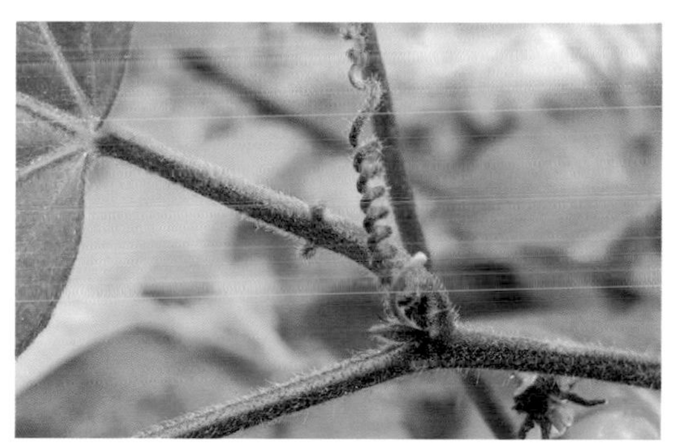

三角葉西番蓮植株略被細柔毛，葉柄上具一對腺體，卷鬚腋生

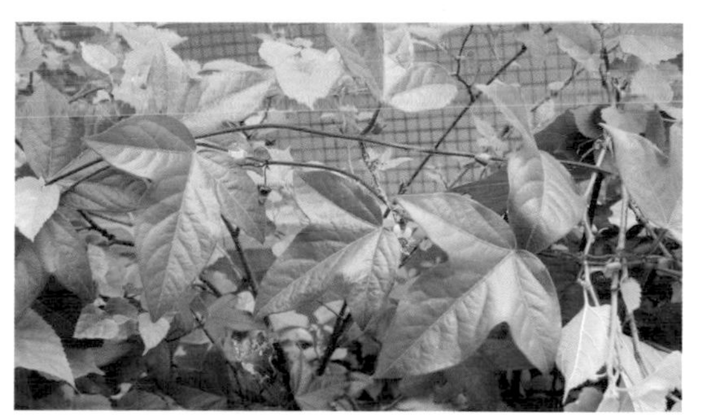

三角葉西番蓮為蔓性草本植物

編　語

- 本植物雖與百香果同屬西番蓮科植物，但其果實一般被認為有毒，不宜大量食用。

高氏柴胡 繖形科 Umbelliferae

學名：*Bupleurum kaoi* Liu, Chao & Chuang
別名：竹葉柴胡、清水柴胡、柴胡、皇帝草
分布：臺灣北、中部低海拔地區
花期：7～12月

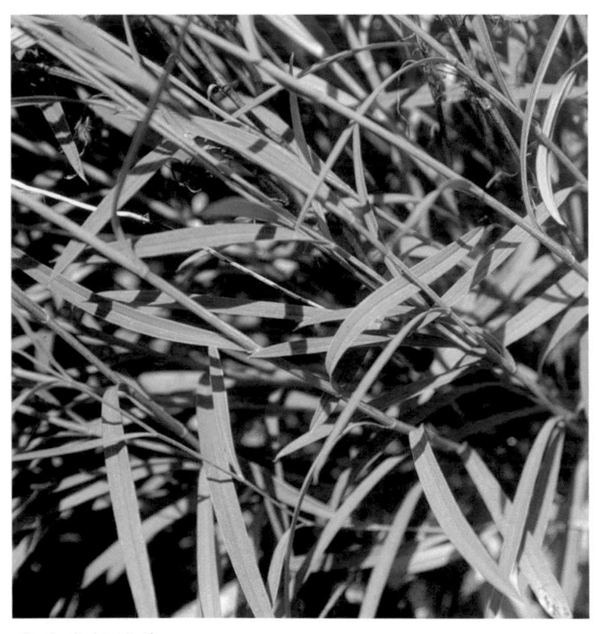

高氏柴胡的葉

【形態】

多年生草本，高40～70公分，莖直立，光滑，分枝少且基部木質化。單葉，根生或莖生；根生葉無柄，葉片長5～10公分，寬0.5～1公分，長橢圓狀披針形，基部楔形，先端銳尖，全緣；上部莖生葉互生，亦無柄，葉片長1～3公分，寬0.3～0.7公分，倒披針形至長橢圓狀匙形，基部楔形，先端銳尖，全緣。複繖形花序，花黃色。總苞2～3枚，長0.5～1公分，披針形。小苞片4～5片，長0.1～0.5公分，線狀披針形。雙懸果長橢圓形，徑約0.1公分，光滑。

【藥用】

根可治瘧疾、肝病、黃疸、月經失調、頭痛、頭暈、消化不良、嘔吐、背痛等。

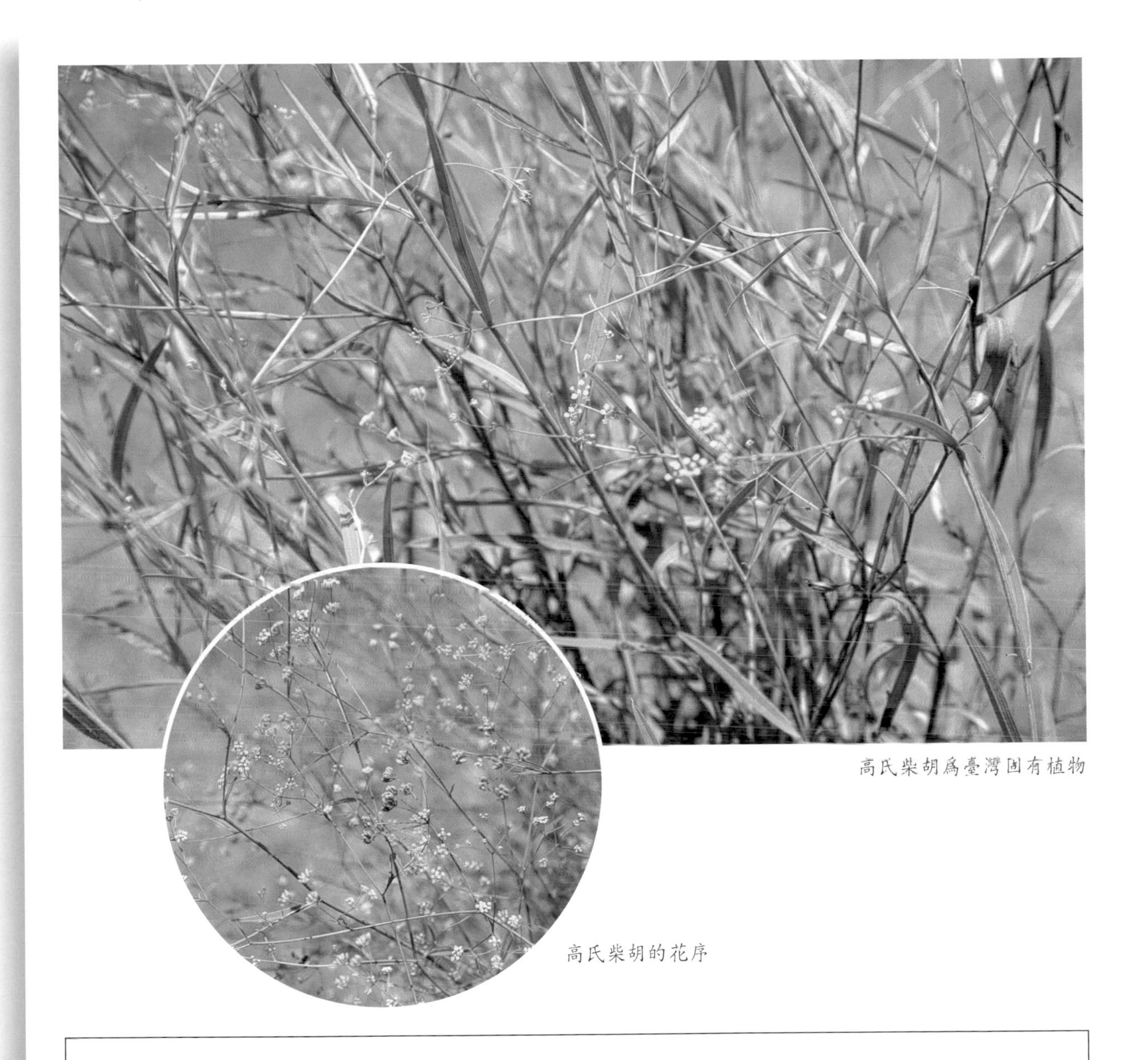

高氏柴胡為臺灣固有植物

高氏柴胡的花序

編語

本品味苦、辛，性涼。

鴨兒芹 繖形科 Umbelliferae

學名：*Cryptotaenia japonica* Hassk.
別名：山芹菜、水芹菜、野芹菜、三葉芹、水白芷、鴨腳板草、鴨腳菜、鴨腳草、牙痛草
分布：臺灣中部中海拔山區，各地散見栽培當菜吃
花期：2～10月

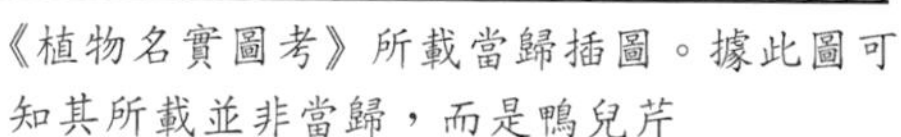

《植物名實圖考》所載當歸插圖。據此圖可知其所載並非當歸，而是鴨兒芹

【形態】

多年生草本，光滑，高可達40公分。葉為三出複葉，柄長5～15公分，葉片長10～15公分，寬5～10公分，輪廓近三角形至廣卵形，基部心形，先端圓鈍形；小葉無柄；頂生小葉長3～8公分，寬2～6公分，闊菱狀卵形至倒卵形，基部楔形，先端銳形至漸尖形，不規則重鋸齒緣，具光澤；側生小葉具略膨大外緣。複繖形花序呈疏鬆的圓錐狀，花序梗不等長，每個繖形花序有花1～4朵。花瓣白色，倒卵形，頂端有內折的小舌片。花柱短，直立。雙懸果光滑，線形或長橢圓形。

【藥用】

莖葉（稱鴨兒芹）有祛風止咳、利濕解毒、化瘀止痛之效，治感冒咳嗽、肺癰、淋痛、疝氣、月經不調、風火牙痛、目赤翳障、癰疽瘡腫、皮膚搔癢、跌打腫痛、蛇蟲咬傷等。果實能消積順氣，治食積腹脹。根能發表散寒、止咳化痰、活血止痛，治風寒、咳嗽、跌打等。

【方例】

- 治風寒感冒咳嗽：鴨兒芹3錢，紫蘇、鐵筷子、陳皮各2錢，水煎服。（《四川中藥誌》1979年）
- 治疝氣：鴨兒芹、茴香根各5錢，木薑子、吳茱萸各2錢，荔枝核3錢，氣桃子4錢，水煎服。（《四川中藥誌》1979年）
- 治肺膿腫：鴨兒芹1兩，魚腥草2兩，桔梗、山苦瓜各2錢，瓜蔞根5錢，水煎每日3次分服。（《常用中草藥配方》）
- 治尿路感染：牙痛草5錢至1兩，水煎服。（《甘肅中草藥手冊》）
- 治跌打損傷、周身疼痛：鴨兒芹根1錢，研末，冷開水沖服。（《陝西中草藥》）

【實用】

本植物莖葉可炒食，臺灣山產店常見。

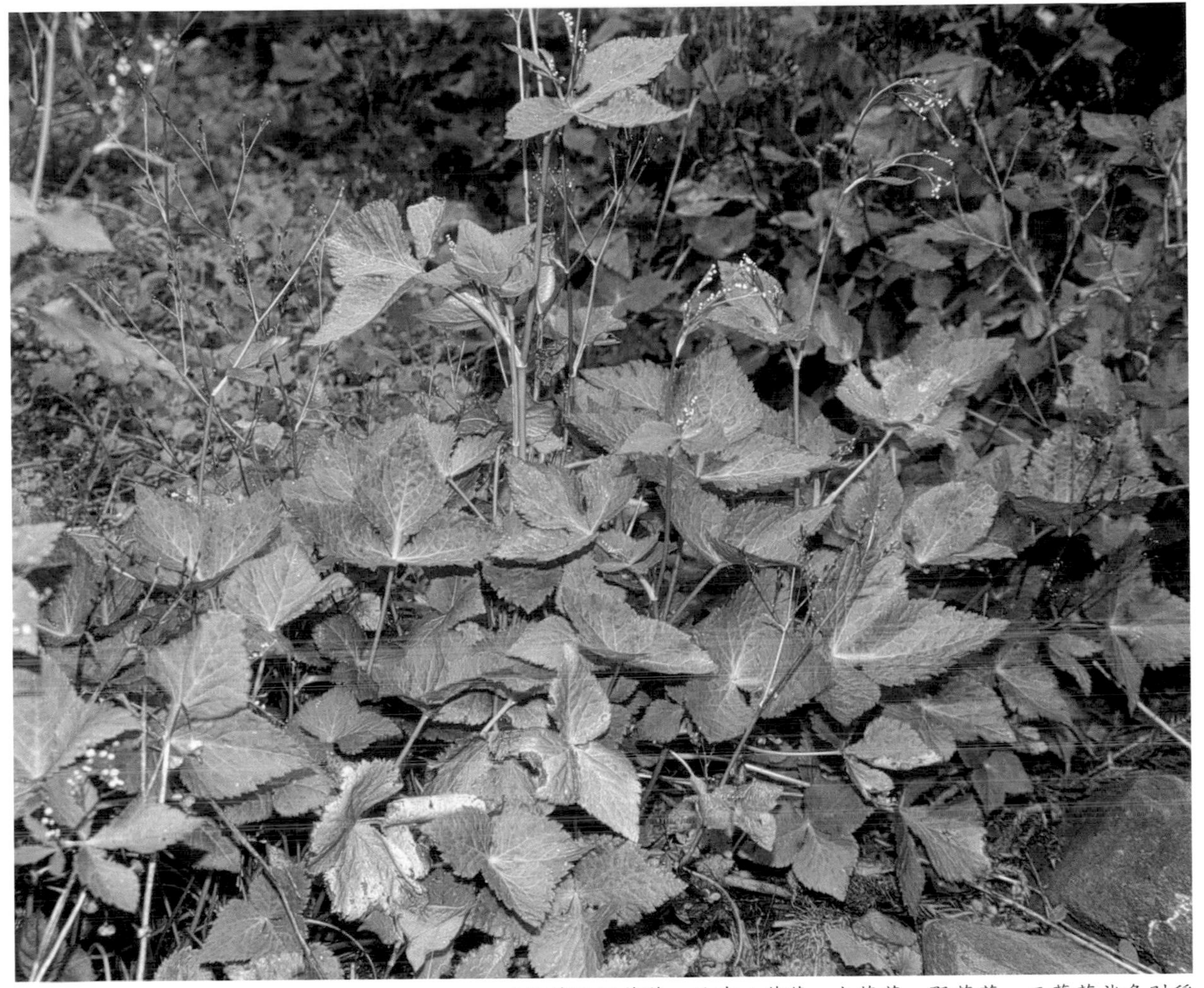

鴨兒芹形似芹菜，故有山芹菜、水芹菜、野芹菜、三葉芹諸多別稱

編 語

本植物於甘肅地區，當地民間習慣取其鮮品洗淨嚼碎，咬牙痛處，以治牙痛，故別稱「牙痛草」。又《植物名實圖考》載有「當歸」條，文述：「今時所用者皆白花」，雖然當歸原植物之花色亦白，但考證該書所繪插圖植物形態，並非當歸，應為鴨兒芹。

水芹 繖形科 Umbelliferae

學名：*Oenanthe javanica* (Blume) DC.
別名：水蘄、水芹菜、山芹菜、野芹菜、細本山芹菜、馬芹、河芹、小葉芹、水英
分布：臺灣全境各地皆可見
花期：全年

水芹的葉呈一至二回羽狀分裂

【形態】

多年生草本，全株無毛，高20～60公分，莖自基部匍匐分枝，具數稜。根生葉葉柄可長達10公分以上，基部有葉鞘；葉片輪廓三角形或三角狀卵形，一至二回羽狀分裂，末回裂片卵形或菱狀披針形，長2～5公分，寬1～2公分，邊緣有不整齊尖齒或圓齒；莖生葉無柄，葉較小。複繖形花序頂生，花序梗長達16公分，輻枝5～15，每個繖形花序有花10～25朵。無總苞，小苞片2～10枚，線形。萼齒線狀披針形。花瓣白色，倒卵形。花柱細長。雙懸果光滑，長約0.25公分，橢圓形。

【藥用】

全草有清熱、解毒、止血、利尿、潤肺、降血壓之效，治感冒、肺炎、暴熱煩渴、吐瀉、浮腫、小便不利、淋痛、尿血、便血、吐血、衄血、崩漏、月經過多、目赤、咽喉腫痛、口瘡、牙疳、乳癰、癰疽、瘰癧、痄腮、痔瘡、帶狀疱疹、跌打傷痛、高血壓等。

【方例】

- 治高血壓：(1)新鮮水芹菜200公分，搗汁，合冬蜜服。惟本品性寒，胃病患者易引起胃病，隔1～2日服之為宜；(2)水芹菜、仙草乾、苦瓜頭各60公分，煎冰糖服。(《臺灣植物藥材誌(二)》)
- 治浮腫屬虛：水芹菜1兩，燉肉吃。(《貴州草藥》)
- 治小兒食滯發熱：水芹1兩、大麥芽5錢、車前子3錢(包)，水煎服。(《華山藥物誌》)
- 治痔瘡：鮮水芹1兩、豬腸8兩，水燉服。(《福建藥物誌》)

【實用】

本植物莖葉可食。

水芹喜生於水邊或潮濕地

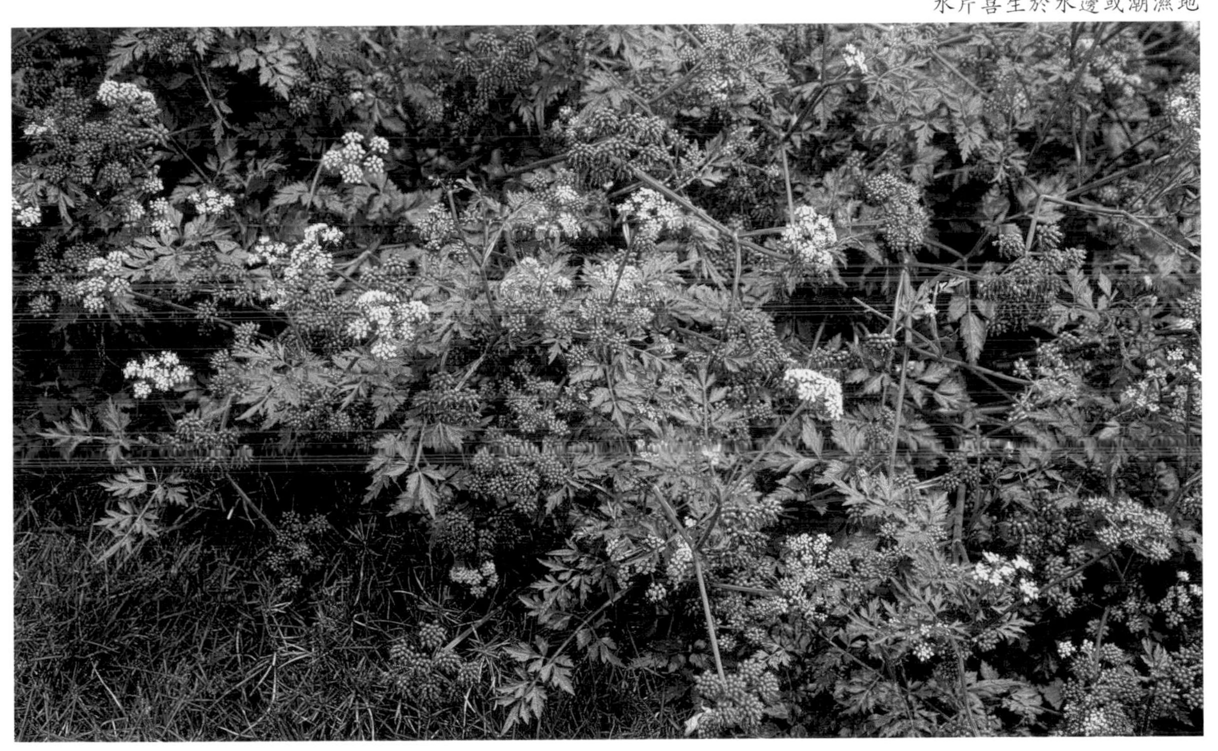

編語

- 本品於臺灣各地青草藥舖販售以鮮品為主。

流蘇樹 木犀科 Oleaceae

學名：*Chionanthus retusus* Lindl. & Paxt.
別名：流疏樹、茶葉樹、鐵樹、四月雪、牛筋條、白花茶、炭栗樹
分布：臺灣現今僅於林口台地尚見野生，而各地多見栽植觀賞
花期：2～4月

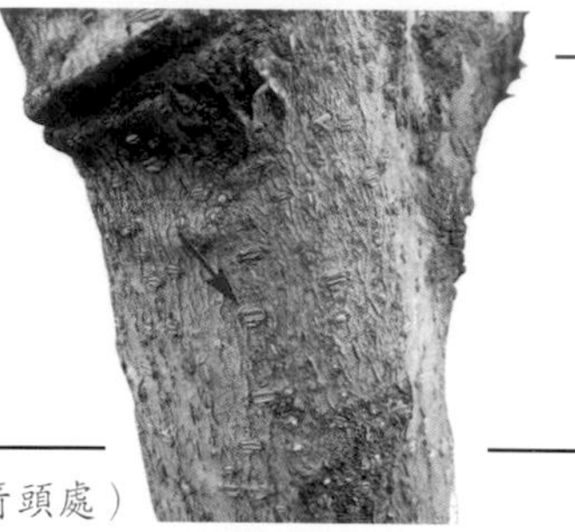
流蘇樹的樹幹佈滿許多皮孔(箭頭處)

【形態】

落葉喬木，高可達15公尺，嫩枝平滑或疏被毛。單葉對生，具柄，葉片倒卵形、橢圓形或長橢圓形，長6～10公分，寬2.5～6公分，先端鈍或微凹，基部銳形至圓形，全緣或鋸齒緣，上表面深綠色，下表面灰綠色，脈上被毛。密集圓錐花序頂生，花白色，深4裂，裂片線形。花萼亦深4裂，裂片線形。雄蕊2枚，著生於花冠筒基部。子房2室，柱頭粗大，微凹裂。核果橢圓形，長約1公分，熟時藍黑色，被白色粉，內藏種子1粒。

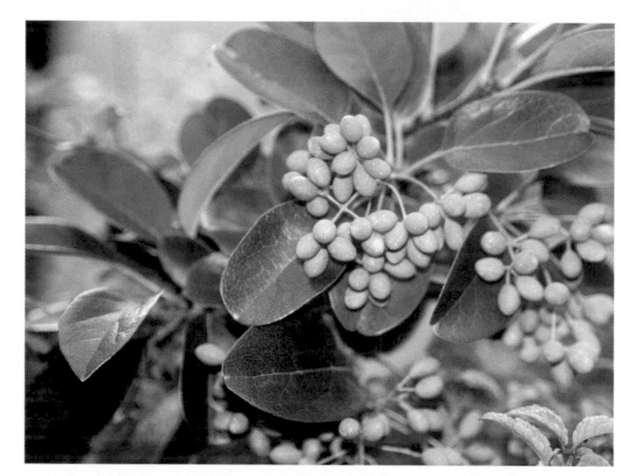
結果的流蘇樹

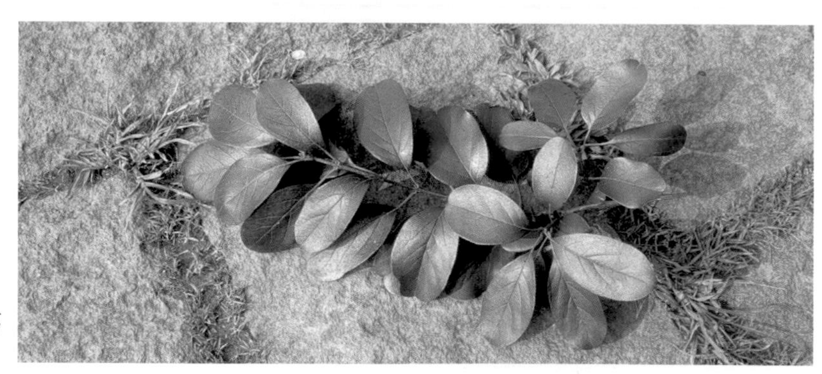
流蘇樹的葉特寫

【藥用】

葉能清熱、止瀉。芽及葉可代茶用，有消暑功能。

【實用】

本植物為庭園優良觀賞樹種。木材質地緻密而重，可供工藝器具製作用材。另可作為嫁接桂花之砧木。

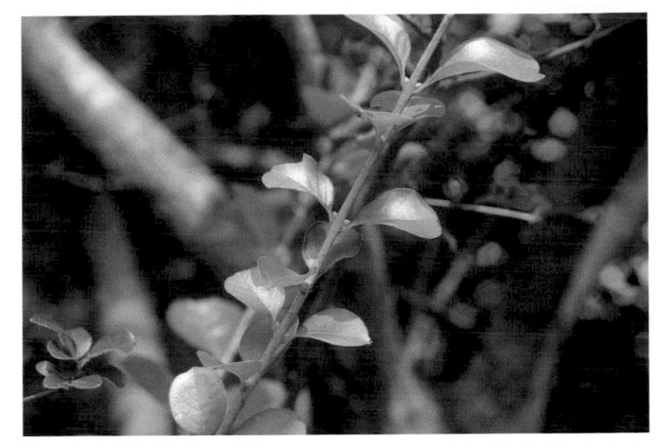

流蘇樹的葉呈對生

流蘇樹的葉背爲灰綠色

流蘇樹的花白色，且花冠深4裂，裂片線形

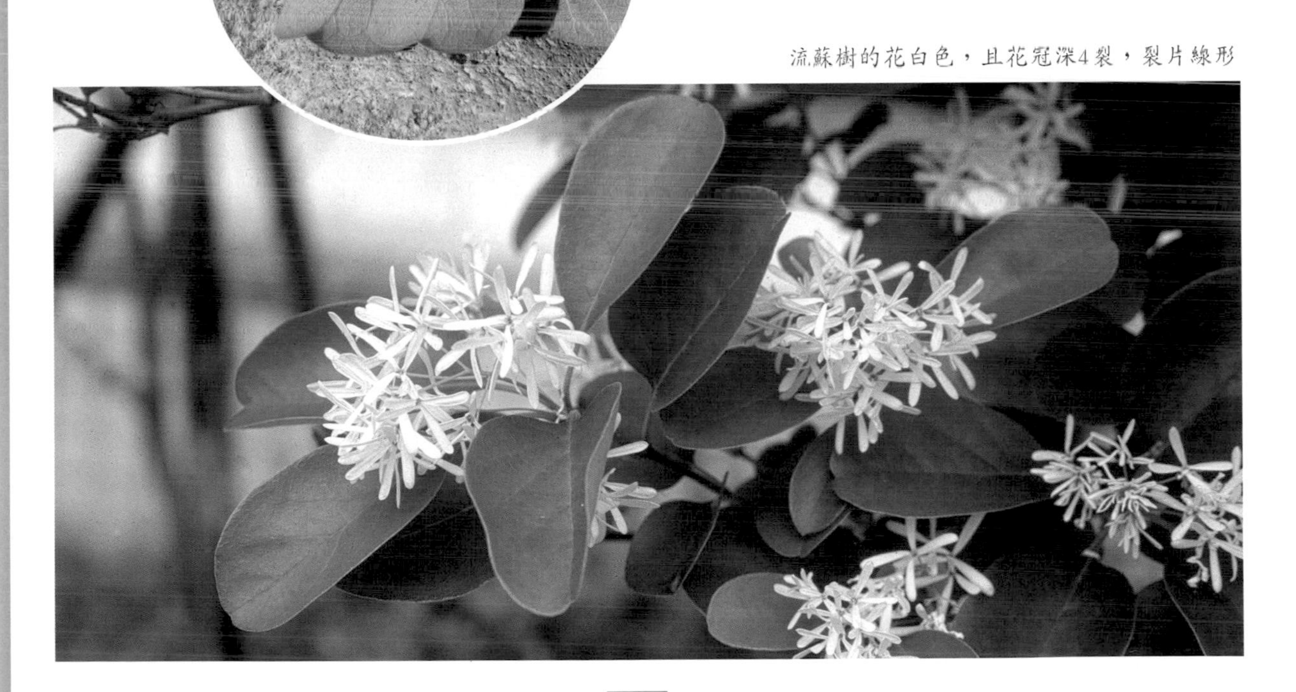

日本女貞 木犀科 Oleaceae

學名：*Ligustrum japonicum* Thunb.
別名：小白蠟、苦丁茶、女貞木、冬青木、東女貞
分布：臺灣常見於中、北部之中、低海拔森林中，現多見栽植觀賞
花期：3～4月

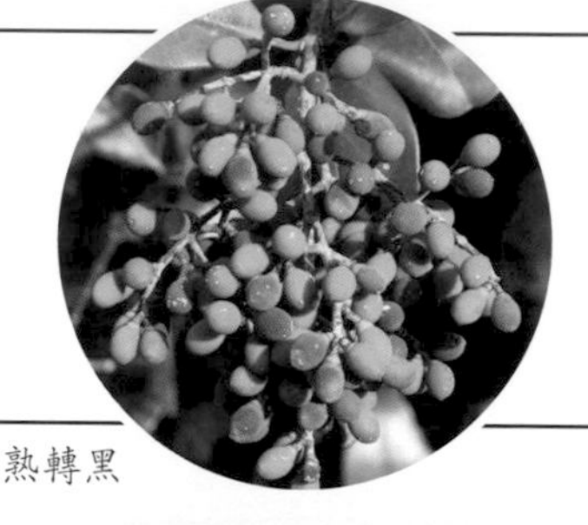

日本女貞的果實即將成熟轉黑

【形態】

常綠大灌木，高可達3公尺，全株光滑，小枝灰褐色，散佈皮孔。單葉對生，具柄，葉片橢圓形或卵狀橢圓形，長5～8公分，寬2～4公分，先端銳或銳尖，基部銳形，全緣，上表面暗綠色，下表面黃綠色。密集圓錐花序頂生，花白色，芳香，4裂，裂片與花冠筒近等長。花萼鐘形，淺4裂，裂片先端近圓形。花藥長圓形，稍伸出花冠外。柱頭棒狀，先端淺2裂。果實為核果狀，橢圓形，表面有白斑點，熟時紫黑色。

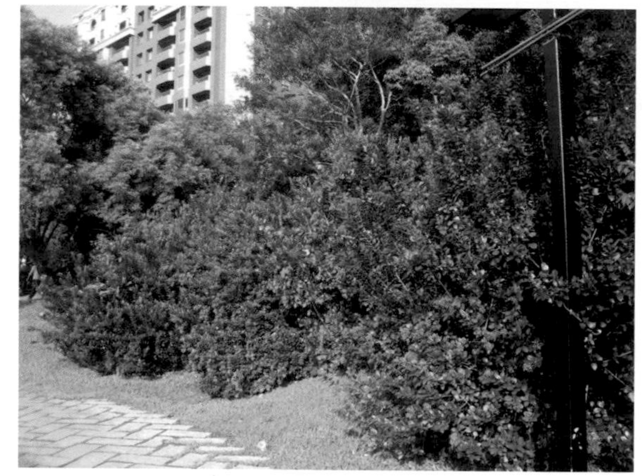

日本女貞爲庭園造景常見樹種之一

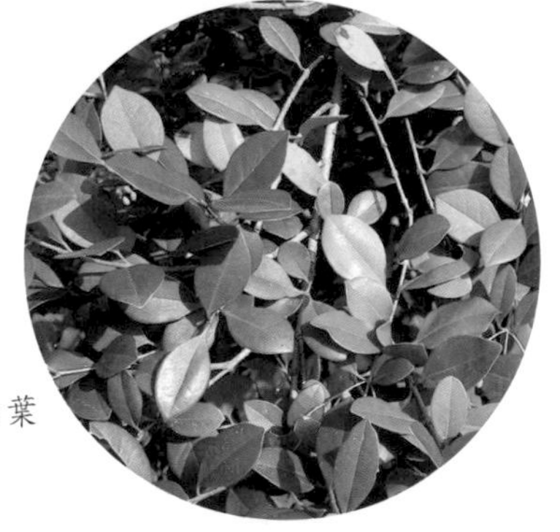

日本女貞的葉爲厚革質

【藥用】

葉偏涼性，有清肝火、解熱毒、利小便之效，治高血壓頭目眩暈、口瘡、火眼、無名腫毒、水火燙傷、小兒口中發熱糜爛、濕瘡潰爛、乳癰（潰爛流黃水者）等。芽及葉可代茶用，有消暑功能。

【方例】

- 治高血壓頭目眩暈：苦丁茶葉5錢，泡開水當茶常飲。（《貴州草藥》）
- 治燙火傷已化膿：苦丁茶焙乾為末，另用苦丁茶煎水，洗淨患處，再上藥末。（《貴州民間藥物》）

【實用】

本植物因枝葉茂密、耐修剪，為綠籬之優良樹種。又女貞屬（*Ligustrum*）植物對污染空氣的抵抗力強，也適宜植為行道樹。

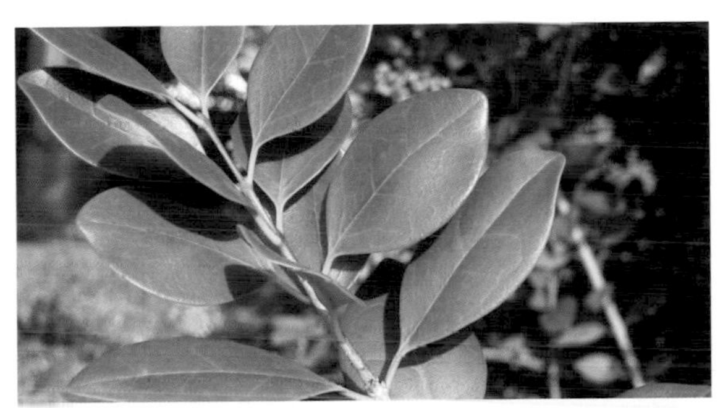

日本女貞的葉呈對生

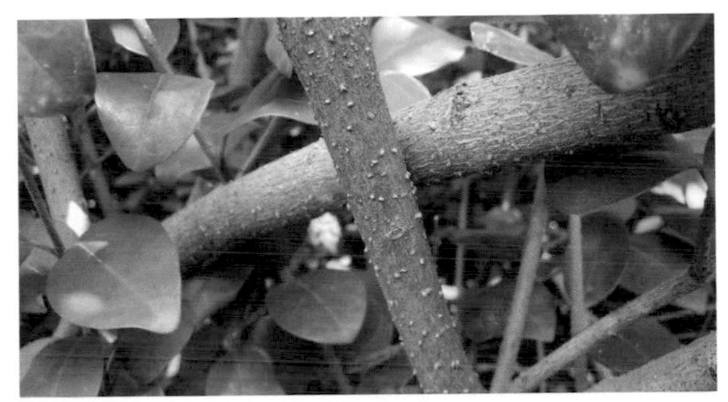

日本女貞的小枝散佈著皮孔

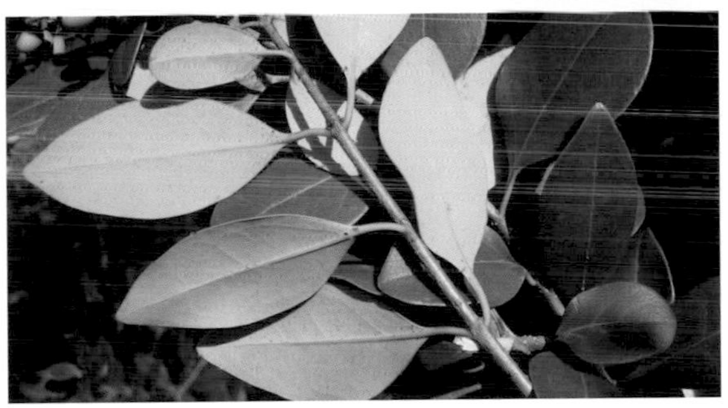

日本女貞的葉背呈黃綠色

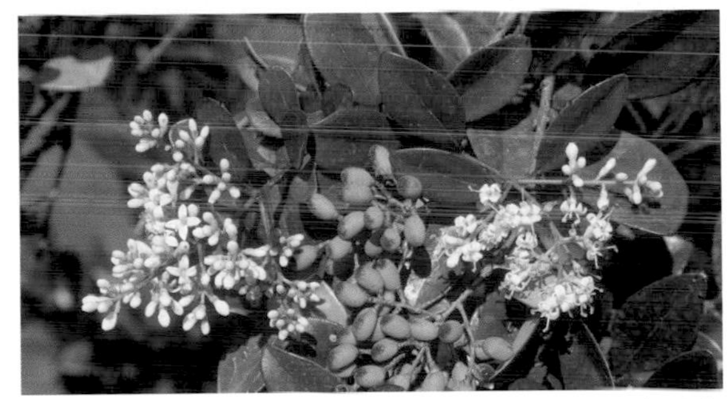

日本女貞的花、果期常並存

編語

- 本植物葉帶苦味，故有苦味散、苦茶葉、苦丁茶等別名。現代藥理研究發現其葉之浸膏粉餵食高血脂兔，可使高血脂兔血中總脂、總膽固醇降低，過氧化脂質亦降低，並可減少主動脈粥狀硬化面積。但也有實驗指出本品抑制或減輕動脈粥狀硬化的形成不如絞股藍（俗稱七葉膽）明顯。

苞花蔓 茜草科 Rubiaceae

學名：*Geophila herbacea* (Jacq.) Kuntze
別名：愛地草、出山虎、邊耳草
分布：臺灣全境低至中海拔山區陰濕處或林蔭下
花期：7～8月

【形態】

多年生匍匐草本，莖可長達30公分，微被柔毛，節上生根。單葉對生，具柄，葉片腎形或近圓形，長及寬約1～2.5公分，先端鈍形或圓形，基部心形，全緣，上面光滑無毛，背面微被毛，掌狀脈5～7條。托葉闊卵形，對生，並與葉互成十字對生。花頂生，多單一，白色。花萼筒頂部4～5裂，裂片線狀披針形。花冠管狀漏斗形，頂部4～5裂，裂片披針形，外展。花絲短，花藥內藏。子房下位，2室，柱頭2淺裂。核果肉質，近球形，光滑，熟時紅色，具宿存花萼。

【藥用】

全草能消腫排膿、散瘀止痛，治胃脘痛、腎炎、無名腫毒、癰疽腫毒、跌打腫痛、毒蛇咬傷等。

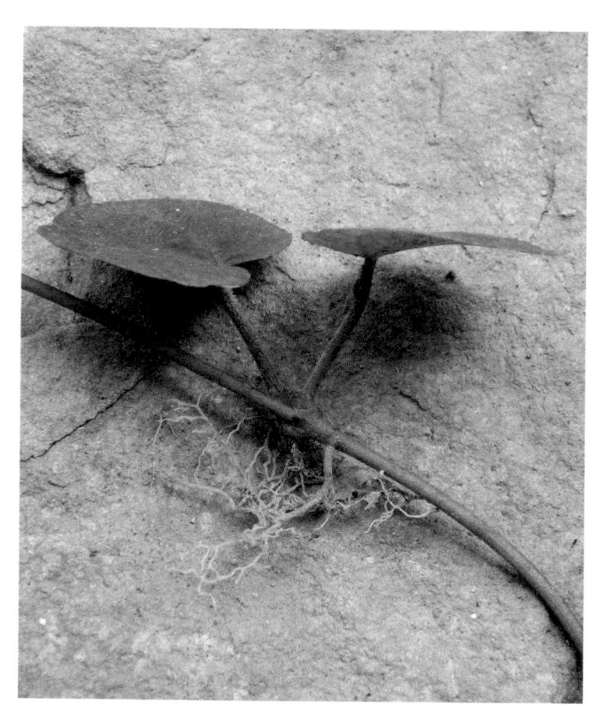

苞花蔓於莖節處會生根，圖中亦可見托葉(箭頭處)位於葉柄間

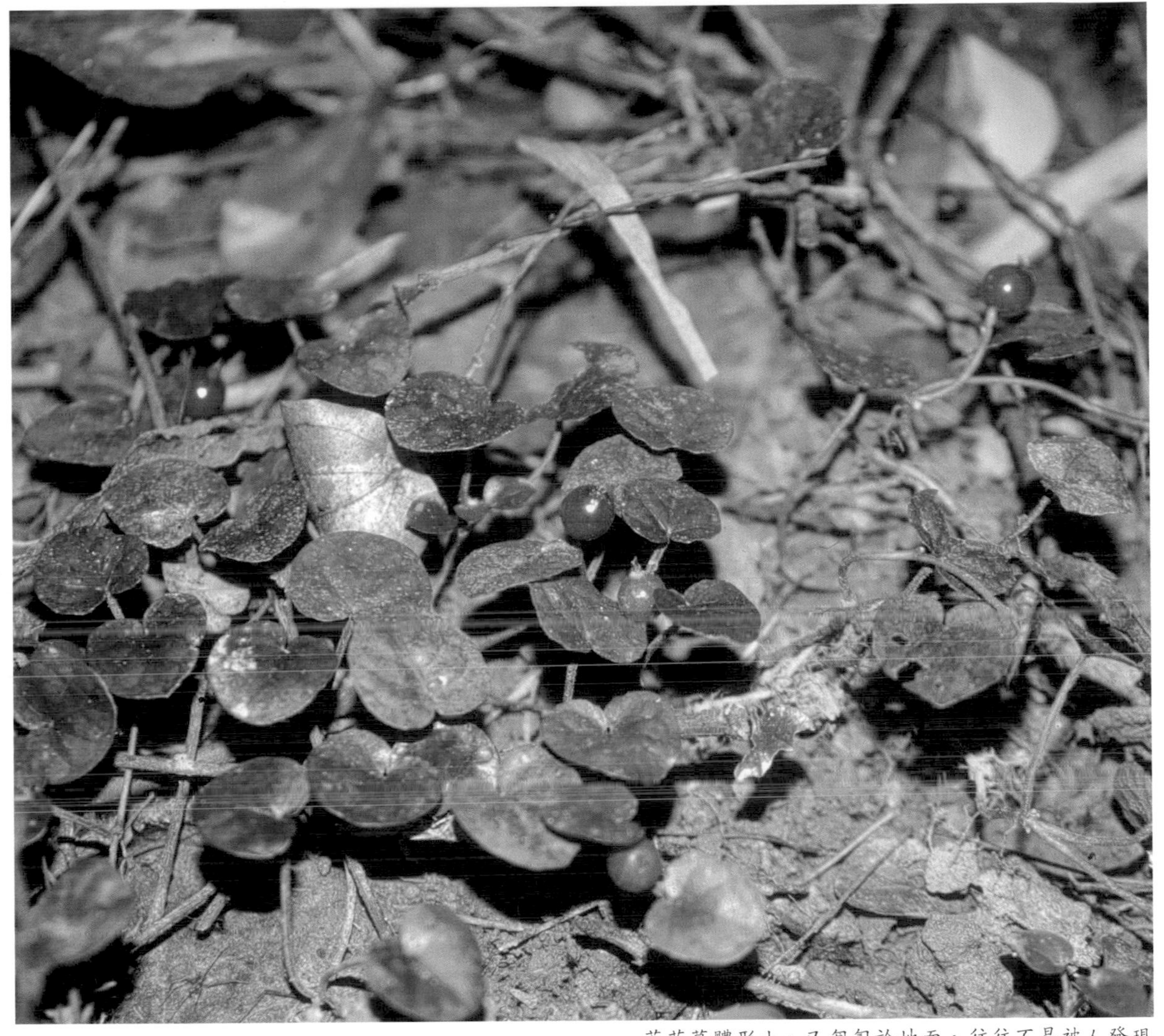

苞花蔓體形小，又匍匐於地面，往往不易被人發現

編 語

本品味苦、辛，性微寒，煎湯內服用量為3～5錢。

馬蹄金 旋花科 Convolvulaceae

學名：*Dichondra micrantha* Urban
別名：馬茶金、茶金、小金錢草、落地金錢、小半邊錢、小銅錢草、荷包草、肉餛鈍草、金鎖匙、黃疸草、小馬蹄草
分布：臺灣全境低海拔地區
花期：3～9月

【形態】

多年生匍匐小草本，莖纖細，被短毛，節上生根。單葉互生，具柄，葉片腎形至圓形，直徑0.5～2.5公分，基部闊心形，先端寬圓形或微缺，全緣，背面被細柔毛。花單生於葉腋，花梗短於葉柄，絲狀。萼片倒卵狀長橢圓形，被短柔毛，先端鈍形或圓形。花冠鐘狀，淡黃色或白色，裂片披針形或銳形。雄蕊5枚，著生於花冠2裂片間彎缺處。子房2室，被疏柔毛，花柱2，柱頭頭狀。蒴果近球形，直徑約0.15公分，膜質，下部具宿存花萼。種子黃褐色，球形，無毛。

【藥用】

全草有清熱解毒、利濕退黃、祛風消炎之效，治風寒、黃疸、痢疾、腸炎、腦炎、砂淋、白濁、水腫、疔瘡腫毒、跌打損傷、毒蛇咬傷、疝氣、小兒驚風、小兒高燒不退、小兒胎毒等。

【方例】

- 小兒解熱：馬蹄金20公分，水煎代茶。（《臺灣植物藥材誌(一)》）
- 大人壯陽：馬蹄金40公分，燉赤肉服，或加小本山葡萄、樹豆根。（《臺灣植物藥材誌(一)》）
- 治糖尿病、高血壓：鮮馬蹄金、鮮茅根各250公分、玉蜀黍鬚150公分，水煎服。（《臺灣植物藥材誌(一)》）
- 治胃酸過多、胃痛：鮮馬蹄金40公分、春砂仁20公分，水煎服。（《臺灣植物藥材誌(一)》）
- 治風濕病：馬蹄金、觀音串、刺婆頭各30公分，紅乳仔草20公分，射干2片，半酒水煎服。（《臺灣植物藥材誌(一)》）
- 治腹滿痛(慢性胃腸炎)：馬蹄金、假鬱金、南姜、香茅根各10公分，石見穿(鐵木棍)6.5公分，若其炎症亢進者，酌加咸豐草與鵝仔英根，良效。（《臺灣植物藥材誌(一)》）

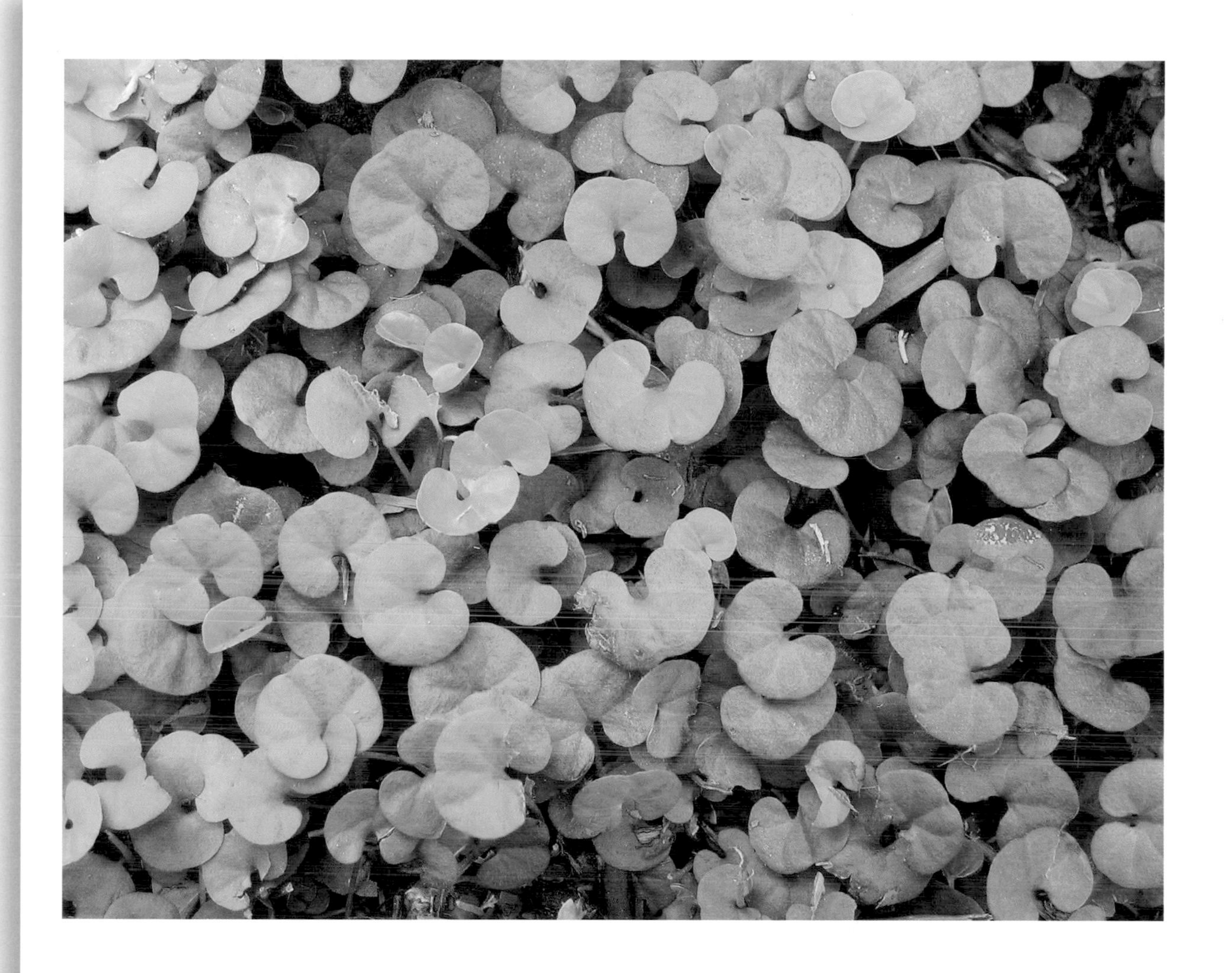

編語

- 本植物葉片腎形或圓形而小，形似馬蹄，亦似錢幣，故名馬蹄金、小馬蹄草、小金錢草、落地金錢、小銅錢草等。葉形又如腰包、餛飩、鎖匙，故名荷包草、肉餛飩草、金鎖匙。因有退黃之效，故名黃疸草。而馬茶金、茶金則為馬蹄金之臺語諧音。

土丁桂 旋花科 Convolvulaceae

學名：*Evolvulus alsinoides* L.
別名：人字草、銀絲草、毛辣花、瀉痢草、毛將軍、白毛草、白毛蓮、烟油花
分布：臺灣全境砂質水邊及乾燥草地
花期：全年

【形態】

多年生草本，莖纖細，平臥或斜上，被短柔毛。單葉互生，幾無柄，葉片長橢圓形、橢圓形或匙形，長0.7～2.5公分，寬0.5～1公分，基部圓形或漸尖形，先端具小短尖，全緣，上下表面被毛，有時上表面平滑。花單生於葉腋，花梗纖細。苞片線形。萼片線狀披針形，先端銳形，被長柔毛。花冠近輻狀，直徑0.7～1公分，淺藍色或白色。雄蕊5枚，內藏，花絲絲狀，貼生於花冠筒基部。子房無毛，花柱2，每一花柱2尖裂。蒴果球形，光滑，4瓣裂。種子黑色，平滑。

【藥用】

全草有清熱、解毒、利濕之效，治黃疸、痢疾、淋濁、帶下、疔瘡、疥瘡等。

【方例】

- 治黃疸、咳血：鮮土丁桂1兩，和紅糖煎服。(《泉州本草》)
- 治淋濁、白帶：土丁桂1～2兩、冰糖5錢，水煎服。(《福建民間草藥》)
- 治夢遺、滑精：土丁桂2兩、銀杏4兩、黃酒2兩，加水適量燉服。(《福建民間草藥》)
- 治痢疾：土丁桂1～2兩、紅糖5錢，水煎服。(《福建民間草藥》)
- 治遺尿症：土丁桂2兩，加豬膀胱1個，水煎服。(《福建民間草藥》)

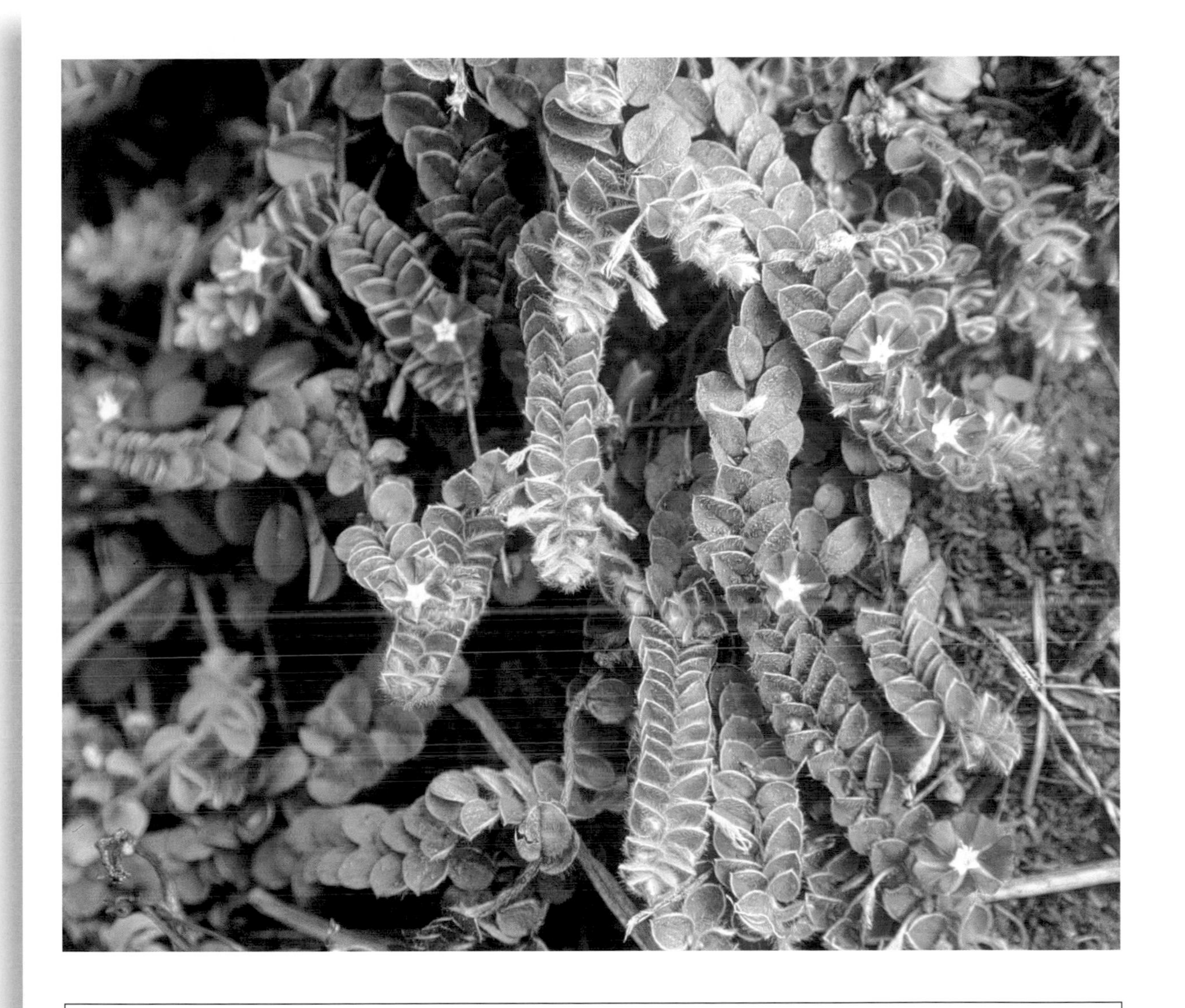

編 語

❀本品味甘、微苦，性涼，所含甜菜鹼(Betainc)，長期給大鼠口服，有保護肝臟或抗脂肪肝作用，對麻醉動物有輕度降壓作用，但對高血壓無效。

山香 脣形科 Labiatae

學名：*Hyptis suaveolens* (L.) Poir.
別名：山粉圓、狗母蘇、臭屎婆、香苦草、毛老虎、山薄荷、假藿香、大還魂、毛麝香、藥黃草、假走馬風
分布：臺灣各地平野至山地散見，但中部山區有大量栽培採收種子，供山粉圓用
花期：秋季

【形態】

草本或亞灌木，高可達150公分，莖直立，方形，有毛，揉之有香氣。單葉對生，具葉柄，葉片薄紙質，卵形至闊卵形，長4～11公分，寬2～6公分，愈向莖上部者愈小，先端略鈍，基部渾圓或淺心形，細鋸齒緣，兩面均被疏柔毛。花腋生，約2～4朵排列成聚繖花序，並於枝上排列成假總狀或圓錐狀。花萼鐘形，5齒裂。花冠藍色，唇形，上唇倒心形，下唇3裂，中裂片闊卵形，二側裂片卵形。雄蕊4枚，花藥2室。柱頭短2裂。瘦果矩圓形，扁平，熟時黑褐色，先端微凹。

【藥用】

全草有疏風利濕、行氣散瘀之效，治感冒頭痛、風濕痺痛、腸胃炎、痢疾、腹脹、濕疹、肺積水、肋膜炎等；外用治跌打腫痛、創傷出血、癰腫瘡毒、蟲蛇咬傷、皮膚炎。種子味甘，性涼，能清熱、利濕、解毒、健胃，恩師邱年永教授認為其種子甚滋養，功同麻仁。

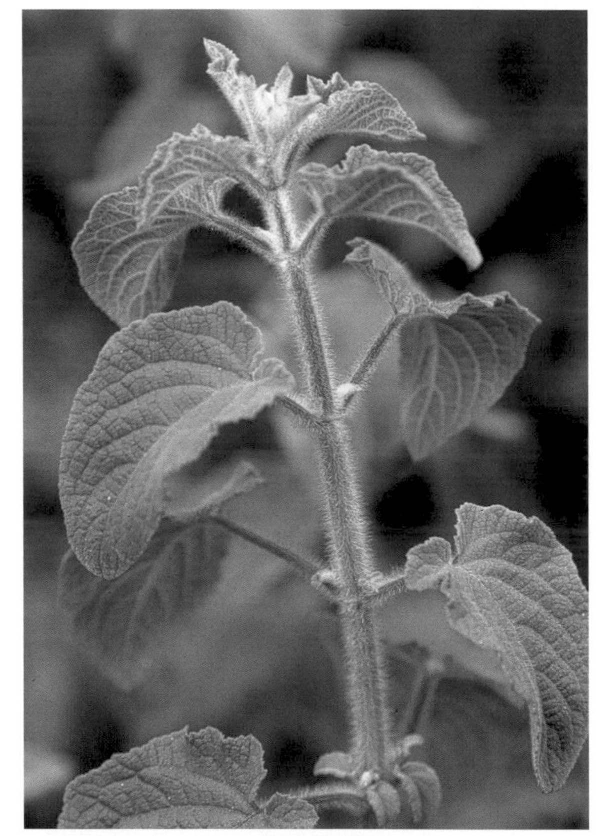

山香的莖呈方形，有毛，單葉對生

【方例】

- 治刀傷出血、跌打腫痛：毛老虎鮮葉適量，搗敷患處。（《（廣州民間）常用中草藥手冊》）
- 治皮炎、皮膚濕疹：毛老虎全草適量，煎水洗患處。（《（廣州民間）常用中草藥手冊》）
- 治蛇咬傷：山香鮮品搗爛外敷。（《（廣州民間）常用中草藥手冊》）
- 治頸部淋巴癌：山香根鮮品6兩，水6碗，與青殼鴨蛋2粒共燉，只喝湯，連服半個月。（臺灣）
- 治感冒頭痛：山香根2兩，水煎服。（《原色臺灣藥用植物圖鑑（1）》）

【實用】

種子稱山粉圓，可製成清涼可口之湯品。

山香開花了

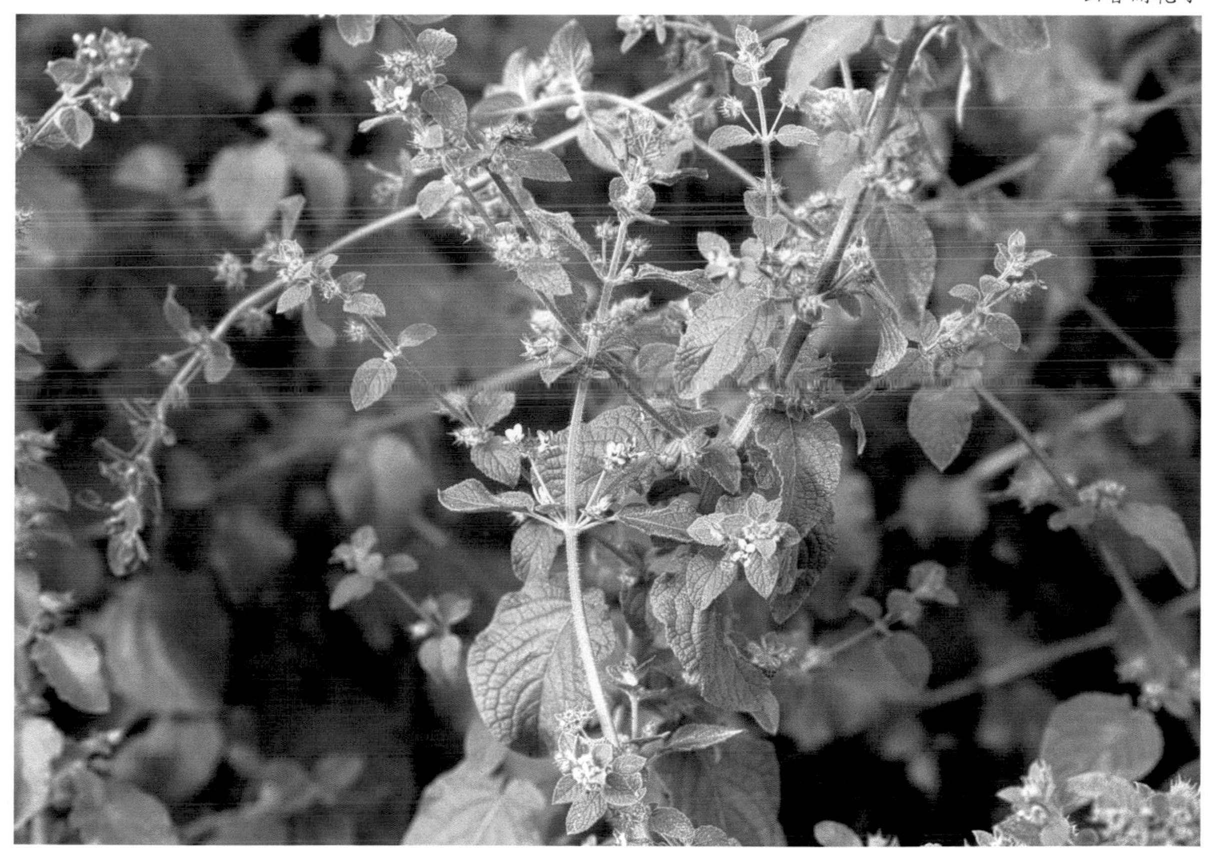

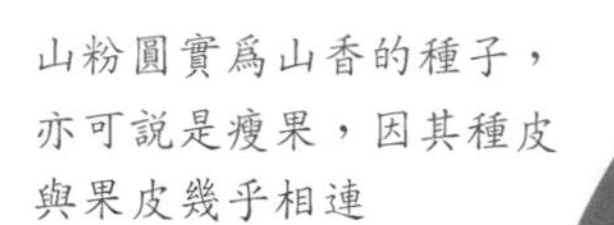

山粉圓實爲山香的種子，亦可說是瘦果，因其種皮與果皮幾乎相連

看到山香花萼枯黃，可知其內已結出瘦果

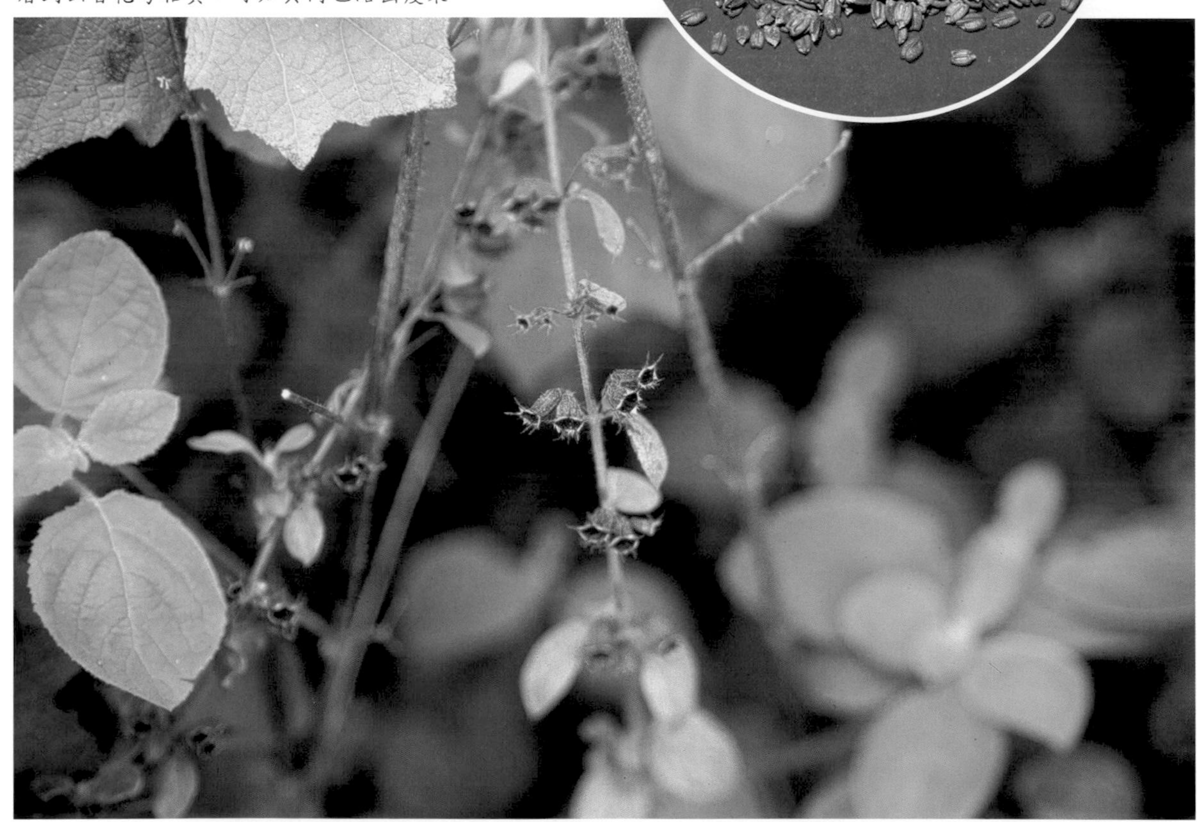

青蛙下蛋之製法

材料>(10人份)

山粉圓50公克，蜂蜜200公克，水、檸檬汁適量。

作法>

(1) 水煮開後，倒入山粉圓，稍加攪拌煮3～5分鐘。
(2) 待涼後加入蜂蜜及檸檬汁即可食用。

說明>

上述蜂蜜亦可改爲用糖，但藥膳餐的搭配通常加蜂蜜，也會適時的加入部分口感佳的藥材，如：百合、枸杞、紅棗等，而爲了強調口感，藥材可先浸泡24小時的濃糖漿，使其甜度充分入味。另外，若不喜歡檸檬汁酸味的人，亦可改用其他果汁。而據營養師分析，上述原製法每1人份所含養分：蛋白質0.8公克、脂肪0.7公克、醣類19.2公克、鈣53.7毫克、熱量83大卡，可供您參考。

山粉圓水煮後外層會膨脹透明，如粉圓，亦似青蛙蛋，所以其製成的湯品名稱常會出現「青蛙下蛋」的字樣

編　語

- 本植物的種子因加水煎煮後，種子外圍會呈現出一層白色半透膜物，很像白色的粉圓，故名「山粉圓」，您常可在臺灣中部山區的山產店發現它。

九層塔 脣形科 Labiatae

學名：*Ocimum basilicum* L.

別名：羅勒、香菜、燕草、西王母菜、翳子草、紫蘇薄荷、薄荷樹、千層塔、香佩蘭、蘭香、蔡板草

分布：臺灣各地人家零星栽培，偶見野生於村邊、路旁和曠野

花期：6～9月

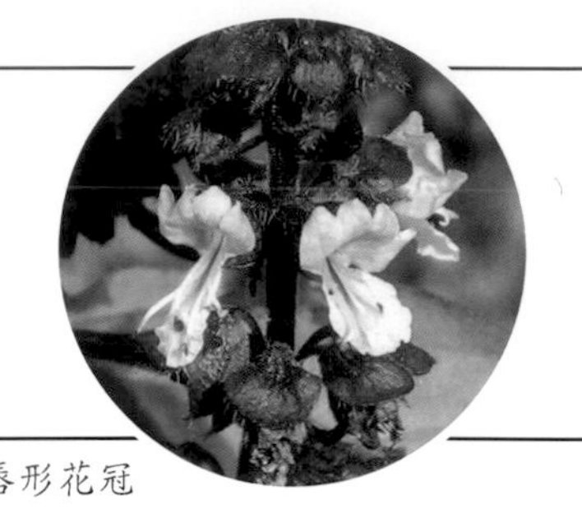
特寫九層塔的唇形花冠

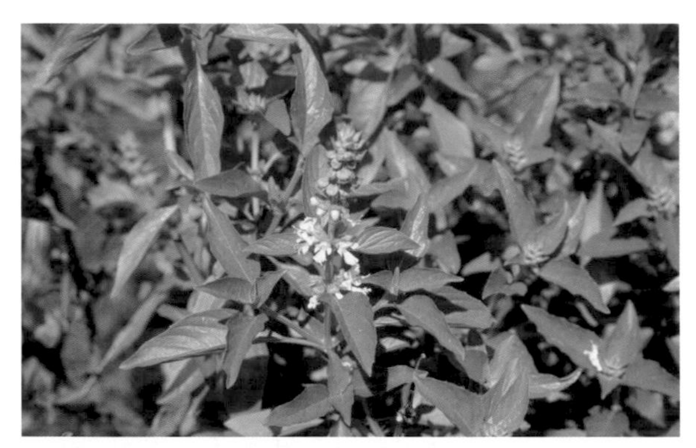
綠萼品種的九層塔

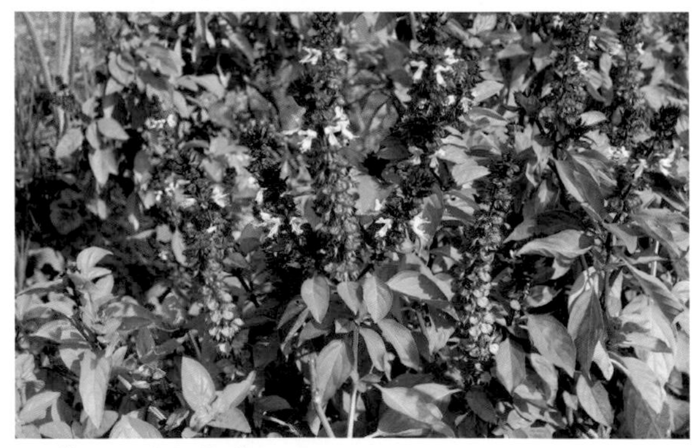
紅萼品種的九層塔

【形態】

1年生直立草本，高30～80公分，全株芳香，主根圓錐狀，莖四稜形。單葉對生，卵形至卵狀長圓形，長2.5～5公分，寬1～2.5公分，先端鈍或短尖，基部漸狹，近全緣，兩面近無毛。輪繖花序排列成頂生總狀花序，苞片小，常有顏色，早落。花萼鐘形，萼筒短，萼齒5，具緣毛，果時花萼增大宿存。花冠唇形，淡紫色或白色。雄蕊4枚，2強，均伸出花冠外。花柱與雄蕊近等長，柱頭2裂。小堅果長圓狀卵形，黑褐色。

【藥用】

全草有疏風解表、解毒消腫、活血行氣、化濕和中之效，治外感頭痛、發熱咳嗽、中暑、食積不化、腹脹氣滯、胃脘痛、嘔吐、泄痢、跌打損傷、風濕疼痛、蛇蟲咬傷、濕疹、遺精、月經不調、口臭、牙痛等。果實能清熱、明目、祛翳，治目赤腫痛、倒睫目翳、走馬牙疳等。

【方例】

- 治胃痛：羅勒、丹参各3錢，水煎服。（《福建藥物誌》）
- 治關節扭傷腫痛：香佩蘭1兩、威靈仙1兩、赤芍5錢，水煎薰洗患處。或用鮮香佩蘭搗爛，外敷患處。（《山東中草藥手冊》）
- 治目赤腫痛、眼生翳膜：羅勒子1～1.5錢，水煎服。（《上海常用中草藥》）
- 少年發育期能助長其筋骨：九層塔頭75公分，常與蚶殼仔草等合用，其效尤著。（《臺灣植物藥材誌(一)》）
- 治風濕筋骨酸痛：九層塔頭約200公分，用米酒燉豬前蹄服用。（《臺灣植物藥材誌(一)》）

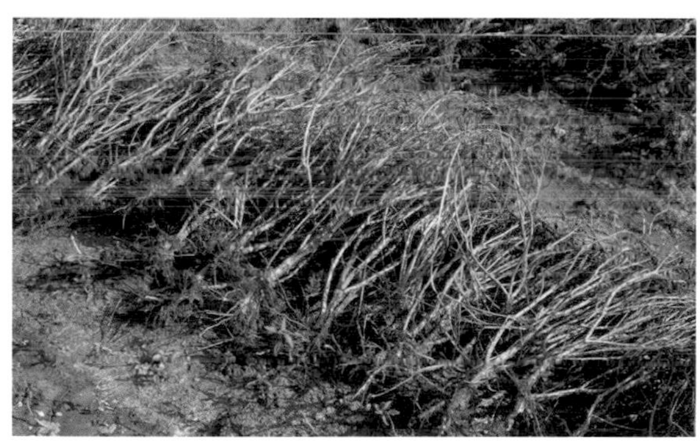

農民一般在九層塔的成長過程中，採摘其嫩莖葉供料理使用，而最後的老株經曝曬後可當藥材

- 治產後腰痛：取嫩心葉適量，加麻油煎蛋。（《趣談藥用植物》）

【實用】

嫩莖葉為常用之香料食材。

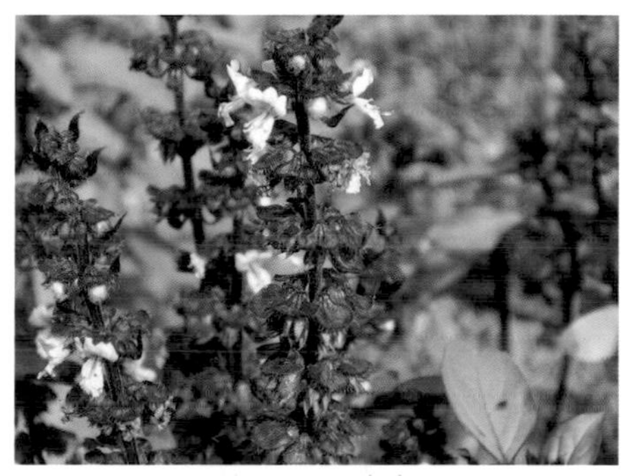

九層塔的花序屬於輪繖花序

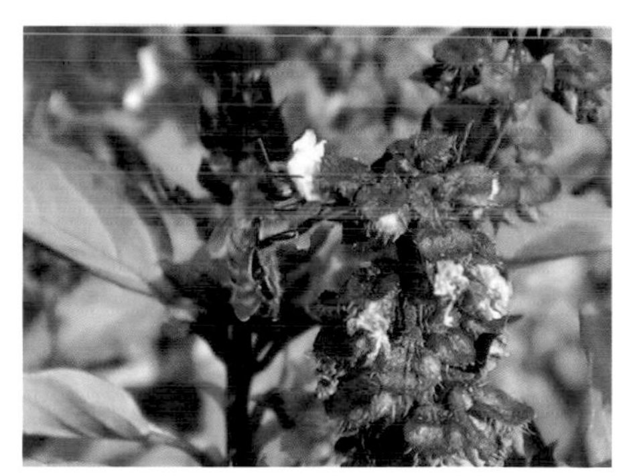

九層塔也是蜜源植物之一

編　語

- 臺灣民間取九層塔全草入藥時，習慣去小枝葉，尤其重視根部之藥用效力，藥材多以其粗莖及根切片而成，故藥材名習稱「九層塔頭」(頭字為臺語對植物根部的稱法)。

耳挖草 唇形科 Labiatae

學名：*Scutellaria indica* L.

別名：立浪草、印度黃芩、韓信草、疔瘡草、大葉半枝蓮、虎咬癀 、向天盞

分布：臺灣中、北部山區

花期：9月至翌年4月

【形態】

多年生草本，高可達20公分，莖直立或基部傾斜，通常叢生，全株被毛。單葉對生，具葉柄，葉片闊卵形，長、寬近等長，1.5～4公分，基部鈍形至截形，先端鈍形，粗鋸齒緣，上下表面皆被柔毛。花輪有花2朵，集成偏側的頂生總狀花序，長可達8公分，花梗亦被毛。花萼鐘狀，宿存，具2唇，萼筒背生1囊狀盾鱗，呈「耳挖」狀。花冠藍紫色，2唇形，長1.5～2公分，上唇先端微凹，下唇有3裂片。雄蕊2對，不伸出。花柱細長，子房光滑。小堅果橫生，卵形，有小瘤狀突起。

【藥用】

全草有清熱解毒、活血止痛、止血消腫之效，治癰腫疔毒、肺癰、腸癰、瘰癧、毒蛇咬傷、肺熱咳喘、牙痛、喉痺、咽痛、筋骨疼痛、吐血、便血、咯血、創傷出血、跌打、皮膚搔癢等。

【方例】

- 治背癰：韓信草2兩(鮮品)，搗汁，沖熱酒服，渣敷患處。(《福建中草藥》)
- 治肺癰：韓信草2兩(鮮品)，水煎代茶飲。(《江西草藥》)
- 治小兒高熱抽搐：韓信草1～2兩(鮮品)，燈心為引，水煎服。(《江西草藥》)
- 治全身筋骨痛：韓信草4兩(鮮品)、紅棗2個、豬瘦肉7兩，水燉，服湯食肉。(《江西草藥》)
- 治肺熱咳嗽：印度黃芩3兩(鮮品)，煎湯代茶，頻服。(《泉州本草》)

【實用】

嫩莖葉可食。

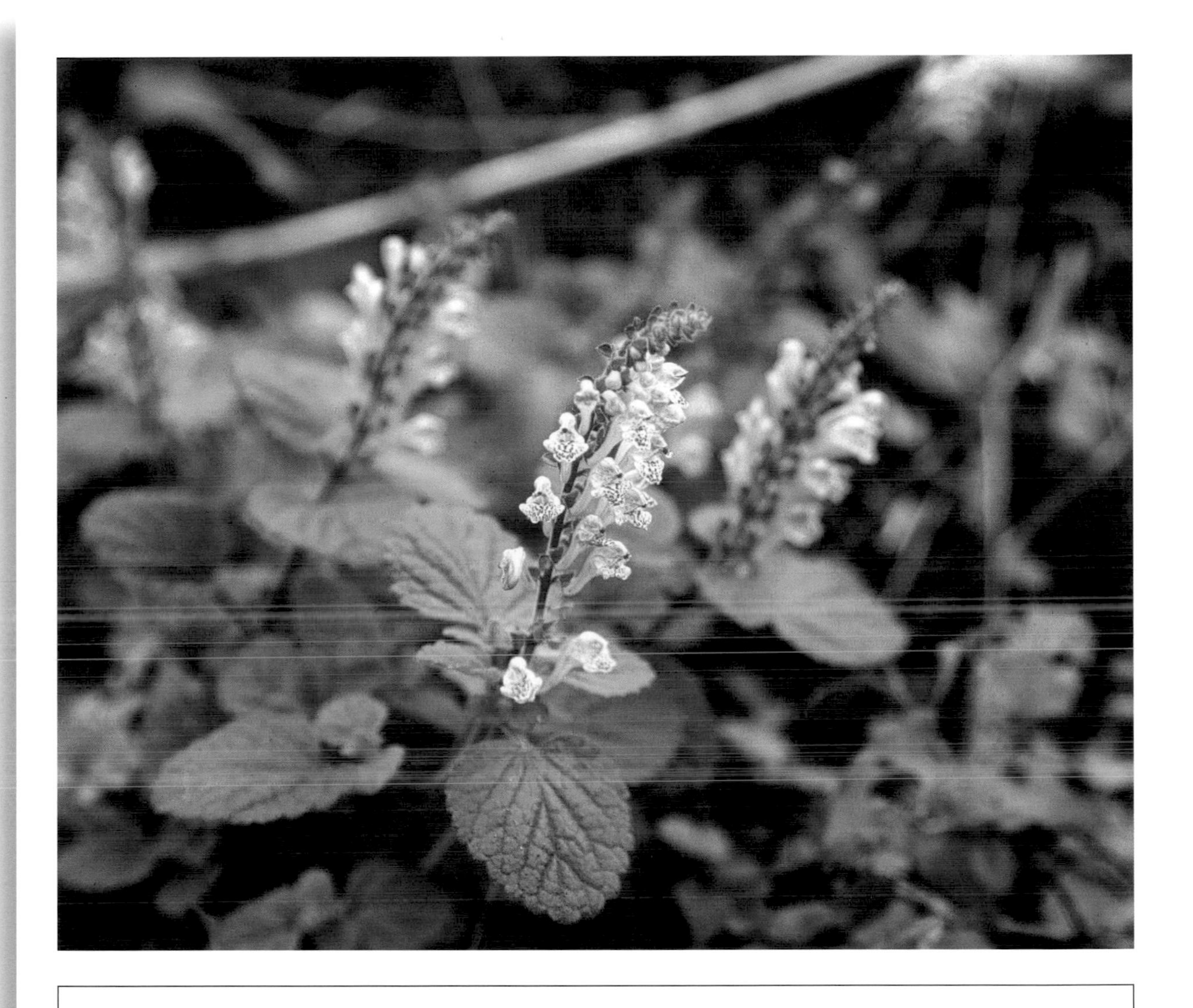

編語

- 選購本品(乾品)應以莖枝細勻、葉多、色綠褐、帶有「耳挖」狀果枝者為佳。又本品煎湯內服用量為3～5錢，鮮品則1～2兩，但上述(本書第150頁)出自《江西草藥》的3種方例，原書並未對其標註(鮮品)，筆者因考量其使用劑量之大，故於此處加註(鮮品)，以供讀者參考。

假酸漿 茄科 Solanaceae

學名：*Nicandra physaloides* (L.) Gaertn.
別名：水晶涼粉、藍花天仙子、天茄子、草本酸木瓜、果鈴、燈籠花、大千生
分布：臺灣各地人家散見栽培
花期：多於夏季

【形態】

一年生草本，高40～120公分，主根長錐形，有纖細的鬚根，莖稜狀圓柱形，具縱溝，常帶紫黑色。單葉互生，葉片卵形或橢圓形，長4～12公分，寬2～8公分，先端漸尖，基部闊楔形下延，粗鋸齒緣，兩面有稀疏毛。花單一，腋生，具長花梗，俯垂。花萼5深裂，裂片先端尖銳，基部心形，果時膨大，宿存，五稜合翼狀，形似小燈籠。花冠淺藍色，鐘形。雄蕊5枚。子房3～5室。漿果球形，黃色，包裹在膨大的宿萼中。種子淡褐色。

【藥用】

全草有清熱、解毒、利尿、鎮靜之效，治感冒發熱、咳嗽、鼻淵、熱淋、癰腫瘡癤、疥癬、癲癇、狂犬病等。

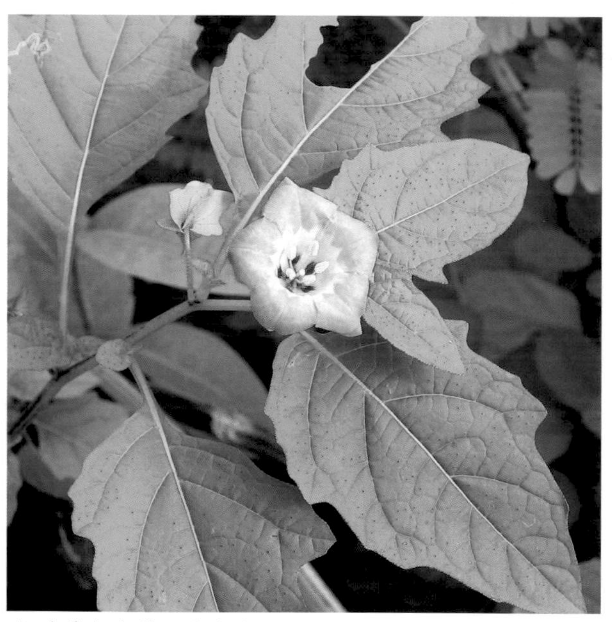

假酸漿在臺灣只見栽培

【方例】

- 治發燒：水晶涼粉3錢，煨水冷服。（《貴州草藥》）
- 治熱淋：水晶涼粉、車前子各3錢，煨水服。（《貴州草藥》）
- 治鼻淵：（大千生）花1～3錢，水煎服。（《雲南中草藥》）
- 治瘡癰腫痛、風濕性關節炎：（大千生）果實0.5～1錢，水煎服。（《雲南中草藥》）

【實用】

乾燥花萼可久藏，為插花之高級花材。

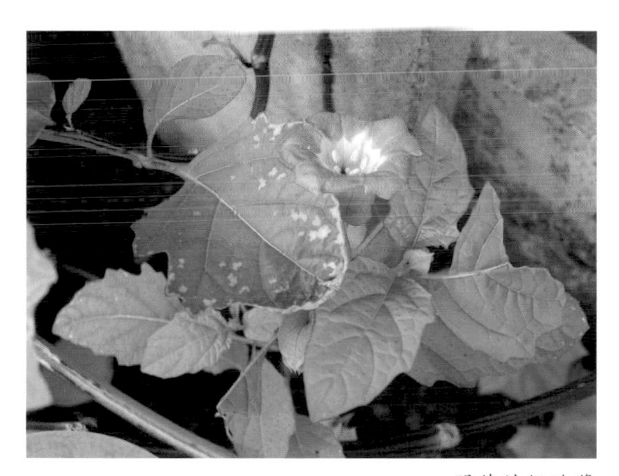

開花的假酸漿

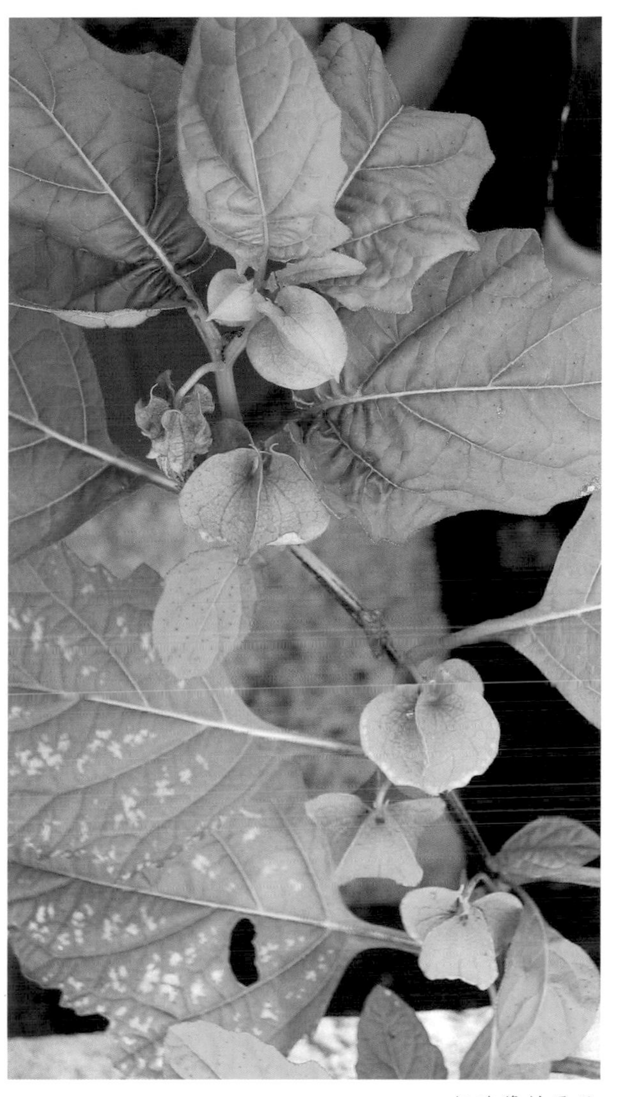

假酸漿結果了

編語

- 現代藥理研究發現本植物所含假酸漿烯酮，可能具有抗腫瘤作用。

苦蘵 茄科 Solanaceae

學名：*Physalis angulata* L.
別名：炮仔草、燈籠草、燈籠酸漿、天泡草、蝶仔花、白厚朴、甘仔蜜、爆竹草、劈朴草
分布：臺灣全境低海拔較潮濕地區
花期：4～8月

【形態】

一年生草本，高30～50公分，疏被短柔毛或近無毛，枝條具稜。單葉互生，柄長1～2.5公分，葉片闊卵形至卵狀橢圓形，長3～6公分，寬2～4公分，基部楔形，先端漸尖，不明顯齒牙緣或近全緣。花單生於葉腋，花梗纖細。花萼鐘狀，5裂，裂片披針狀三角形，外被毛。花冠闊鐘形，淡黃色，喉部常有紫斑，5淺裂，被毛。雄蕊5枚。子房2室。萼片花後宿存，結果時膨大，具數稜，裹住果實。果實為漿果，球形，熟時黃綠色。種子圓盤狀。

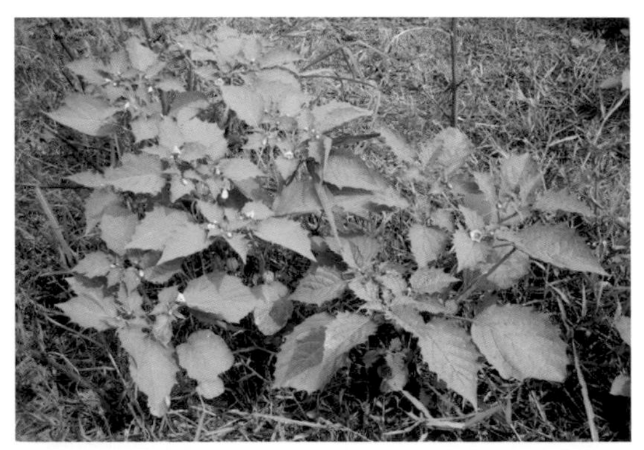
苦蘵爲鄉間常見植物

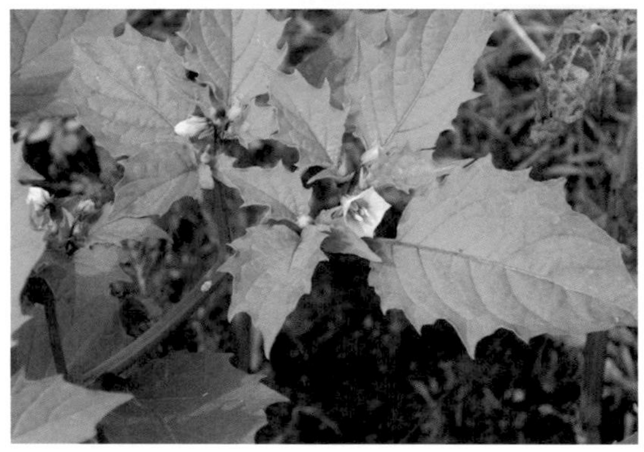
開花的苦蘵

【藥用】

全草有清熱、解毒、利尿、消腫、祛風之效，治感冒、肺熱咳嗽、咽喉腫痛、牙齦腫痛、濕熱黃疸、痢疾、熱淋、水腫（陽水實證）、婦女經來腹痛、子宮炎、輸卵管炎、卵巢炎等，鮮品搗爛外敷，治疔瘡甚效。果實能解毒、利濕，治牙痛、疔瘡等。根能利水、通淋，治水腫腹脹、黃疸、熱淋等。

【方例】

- 治子宮炎、卵巢炎：炮仔草、小本白花草、鐵馬鞭、益母草各12公分，鴨舌癀8公分，水煎服。（《臺灣植物藥材誌(二)》）
- 治腸風、腹痛、氣脹：炮仔草20公分、桃仔葉4公分，半酒水煎服。（《臺灣植物藥材誌(二)》）
- 治腹痛兼嘔吐者：炮仔草、青木香、細辛、馬蹄金、樟根、雙面刺各20～40公分，半酒水煎服。（《臺灣植物藥材誌(二)》）
- 治喉痛：炮仔草40公分，水煎服。（《臺灣植物藥材誌(二)》）
- 治發燒、咳嗽兼喉痛：燈籠草、雞角刺根各16公分，甜珠仔草、一枝香、苦楝癀各12公分，水煎服。（《臺灣植物藥材誌(二)》）
- 治喉癢、咳嗽兼無痰：燈籠草、雞角刺根、西瓜皮各20公分，蛇舌癀、蔓草豆各10公分，水煎服。（《臺灣植物藥材誌(二)》）
- 治胃熱口瘡：燈籠草、蛇舌癀、咸豐草、蘆根、菝葜各20公分，小金英根32公分，水煎服。（《臺灣植物藥材誌(二)》）
- 治急性淋病：炮仔草75公分，煎冰糖服，奇效。（《臺灣植物藥材誌(二)》）
- 治小兒疝氣：炮仔草60公分，煮酒服，或水煎服。（《臺灣植物藥材誌(二)》）
- 敷疔：炮仔草、烏支仔草、臭瘥草、南風草(咸豐草)等鮮草各10公分，共搗爛，外敷患處。（《臺灣植物藥材誌(二)》）

【實用】

成熟果實(需去除宿萼)及嫩葉可食。

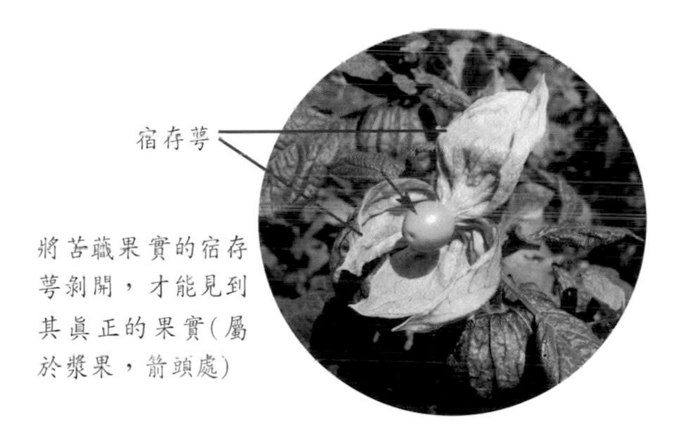

將苦蘵果實的宿存萼剝開，才能見到其真正的果實(屬於漿果，箭頭處)

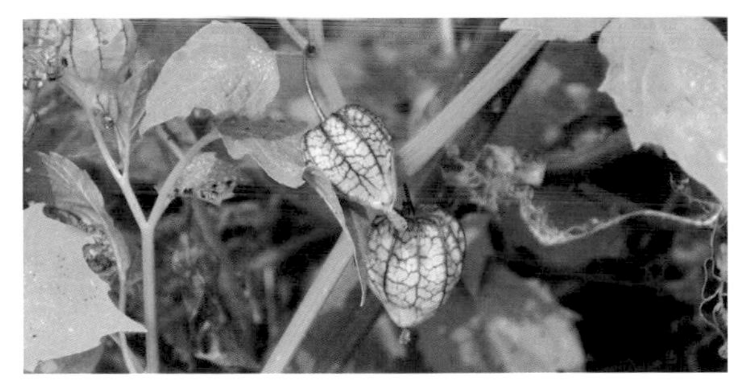

苦蘵的果實原爲球形，但被宿萼包裹，外形酷似燈籠

編語

- 本植物味苦，故名稱中帶「苦」字。現代藥理研究則發現其所含酸漿苦味素(Physalin)群，可能部分具有抗腫瘤作用。

過長沙 玄參科 Scrophulariaceae

學名：*Bacopa monnieri* (L.) Wettst.
別名：百克爬草、白花豬母菜、蛇鱗菜、白線草、假馬齒莧
分布：臺灣全境郊野潮濕地區及沿溪流至海拔高約1200公尺山區
花期：9月至翌年1月

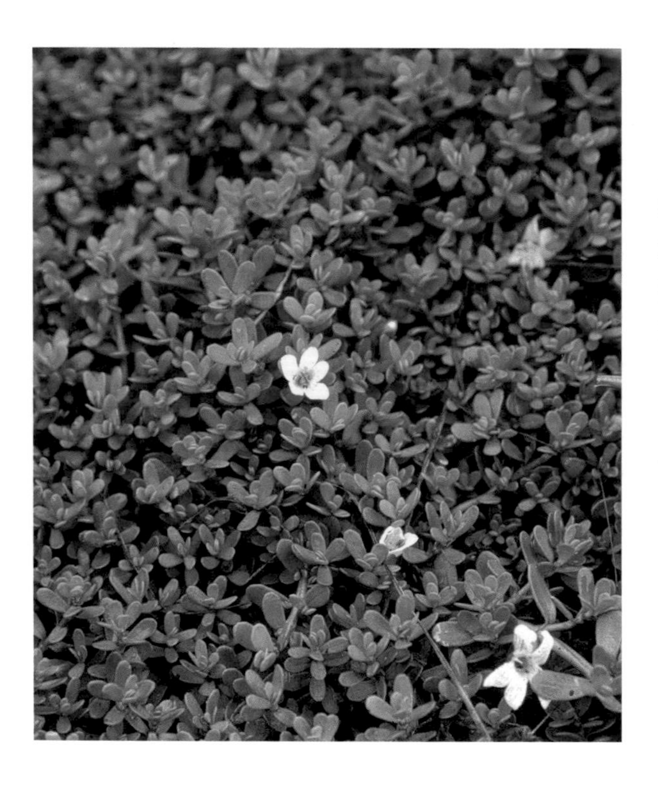

【形態】

匍匐草本，節上生根，略帶肉質，全株光滑，莖長5～25公分，多分枝。單葉對生，無柄，葉片倒卵狀長橢圓形，長0.8～2公分，寬0.3～0.6公分，基部銳形，先端鈍形或圓形，全緣或鈍齒緣。花單生於葉腋，花梗較花萼長。萼下有1對條形小苞片。花萼5深裂，裂片卵狀長橢圓形，先端銳形。花冠鐘狀，白色、紫色或淺藍色，長近1公分，不明顯2唇形，上唇2裂，下唇3裂。雄蕊4枚，2強。柱頭頭狀，2歧。蒴果闊卵形，先端銳形。種子橢圓狀錐形，一端平截，有光澤，黃棕色。

【藥用】

全草有清熱涼血、解毒消腫之效，治痢疾、目赤腫痛、丹毒、痔瘡腫痛、象皮腫等。

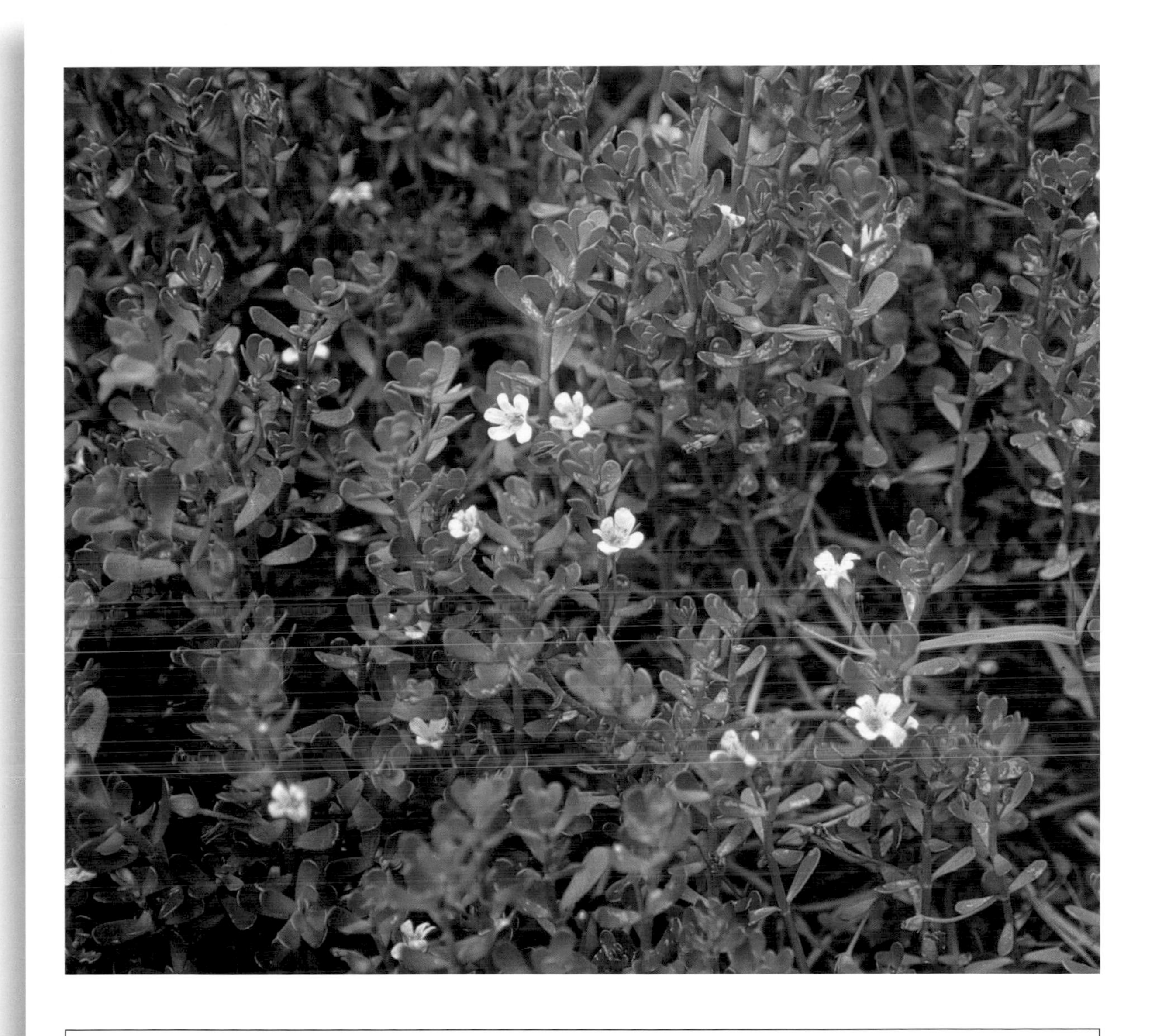

編　語

- 本品味微甘、淡，性寒，煎湯內服用量為5錢至1兩。

海螺菊 玄參科 Scrophulariaceae

學名：*Ellisiophyllum pinnatum* (Wall. *ex* Benth.) Makino
別名：幌菊、菊糖草
分布：臺灣全境海拔1000～2000公尺之林緣、谷地
花期：5～6月

【形態】

小型草本，全株被硬毛，莖纖細，長10～20公分，攀緣性，節上生根。單葉互生，柄長3～6公分，葉片闊卵狀長橢圓形，長2～6公分，寬2～5公分，膜質，深羽狀裂，裂片5～7，倒卵狀楔形，先端鈍鋸齒或小淺裂。花單生於葉腋，花梗長3～8公分，纖細。花萼長0.5～0.7公分，膜質，5裂，裂片卵形，先端銳形。花冠直徑約1公分，白色，裂片匙形。蒴果球形。種子少，直徑約0.2公分。

【藥用】

全草有滋陰潤燥、平肝明目之效，治頭暈目眩、目視不清、肺熱咳嗽、腹痛下痢、癰腫、鵝掌風等。

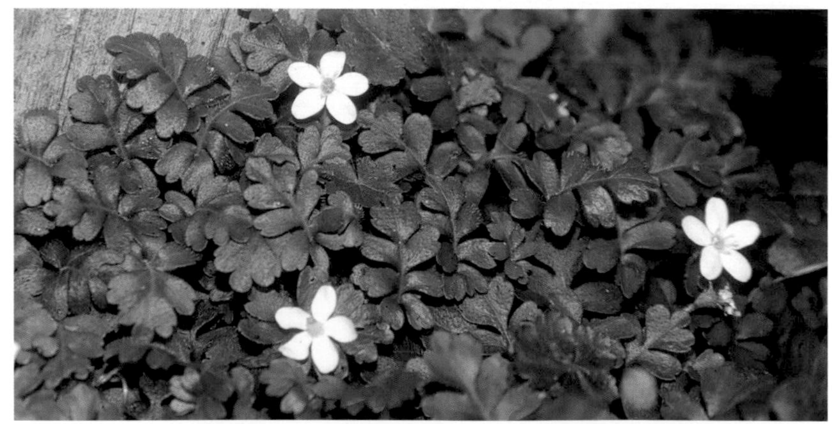

海螺菊開著白色花

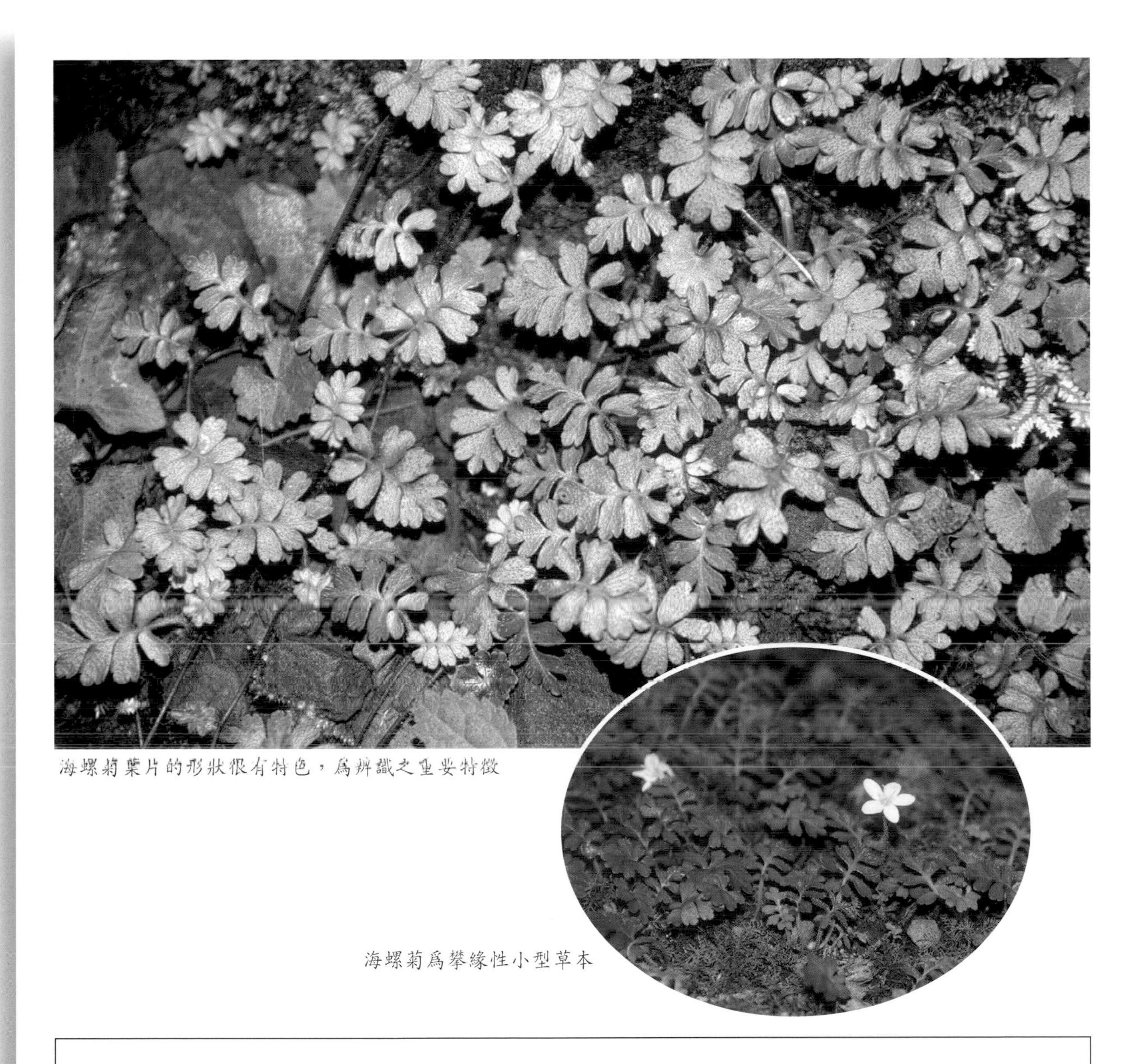

海螺菊葉片的形狀很有特色，爲辨識之重要特徵

海螺菊爲攀緣性小型草本

編 語

本品味淡，性平。

甜珠草 玄參科 Scrophulariaceae

學名：*Scoparia dulcis* L.
別名：甜珠仔草、珠仔草、野甘草、假甘草、土甘草、甜草、冰糖草、四時茶、雞骨癀、硬骨草、滿天星
分布：臺灣全境郊野、耕地，中、南部多見
花期：5～9月

【形態】

直立草本或亞灌木狀，高可達1公尺，全株光滑，莖多分枝。單葉，對生或3葉輪生，近無柄，葉片菱狀披針形或長橢圓形，長1～2.5公分，寬0.5～1公分，基部漸狹，先端銳形，鋸齒緣。花單朵或成對生於葉腋，細小，白色，花梗細，長0.5～1公分。無小苞片。花萼4深裂，裂片卵狀長橢圓形。花冠幅形，4裂，裂片先端鈍形。雄蕊4枚，近等長，花藥箭形。花柱挺直，柱頭截形。蒴果卵圓形至球形，直徑約0.5公分，較宿萼稍長。

【藥用】

全草有清熱利濕、疏風止咳之效，治感冒發熱、肺熱咳嗽、氣管炎、肺炎、咳血、吐血、失聲、咽喉腫痛、中氣不足、夏天過勞、口乾、腸炎、腹痛、熱痢、月經過多、小便不利、小便帶赤、淋病、腳氣水腫、濕疹、痱子、高血壓等。

【方例】

- 治眼炎：甜珠仔草40公分，羊角豆根、番姜仔頭各20公分，酒水各半，燉雞肝服。（《臺灣植物藥材誌（一）》）
- 治跌打：甜珠仔草70公分，半酒水煎服。（《臺灣植物藥材誌（一）》）
- 治眼病：甜珠仔草75公分，燉雞肝服。（《臺灣植物藥材誌（一）》）
- 治黃疸：甜珠仔草75公分，與等量之水丁香煎服。（《臺灣植物藥材誌（一）》）
- 治肺炎：甜珠仔草、茄苳根各約110公分，水煎服。（《臺灣植物藥材誌（一）》）
- 治肝炎：甜珠仔草約110公分，加蜜棗3個，水煎代茶飲用。（《臺灣植物藥材誌（一）》）
- 治高熱或兼咳嗽者：甜珠仔草、一枝香、蚊仔煙各40公分，水煎服。（《臺灣植物藥材誌（一）》）

✿治發熱、咳嗽兼咽喉痛（喉頭支氣管炎）：甜珠仔草、咸豐草、一枝香各10公分，炮仔草（燈籠草）、雞角刺根各14公分，水煎服，若咳嗽較嚴重，可酌加麗春草及虎杖葉。（《臺灣植物藥材誌（一）》）

【實用】

本品味甘甜，為民間青草茶喜用原料之一，兼具有矯味效果。

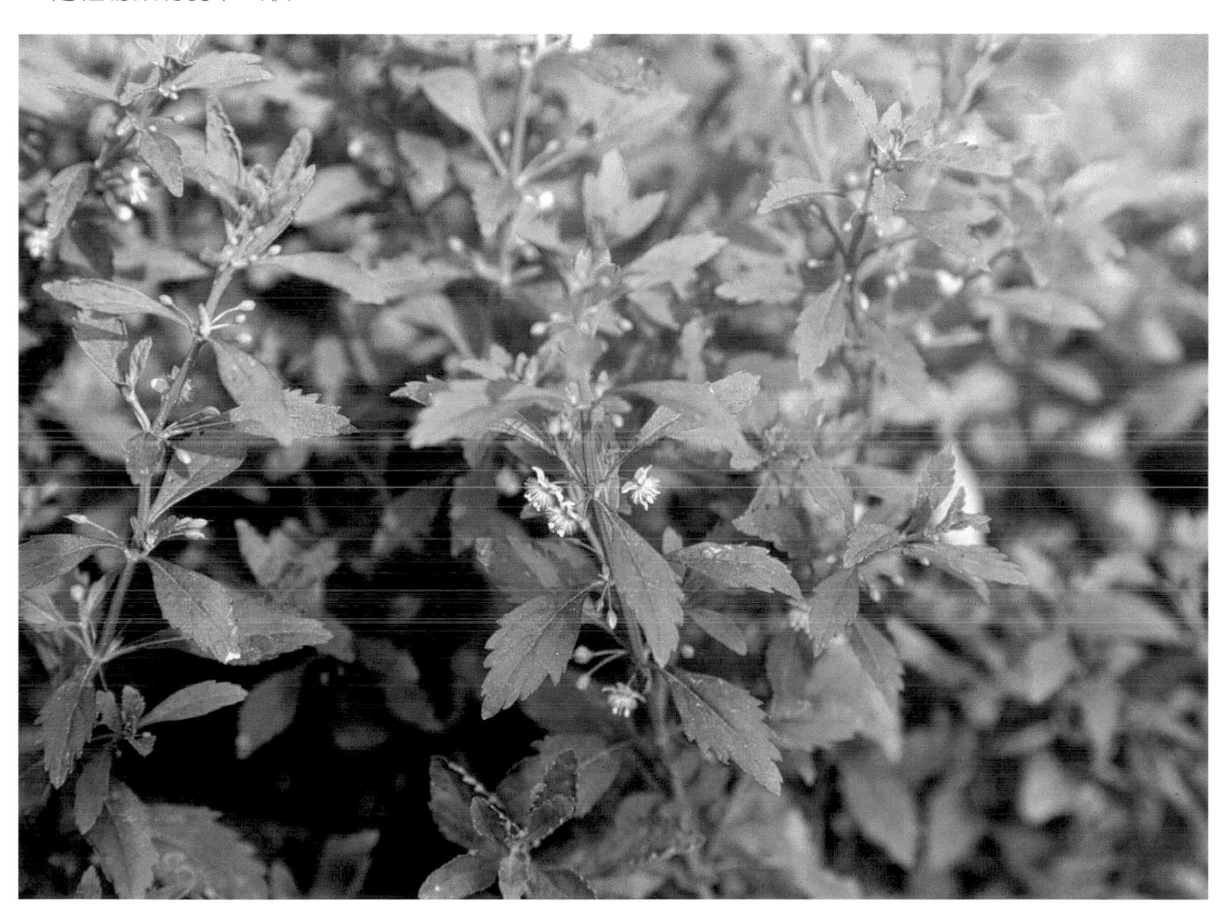

編語

✿現代藥理研究發現，本品具有抗病毒、抗癌、降血糖等作用。

曲莖馬藍 爵床科 Acanthaceae

學名：*Strobilanthes flexicaulis* Hayata
別名：曲莖蘭嵌馬藍、臺東山藍、曲莖山藍
分布：臺灣中、南部中海拔山區及蘭嶼森林中
花期：8月至翌年3月

【形態】

半灌木狀草本，高可達1公尺，光滑，多分枝，枝常呈「之」字形曲折，具狹翼。單葉對生，莖中部葉有柄，上部葉幾無柄。葉片橢圓狀卵形或廣卵形，大小變化極大，通常長8～18公分，寬3～6公分，基部楔形，先端尖形或漸尖形，鋸齒緣。莖上部及小枝葉漸小，葉片卵形或近圓形。花排成類似穗狀花序，花冠藍紫色，外側光滑，內面下部被硬毛，瓣緣5裂，裂片圓形，微凹頭。花萼裂片呈線形。2強雄蕊，長者被逆向粗毛，短者光滑。子房倒卵圓形，花柱長可達3公分，短柔毛及腺毛。蒴果圓柱形，長約2公分。種子長橢圓狀卵形，扁平，被密毛。

【藥用】

全草有清熱解毒、消腫止痛之效，治風熱感冒、口腔炎、咽喉腫爛、乙型腦炎、腮腺炎、肝炎等。

編語

本植物因莖節曲折狀，故得名。曲莖馬藍為臺灣民間「馬藍」藥材來源植物之一。

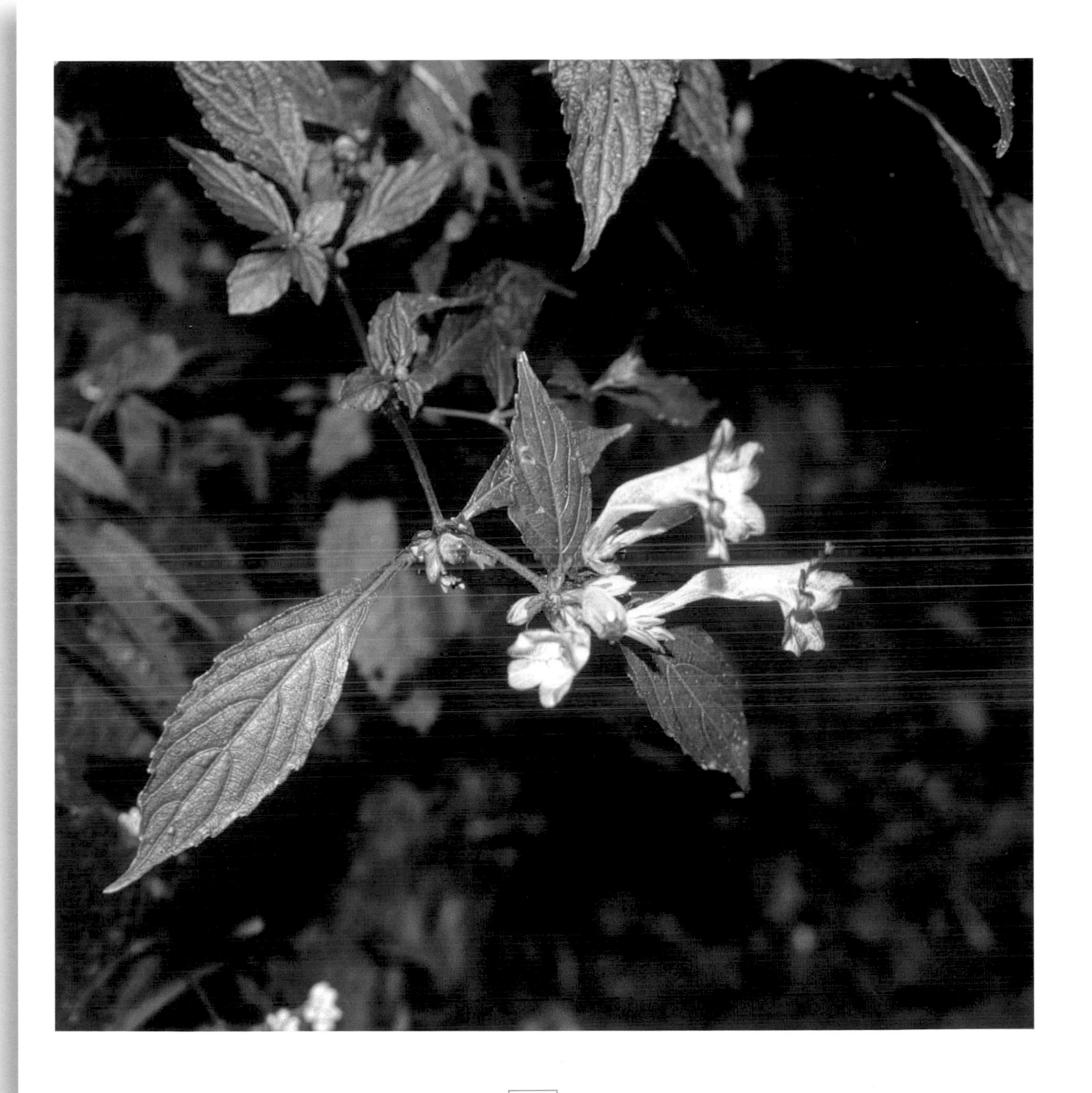

蘭嵌馬藍 爵床科 Acanthaceae

學名：*Strobilanthes rankanensis* Hayata
別名：小葉山藍、小葉馬蘭、小葉阿里山馬藍
分布：臺灣中部中海拔山區及海岸山脈森林中
花期：全年

【形態】

多年生草本，長可達50公分，莖纖細，匍匐狀，常於下部節上長根。單葉對生，具柄，葉片卵形或橢圓形，長2～5公分，寬2～3公分，基部突銳尖或近圓形，先端漸尖形或銳形，鋸齒緣不明顯，兩面光滑或疏被硬毛。花單一，腋生或頂生，幾無梗，花冠藍紫色，外側光滑，瓣緣5裂，裂片約等長，三角狀圓形，先端微凹。花萼深裂至基部，裂片線形，被短柔毛。雄蕊長而突出，花絲光滑，花藥長橢圓狀線形。子房橢圓形，花柱長可達3公分，疏被腺毛。蒴果圓柱形，長1～2公分。種子橢圓形，先端尖，密被長毛。

【藥用】

全草有清熱解毒、消腫止痛之效，治感冒發熱、咽喉腫痛、肝炎、肺炎、結膜炎等。

編 語

本品為臺灣民間「馬藍」藥材來源植物之一。

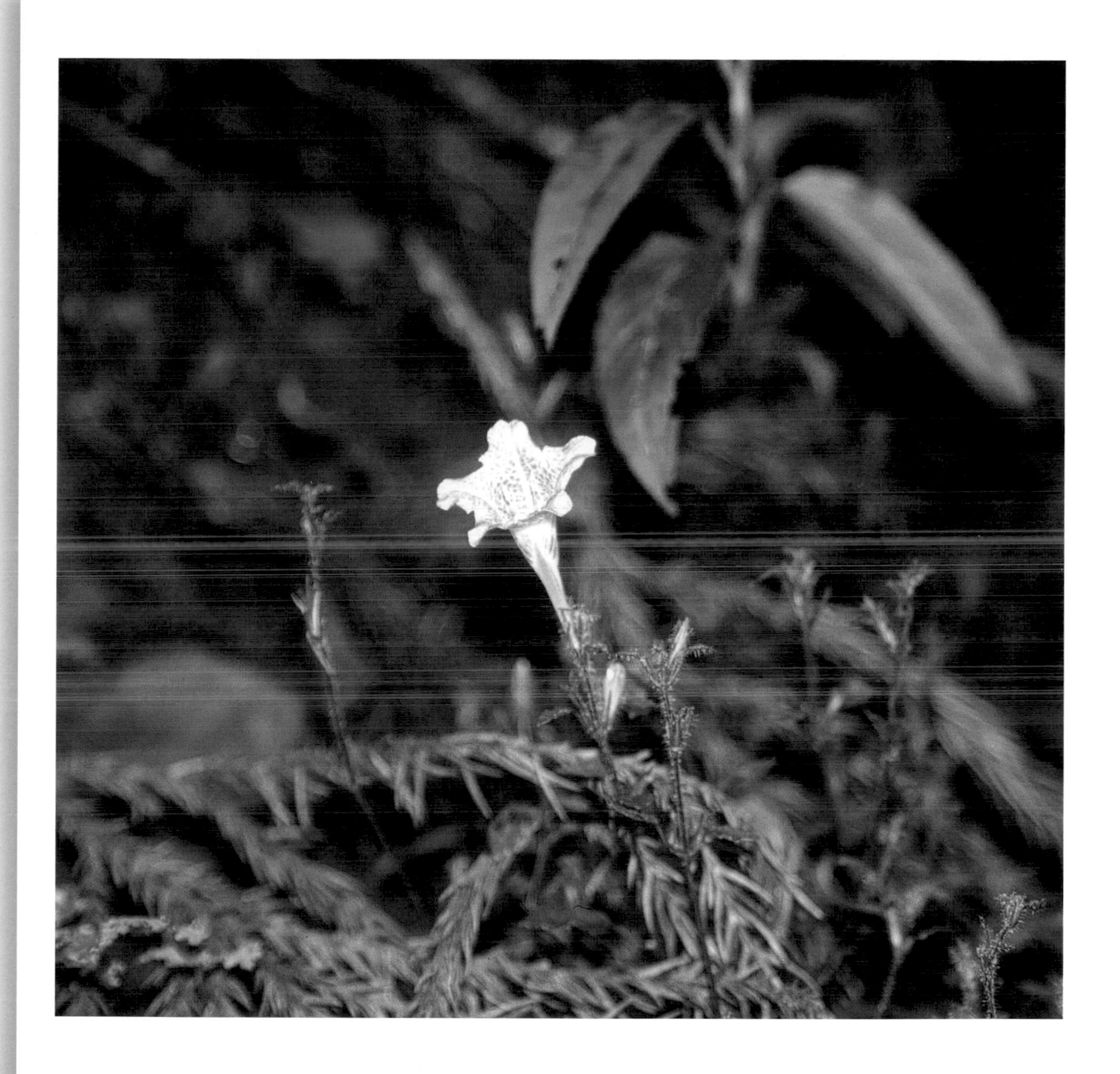

角桐草 苦苣苔科 Gesneriaceae

學名：*Hemiboea bicornuta* (Hayata) Ohwi
別名：臺灣半蒴苣苔、玲瓏草、角桐花、臺灣角桐草
分布：臺灣全境中至高海拔山區陰涼處或疏林內
花期：8月至翌年1月

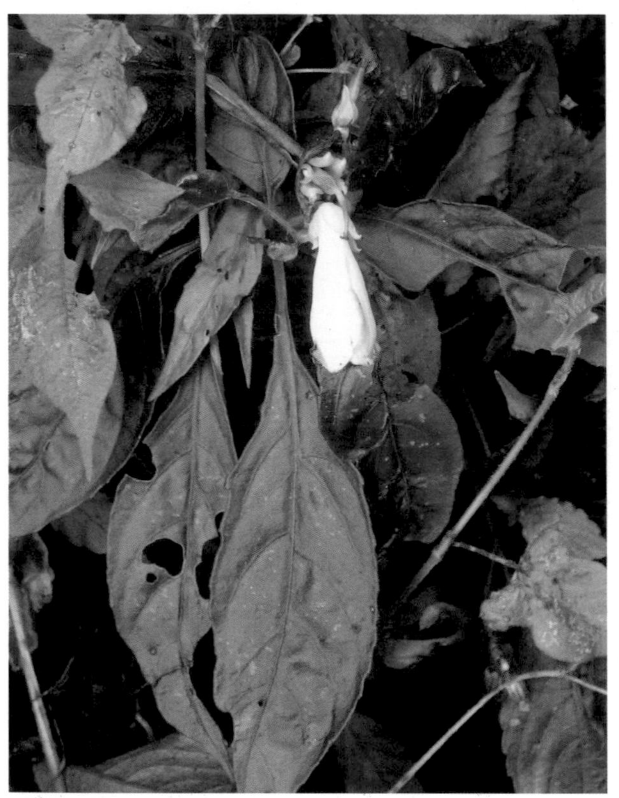

角桐草多生長於潮濕陰涼處

【形態】

多年生草本，高約1公尺，莖光滑，肉質，直立。單葉對生，柄長2～6公分，葉片橢圓形或稍呈鐮狀，長3～12公分，寬1～4公分，基部歪斜楔形，先端漸尖形，上半部鋸齒緣，下半部近全緣，上表面無毛，下表面脈上疏被毛。聚繖花序，頂生或腋生，具花梗。苞片二型，外苞片較大，卵狀圓形，內苞片多卵形。花冠鐘形，外面白色，內為淡黃色，雜有紫紅色斑紋，長約4.5公分，花冠筒略彎曲，筒上部被長絨毛，下部被白毛，上唇2裂，下唇3裂。雄蕊著生於花冠筒上，可孕性2枚，花絲扁平，花藥合生。花柱無毛，柱頭頭狀。蒴果圓柱形，稍彎曲，先端具喙，基部狹窄。種子多數。

【藥用】

全草有清熱、解毒、生津、止血、止咳、利尿之效，治傷暑、心火內傷、高血壓、癰瘡腫毒、毒蛇咬傷、咳嗽、風熱咳喘、骨折等。

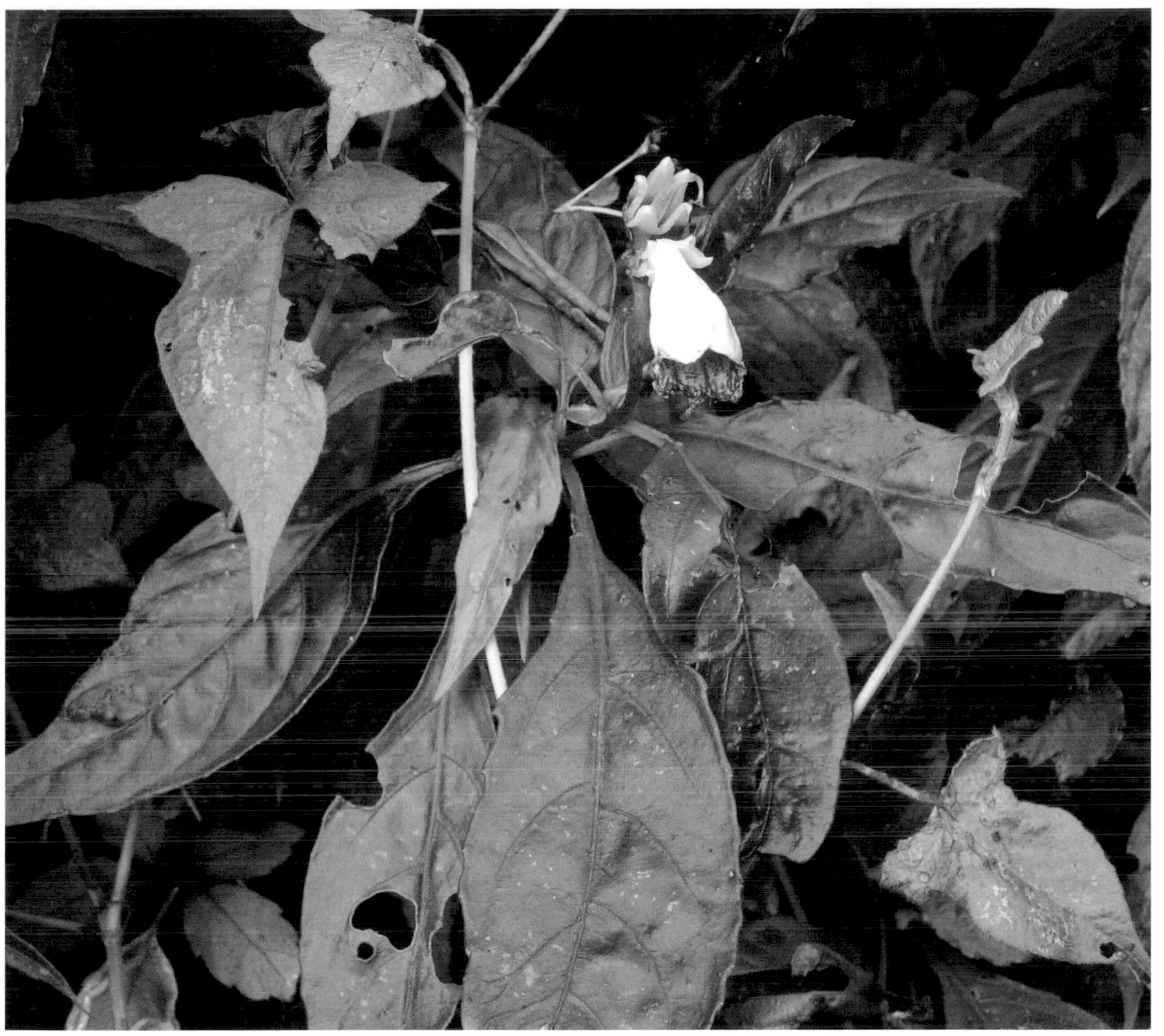

角桐草花冠的外面爲白色，内爲淡黃色，並雜有紫紅色斑紋

編 語

❋本品味微酸、澀，性涼，煎湯内服用量爲3～5錢。

尖舌草 苦苣苔科 Gesneriaceae

學名：*Rhynchoglossum obliquum* Blume var. *hologlossum* (Hayata) W. T. Wang
別名：尖舌苣苔、全唇尖舌苣苔、歪冠苦苣苔、大脖子藥、半邊臉、串珍珠
分布：臺灣全境低至中海拔山區林下或林緣的石上或溪邊
花期：7月至翌年3月

【形態】

多年生草本，莖稍肉質，高40～50公分，近無毛。單葉互生，柄長0.5～4公分，葉片歪卵形，長3～12公分，寬2～4公分，基部歪形，先端漸尖形，全緣，下面脈上疏被短毛。總狀花序，頂生或腋生，長3～12公分，花梗長約0.3公分。苞片線形，長約0.3公分，被粗毛。花萼短筒形，長約0.45公分，外側被腺毛，5裂，裂片披針形。花冠藍紫色，圓筒形，長約1.2公分，上唇2裂，裂片彎曲，下唇倒卵形，邊緣全緣。可孕性雄蕊2枚，著生花冠筒，花絲纖細，花藥合生。子房卵圓形，無毛，柱頭頭狀，宿存。蒴果卵球形，長約0.4公分，包於增大的宿存萼內。種子小，橢圓形，多數。

【藥用】

全草有軟堅散結之效，治甲狀腺腫大。

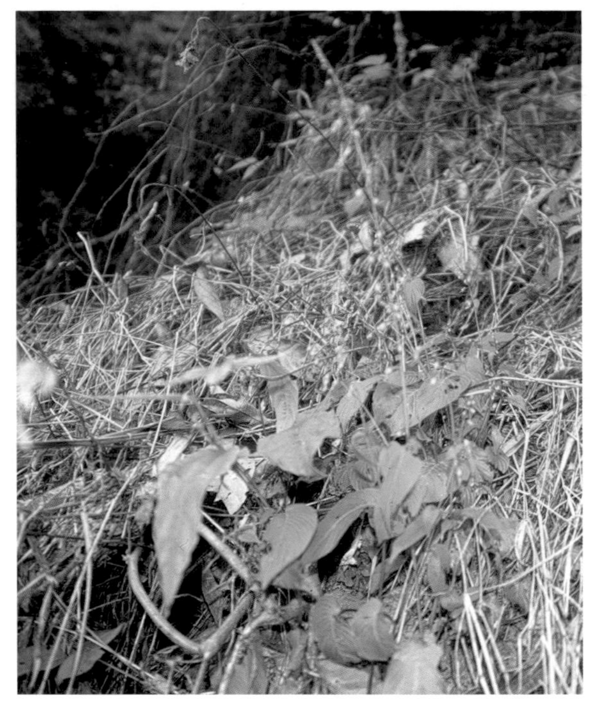

尖舌草喜歡生長於林下或林緣的石上或溪邊

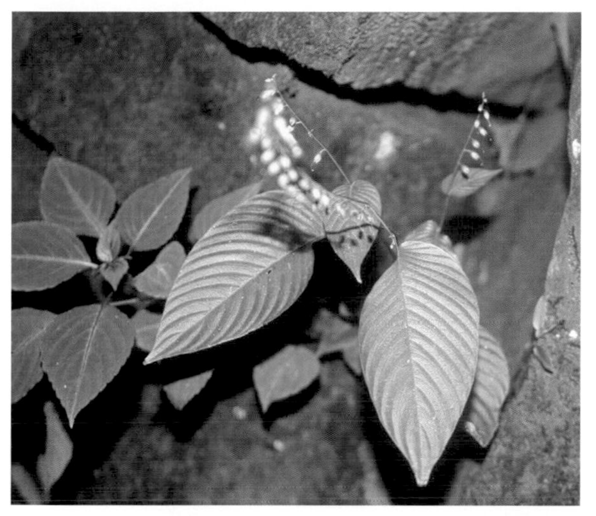

尖舌草的葉呈歪卵形

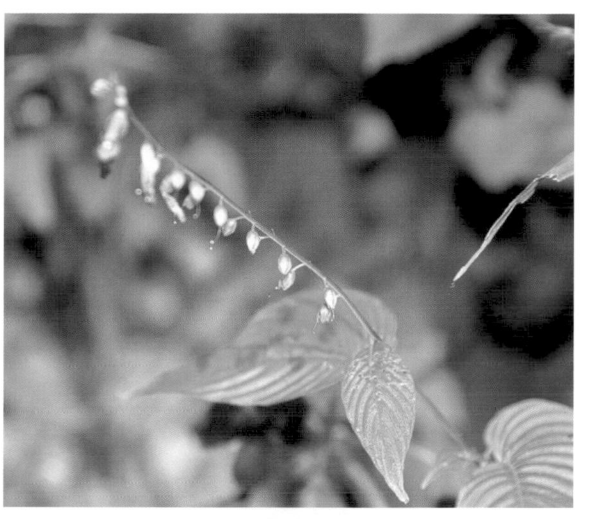

尖舌草花序上的花通常朝向同一側

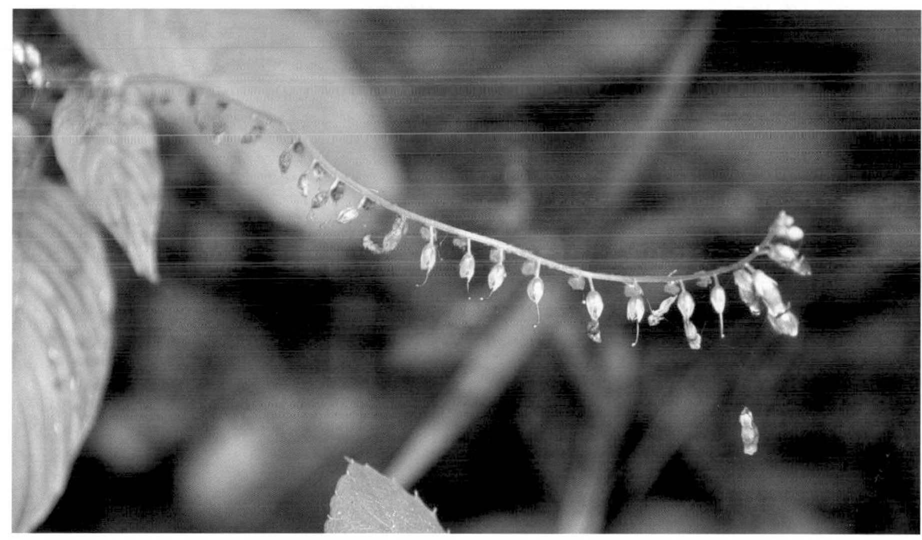

尖舌草的花序特寫

編　語

本品味鹹，性平，煎湯內服用量為3～5錢。

俄氏草 苦苣苔科 Gesneriaceae

學名：*Titanotrichum oldhamii* (Hemsl.) Solereder
別名：臺閩苣苔、臺地黃、土毛地黃、拉狸甲、攔狸蓮、龍鱗草、魚鱗甲
分布：臺灣全境低至中海拔山區潮濕岩石上或小山溝旁
花期：7～12月

【形態】

多年生草本，高約20～45公分。單葉對生，上部者偶互生，葉片橢圓至狹卵形，長達27公分，紙質，疏被細柔毛，先端漸尖，基部楔形，葉緣上半部呈齒狀，下半部近全緣。總狀花序頂生，每一花梗均生一苞片內，花梗長達1.5公分，花向一側。花冠黃色，先端裂片5，近相等，裂片具暗紫色斑。花萼鐘形。能育雄蕊4枚，退化雄蕊1枚。子房卵球形，柱頭2裂。蒴果卵球形，淡褐色，長約0.8公分。種子小，黑褐色，多數。

【藥用】

全草有利水通淋、清熱解毒、平肝止血、活血化瘀之效，治小便淋瀝澀痛、癰腫瘡癤、咯血（指咳嗽出血的病）、風濕關節痛、跌打腫痛、腰痛等。

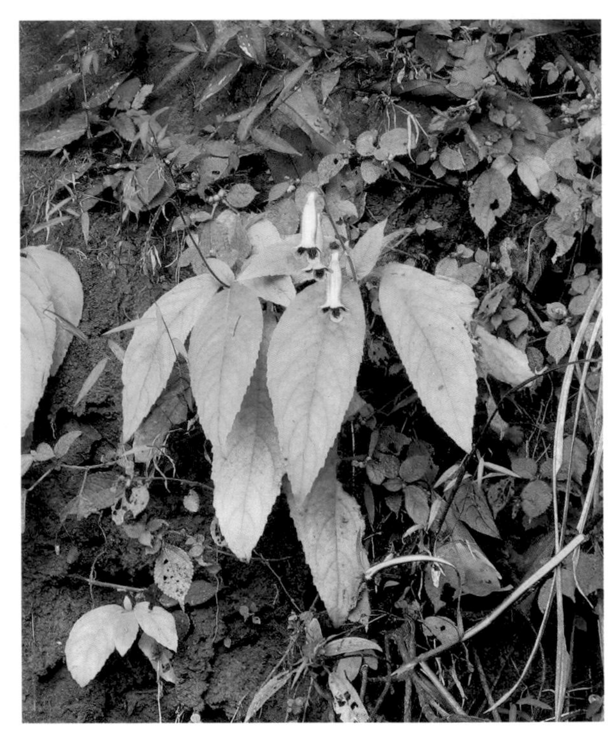

俄氏草喜生於潮濕岩石上或小山溝旁

俄氏草的花序特寫

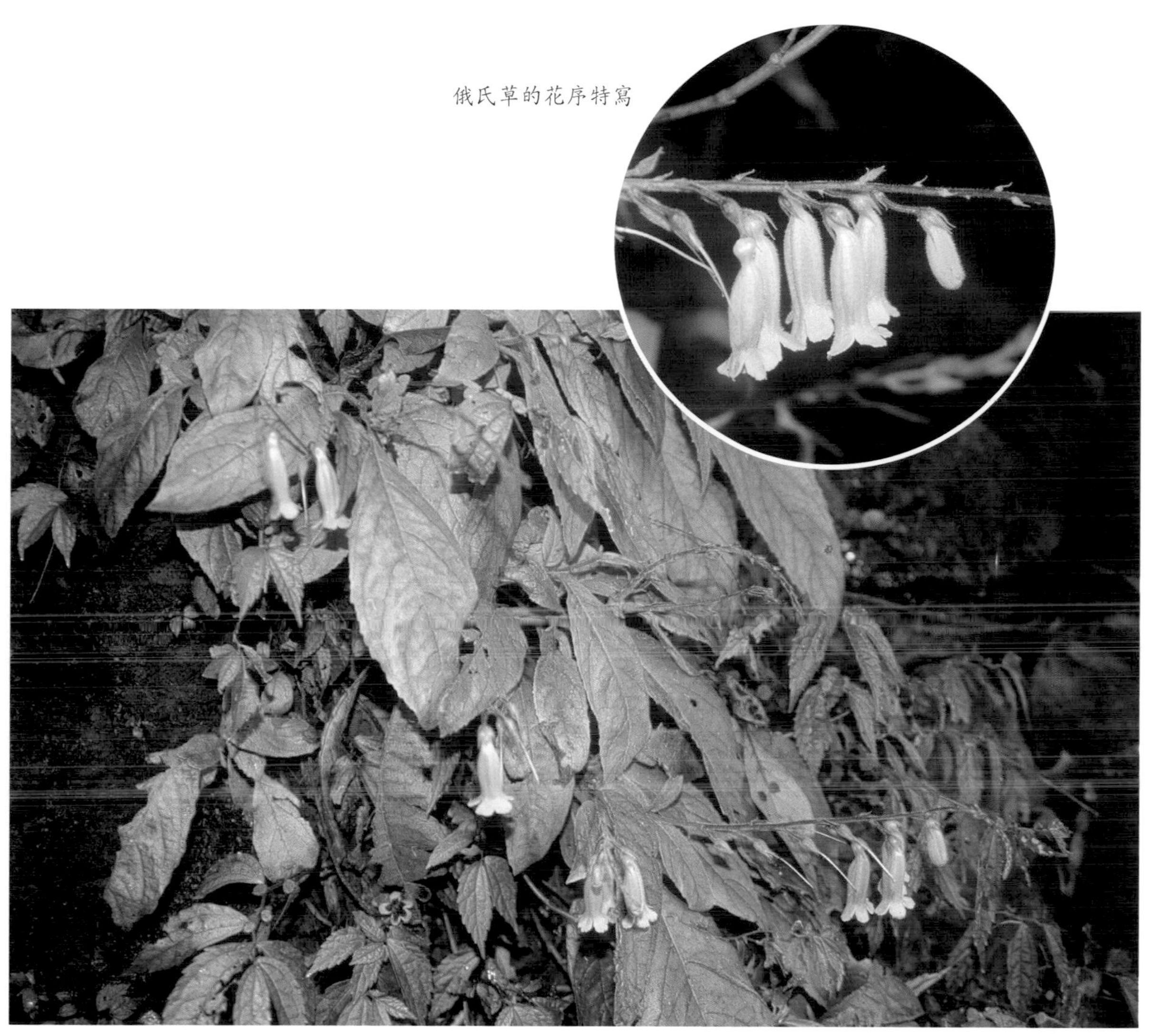

開著黃花的俄氏草，頗能吸引登山客的目光

編 語

本品味苦，性寒，煎湯內服用量為3～5錢。

半邊蓮 桔梗科 Campanulaceae

學名：*Lobelia chinensis* Lour.
別名：水仙花草、拈力仔草、急解索、細米草、蛇舌草
分布：臺灣各地田邊、溝邊等水濕地或山麓
花期：夏、秋間

【形態】

多年生蔓性草本，高5～15公分，全株光滑，有乳汁，根細圓柱形，淡黃白色。莖細弱匍匐，節處著地生多數鬚根，上部直立。單葉互生，無柄，條形或條狀披針形，長1～2.5公分，寬0.3～0.6公分，全緣或有疏齒。花單生於葉腋，淡紫色或白色，花冠基部合成管狀，上部向一邊5裂展開，中央3裂片較淺，兩側裂片深裂至基部。雄蕊5枚，聚藥。子房下位，柱頭2裂。蒴果頂端2瓣開裂。種子細小，橢圓形，微扁，多數。

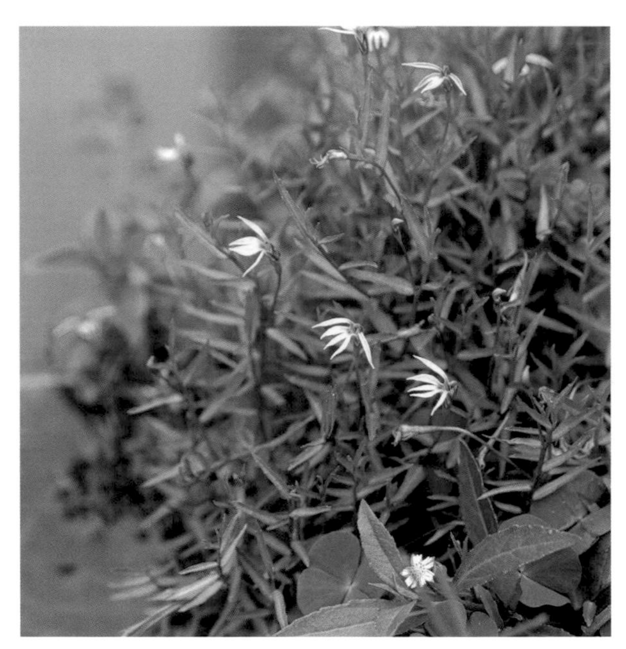
半邊蓮喜生於水濕地

【藥用】

全草有涼血解毒、利尿消腫、清熱解毒之效，治黃疸、水腫、肝硬化腹水、晚期血吸蟲病腹水、乳蛾、腸癰、毒蛇咬傷、跌打、痢疾、疔瘡等。

【方例】

- 退火，治小兒痲疹：拈力仔草40公分，搗汁服。（《臺灣植物藥材誌(二)》）
- 治痢疾：拈力仔草、紅乳仔草、鳳尾草、蚶殼仔草各40公分，水煎服。（《臺灣植物藥材誌(二)》）
- 治毒蛇咬傷：鮮拈力仔草40公分，搗汁兌酒服，其渣外敷患部。（《臺灣植物藥材誌(二)》）
- 治黃疸、水腫、小便不利：半邊蓮1兩、白茅根1兩，水煎，分2次用白糖調服。（《江西民間草藥驗方》）
- 治急性中耳炎：半邊蓮搗爛絞汁，和酒少許滴耳。（《嶺南草藥誌》）

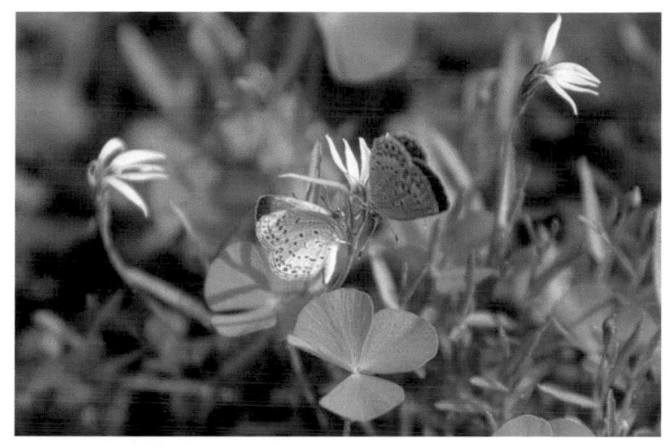

半邊蓮也是部分小蝶類的最愛，
圖中半邊蓮與田字草混生

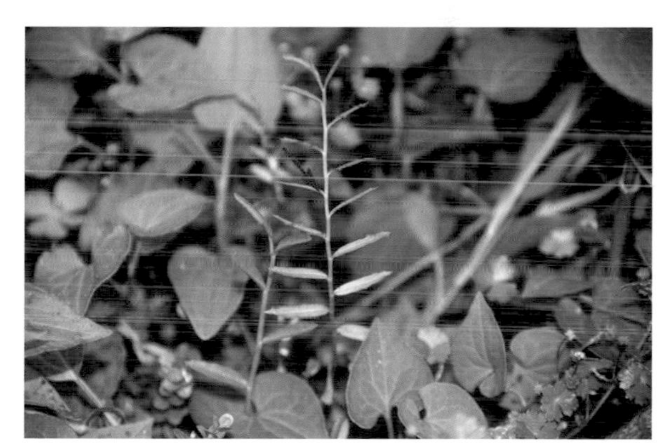

半邊蓮的葉呈互生（箭頭處）

編 語

- 關於上述所提「乳蛾」，即指扁桃腺炎。當咽喉疼痛，喉核紅腫，核上或附有點狀、片狀腐物，屬風熱為患，新感發病者，稱為「風熱乳蛾」，即急性扁桃腺炎。因臟腑虧損，虛火上炎，易反覆舉發的乳蛾，稱為「虛火乳蛾」，即慢性扁桃腺炎。

洋蓍草 菊科 Compositae

學名：*Achillea millefolium* L.

別名：一枝蒿、一苗蒿、鋸草、蜈蚣蒿、蓍、千葉蓍、歐蓍、洋蓍草

分布：臺灣各地散見人家栽培

花期：6～8月

【形態】

多年生草本，高40～100公分，根莖匍匐，莖直立，通常生白色長柔毛，中部以上葉腋常有短縮的不育枝。葉互生，無柄，葉片長圓狀披針形或近條形，長5～7公分，寬1～1.5公分，2至3回羽狀全裂，裂片細小，先端尖。頭狀花序多數，密集成複繖房狀。總苞片3層，覆瓦狀排列。每頭狀花序外圍有舌狀花5朵，舌片近圓形，白色或粉紅色，雌性：中央有管狀花，兩性。瘦果寬卵圓形，具翼，無冠毛。

【藥用】

全草有祛風、活血、止痛、解毒、調經之效，治高血壓、腸胃病、風濕痺痛、跌打損傷、血瘀經痛、月經不調、癰腫瘡毒、痔瘡出血、陰虛骨蒸、蛇犬咬傷等。

【方例】

- 治跌打損傷、疔瘡腫毒：千葉蓍5錢、土當歸3錢，水煎服。並取千葉蓍適量，煎水熏洗患部。（《新疆中草藥》）
- 治痔瘡出血、經痛、外傷出血：千葉蓍3錢、紫參2錢，水煎服。（《新疆中草藥》）

【實用】

本植物可當觀賞栽培。

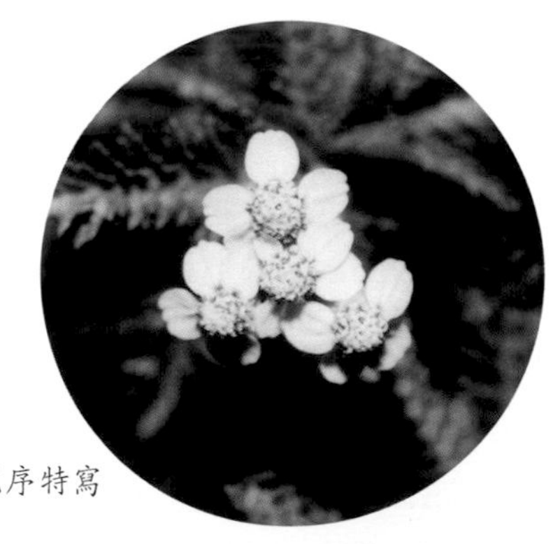

洋耆草的頭狀花序特寫

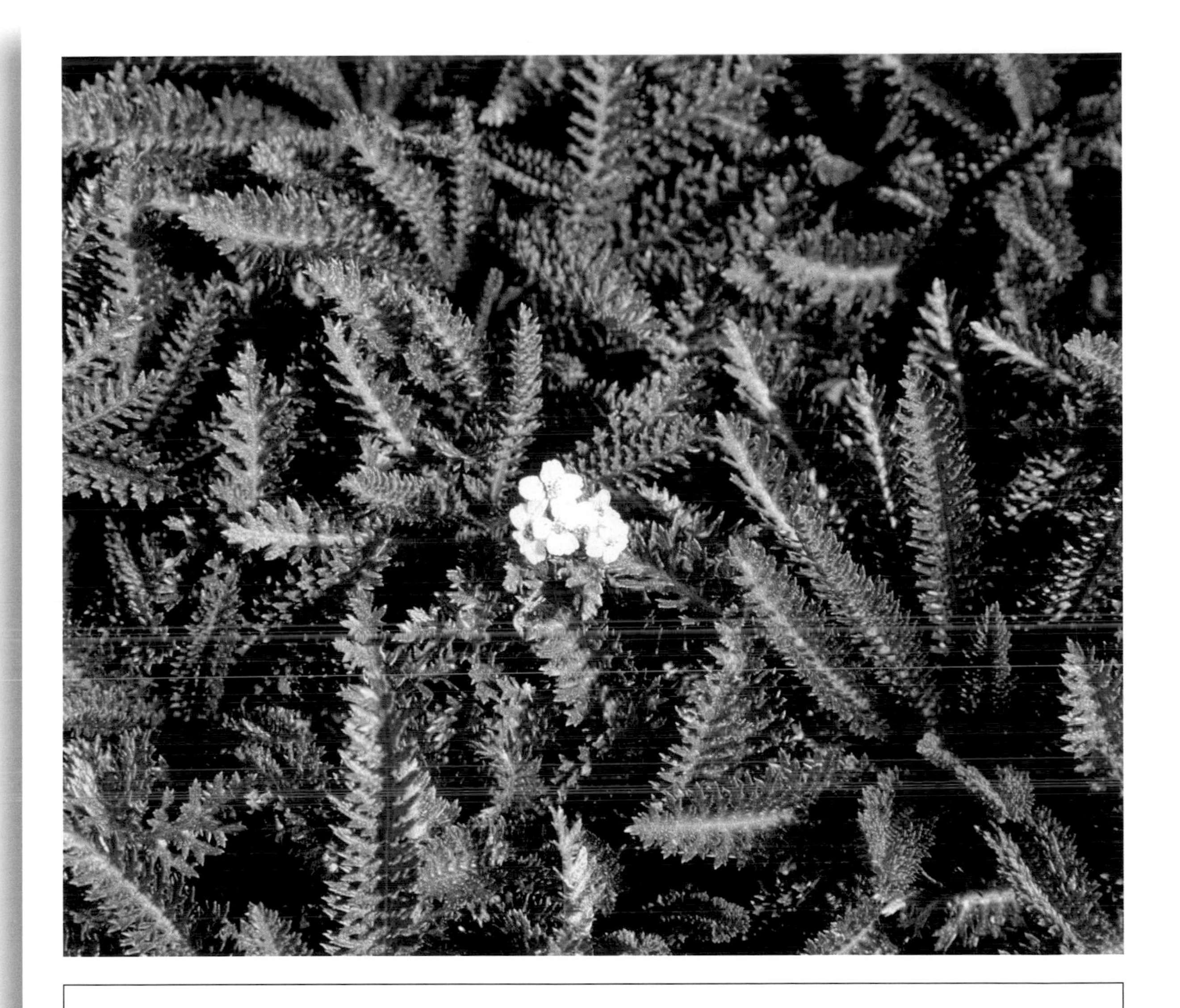

編 語

取本植物鮮葉少許(約直徑1公分之圓片即可)，置入口中咀嚼，最初無明顯感覺，之後即有麻舌反應，所以，宜慎用。筆者曾於苗栗縣進行藥草調查時，發現有當地居民將其葉曬乾泡茶飲，據說可促進人體血液循環。

石胡荽 菊科 Compositae

學名：*Centipeda minima* (L.) A. Br. & Asch.
別名：鵝不食草、小返魂、苦珠仔草、珠仔草、砂藥草、滿天星、散星草、吐金草、龍吐珠、蝶仔草
分布：臺灣全境田埂、菜園、休耕農地、路旁、屋邊或荒野濕地上
花期：5～10月

【形態】

一年生矮小草本，莖匍匐狀，多分枝，長8～20公分。單葉互生，無柄，長橢圓狀倒卵形至倒披針形，長0.7～2公分，寬0.3～0.6公分，先端鈍，基部楔形，前端具3～5粗鋸齒緣。頭狀花序徑0.3～0.4公分，無梗，腋生，扁球形。總苞2輪，半球形，總苞片長橢圓形。花序外圍雌花多層，花冠細管狀，黃綠色，長約0.02公分；中央為兩性花，花冠管狀，淡紫色，長約0.05公分，先端4裂。瘦果橢圓形，具4稜，邊緣有長毛，無冠毛，褐色，表面具細斑點。

【藥用】

全草有通鼻竅、祛風、止咳、消腫、解毒之效，治風寒頭痛、咳嗽痰多、鼻塞不通、鼻淵、鼻息肉、百日咳、慢性支氣管炎、結膜炎、瘧疾、喉痺、耳聾、目赤、痢疾、風濕痺痛、跌打損傷、腫毒、疥癬等。

【方例】

- 治跌打：鮮苦珠仔草全草，搗汁，沖酒服。(《臺灣植物藥材誌(一)》)
- 治眼病：鮮珠仔草切碎，麻油煎雞蛋服。(《臺灣植物藥材誌(一)》)
- 治一切毒蛇傷：鮮苦珠仔草40公分、青半夏20公分，共搗，外敷患處。惟後者毒性極強，若非蛇傷，切忌亂用。(《臺灣植物藥材誌(一)》)
- 治糖尿病：鮮珠仔草90公分，雞去四尖及內臟，忌用水洗，藥置肚內，米酒及水各半，燉服。(《臺灣植物藥材誌(一)》)
- 治鼻炎、鼻竇炎、鼻息肉、鼻出血：鵝不食草、辛夷花各1錢，研末吹入鼻孔，每日2次；或加凡士林20克，作成膏狀塗鼻。(《青島中草藥手冊》)

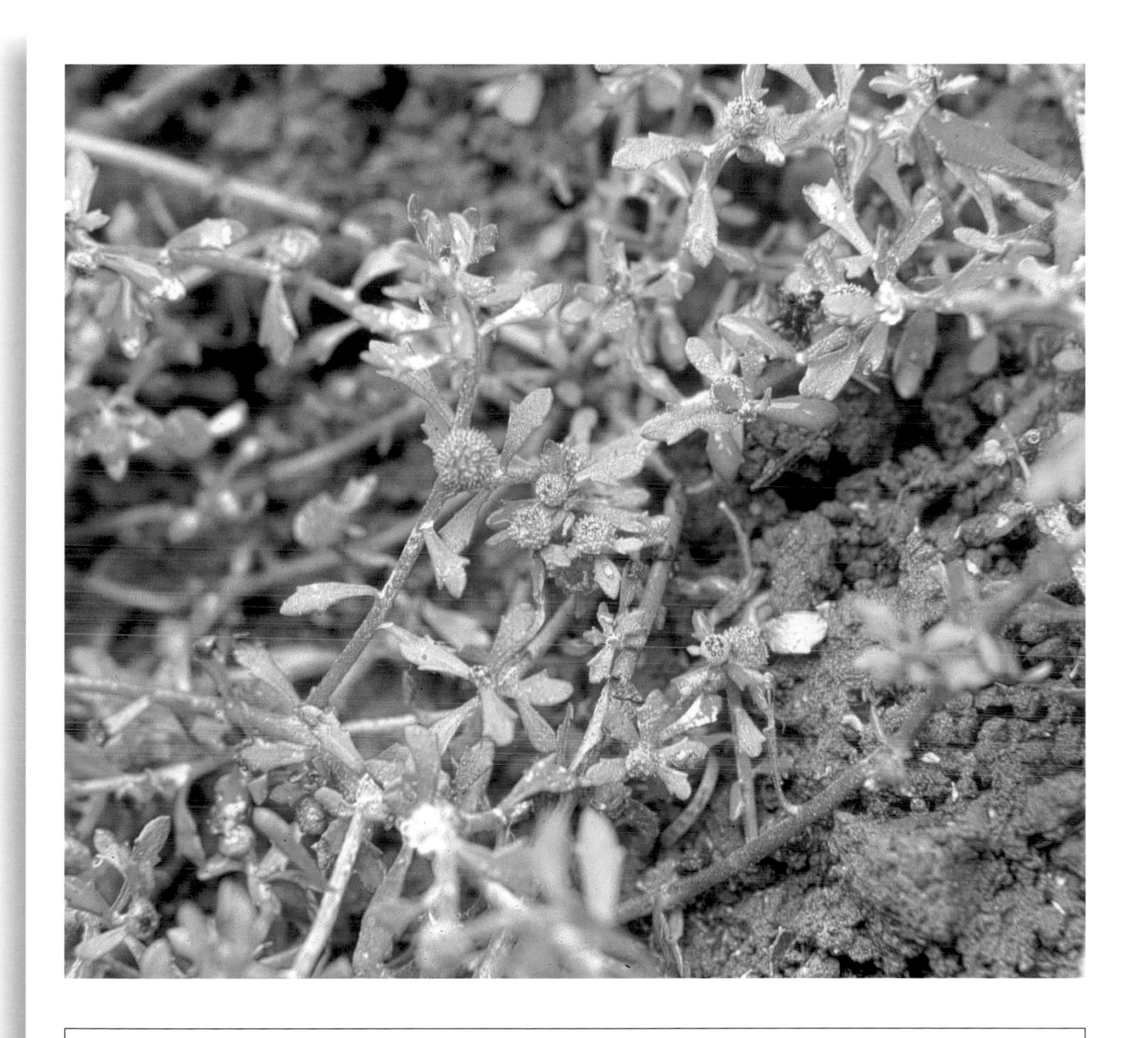

編 語

本品中醫師慣用乾品，但臺灣民間青草藥鋪所售多以鮮品為主。

茯苓菜 菊科 Compositae

學名：*Dichrocephala integrifolia* (L. f.) Kuntze
別名：魚眼草、蚯疽草、白頭菜、夜明草、肉桂草、泥鰍菜、山胡椒菊、一粒珠、豬菜草
分布：臺灣全境平地至海拔約3000公尺地區
花期：3～12月

【形態】

一年生草本，莖直立，高20～35公分，密被短細毛。下部葉長9～13公分，寬4～5公分，琴形，上下表面被短細毛，葉緣為羽狀中裂，頂生裂片卵圓形，鈍鋸齒緣，側生裂片1或2對，卵圓形或長橢圓形，粗鋸齒緣，最上層葉片長1～2公分，長橢圓形，全緣。頭狀花序球形，呈總狀排列，具長花序軸。總苞杯形，總苞片卵圓形，先端漸尖。花序外圍雌花數層，白色，可孕性；中央為兩性花，黃綠色。瘦果倒披針狀長橢圓形，稍扁平，無冠毛。

【藥用】

全草有活血調經、解毒消腫之效，治月經不調、扭傷腫痛、疔毒腫痛、毒蛇咬傷等。

【方例】

- 治小兒口瘡：魚眼草全草研末吹布。（《湖南藥物誌》）
- 治蚯疽（即小兒外生殖器焮腫）、小便不利：鮮蚯疽草和冬蜜，搗爛敷貼。（《福建民間草藥》）
- 治扭傷腫痛：乾茯苓菜研末，每次2錢，酒送服；另用鮮茯苓菜搗爛調些酒，敷傷處。（《福建中草藥》）

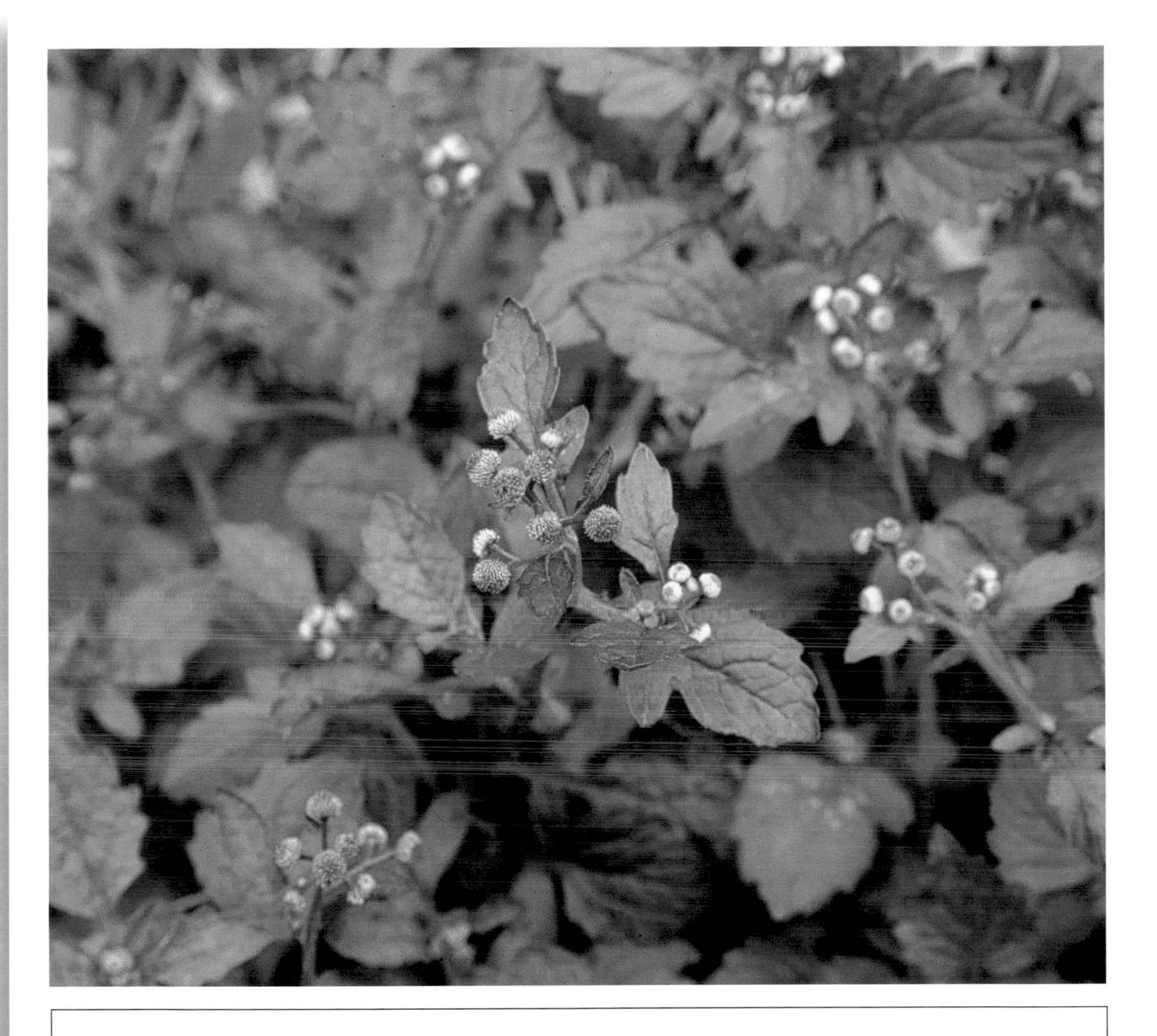

編 語

本品味苦、辛，性平。茯苓菜因頭狀花序球形，且邊花白色，心花黃綠色，酷似魚眼，故別稱「魚眼草」。

纓絨花 菊科 Compositae

學名：*Emilia fosbergii* Nicolson
別名：止血丹、絨纓菊、絨纓花
分布：栽培種，逸出歸化，臺灣中、南部較常見
花期：全年

【形態】

一年生草本，高30～70公分，全株光滑或稍被細毛，莖略直立，稍分枝。單葉互生，稍肉質，多抱莖，葉形變化大，但不為琴狀羽裂，葉緣牙齒狀。頭狀花序具長軸，常2歧分枝，呈疏繖房狀排列。小花皆為管狀花，兩性，花冠先端5裂，磚紅色（已烘乾標本常呈淺的暗橘色或褐色）。瘦果狹矩圓形，具稜，兩端平截，冠毛白色。

【藥用】

全草有行血、散毒、消炎之效，治蛇咬傷等。

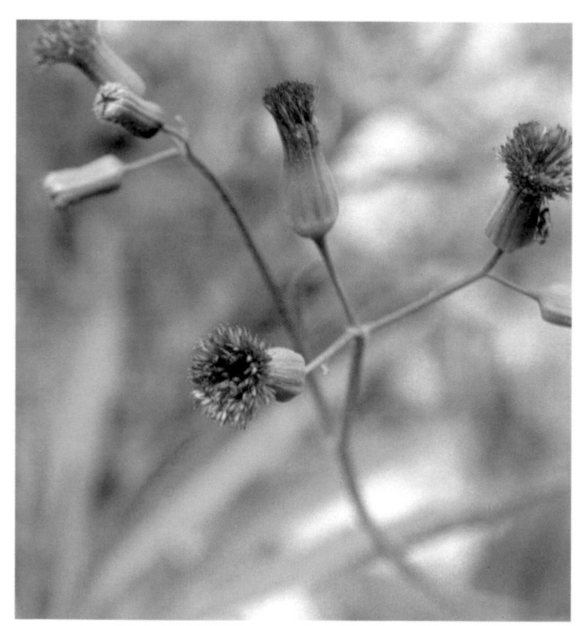

纓絨花的頭狀花序

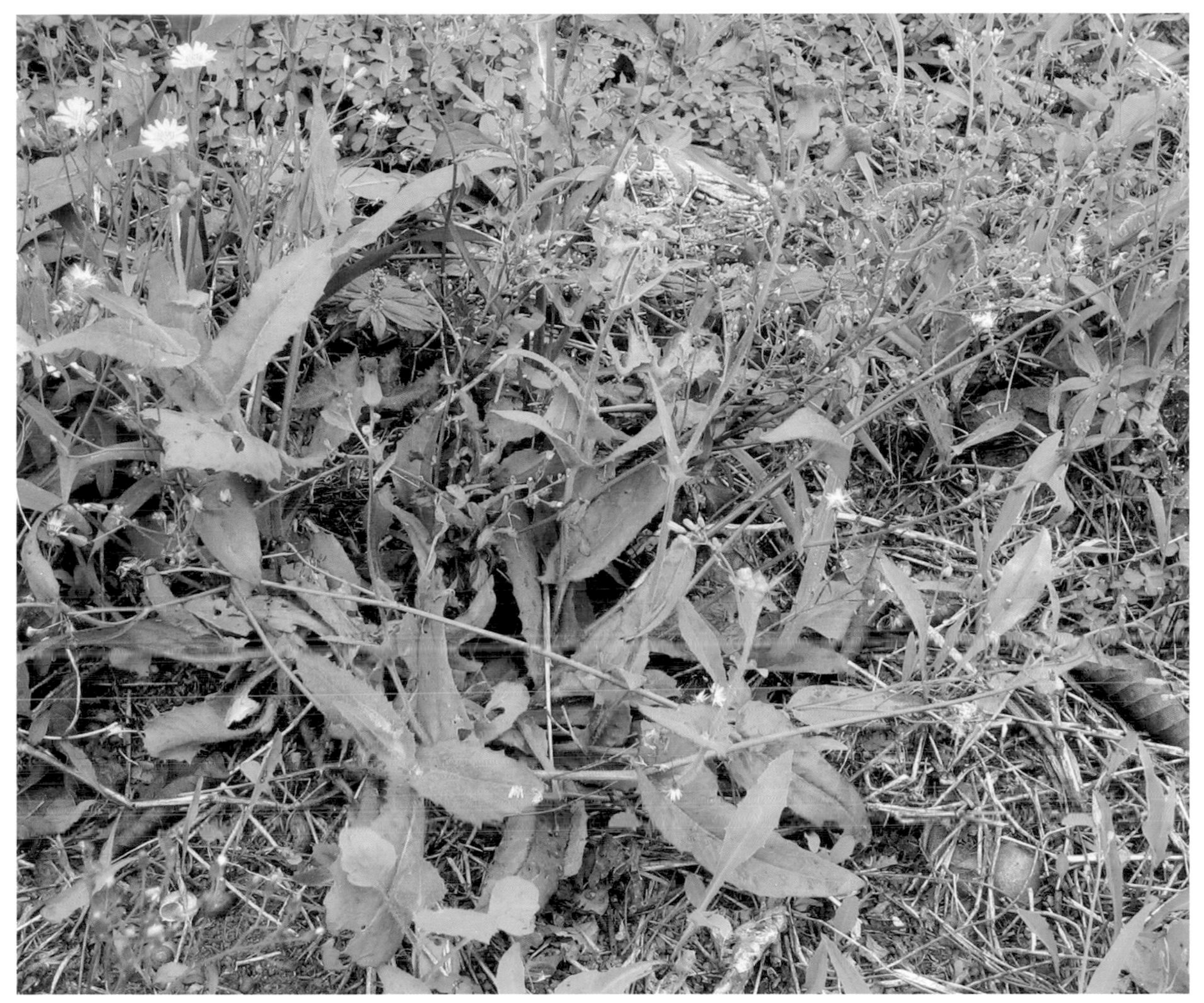

初見纓絨花的人，可能會誤認其爲同屬植物紫背草(請參見本書第182頁)

編 語

本品味苦，性寒，民間應用多取鮮草適量，搗爛外敷。

紫背草 菊科 Compositae

學名：*Emilia sonchifolia* (L.) DC. var. *javanica* (Burm. f.) Mattfeld
別名：一點紅、葉下紅、紅背葉、紫背地丁、小蒲公英、土黃連、假芥蘭
分布：臺灣全境平野隨處可見
花期：全年

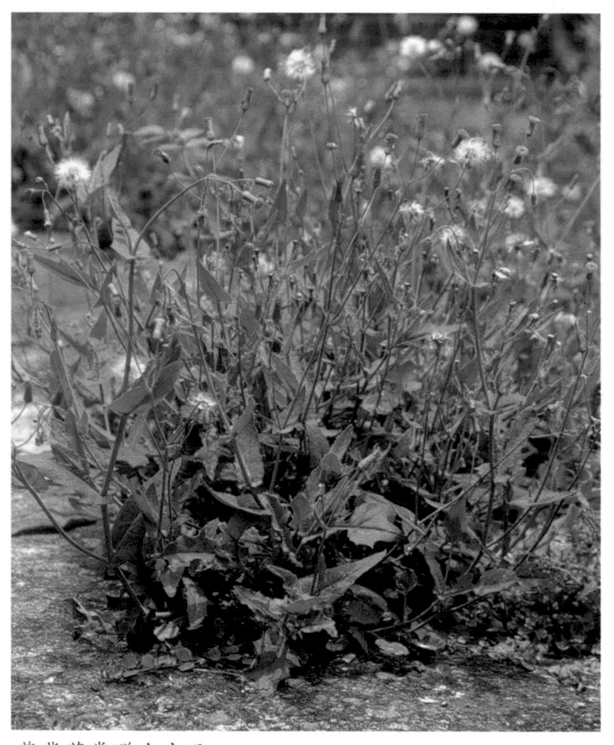
紫背草常群生出現

【形態】

一年生草本，高20～45公分，莖略直立，稍分枝。單葉互生，稍肉質，下部葉具柄，上部葉無柄；下部葉長5～10公分，寬2.5～6公分，羽狀深裂為琴形，鈍齒緣，柄有翼，基部抱莖，葉背常帶紫色，故得名；上部葉較小，卵狀披針形，通常全緣或有細齒。頭狀花序具長軸，常2歧分枝，呈疏繖房狀排列。小花皆為管狀花，兩性，花冠長約1.2公分，先端5裂，紫紅色或粉紅色。總苞圓柱狀，苞片1層，與花冠等長。瘦果狹矩圓形，具稜，冠毛白色，柔軟豐富。

【藥用】

全草有清熱解毒、散瘀涼血、利水消腫之效，治咽喉腫痛、口腔潰瘍、風熱咳嗽、吐血、肺炎、乳腺炎、腸炎、盲腸炎、細菌性痢疾、尿路感染、小便短赤、濕疹、跌打損傷、瘡癤癰腫、火燙傷、頭痛、胎毒、蛇傷等。

【方例】

- 退燒：葉下紅80～200公分，水煎服。（《臺灣植物藥材誌(三)》）
- 治盲腸炎：葉下紅200公分、紅花4公分，水煎紅糖服。（《臺灣植物藥材誌(三)》）
- 去胎毒：葉下紅20公分、鹽酸仔草12公分、河乳豆草16公分、射干2.5公分，搗汁服。沖冬蜜治喉痛。（《臺灣植物藥材誌(三)》）
- 治小腸炎：葉下紅、小號胡蠅翼、無頭十香、紅乳仔草、車前草各60公分，搗汁加冬蜜服。（《臺灣植物藥材誌(三)》）
- 治喉痛：葉下紅120～160公分，水煎冰糖服。（《臺灣植物藥材誌(三)》）
- 治蛇傷：葉下紅110～160公分，煮酒一碗服。（《臺灣植物藥材誌(三)》）

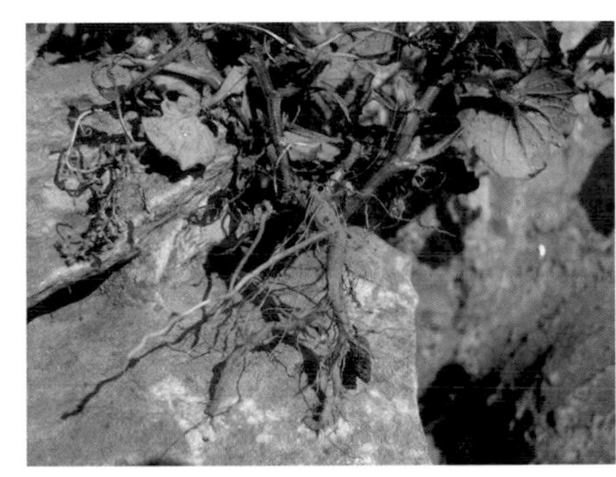

紫背草的根系屬於直根系

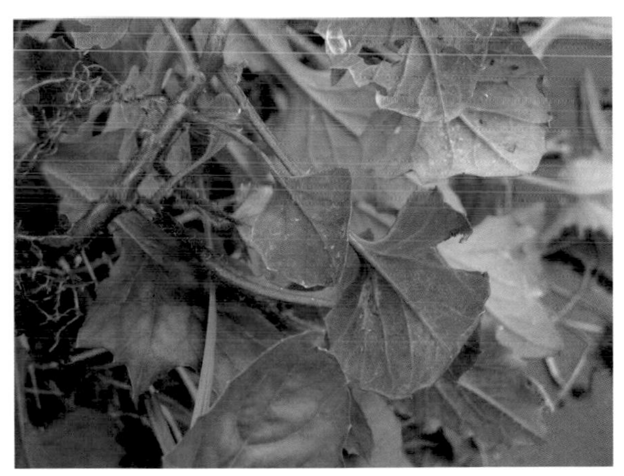

紫背草因下部葉片之葉背常帶紫色，而得名

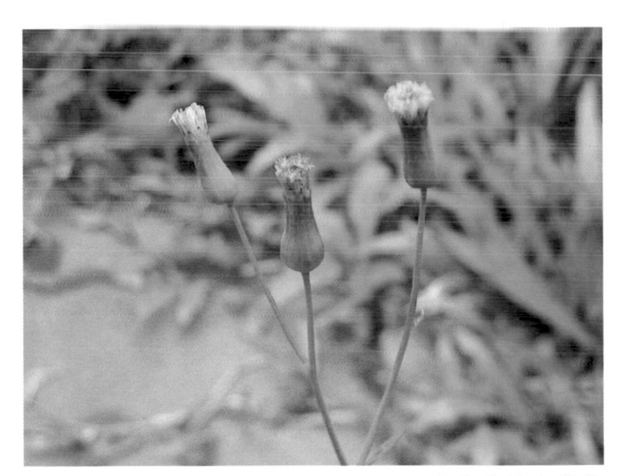

紫背草花序特寫

編 語

- 本品建議孕婦慎用。

向日葵 菊科 Compositae

學名：*Helianthus annuus* L.
別名：丈菊、西番菊、迎陽花、望日葵、朝陽花、向陽花、太陽花、草天葵、葵花
分布：臺灣各地均有栽培，原產北美
花期：6～7月

【形態】

一年生草本，高1～3公尺，莖直立，粗壯，中心髓部發達，被粗硬剛毛。單葉互生，具長柄，葉片寬卵形或心狀卵形，長10～35公分，寬8～25公分，先端漸尖，基部心形或截形，粗鋸齒緣，兩面被糙毛，具3脈。頭狀花序單生於莖頂，直徑可達35公分，花托平。總苞片卵圓形或卵狀披針形，先端尾狀漸尖，亦被硬剛毛。雌花舌狀，金黃色，不結實；兩性花管狀，花冠紫色或棕色，結實。瘦果倒卵形或卵狀長圓形，稍扁，淺灰色或黑色。

【藥用】

果實（稱向日葵子）有透疹、止痢、透癰膿之效，治疹發不透、血痢、慢性骨髓炎等。根有清熱利濕、行氣止痛之效，治淋濁、水腫、帶下、疝氣、脘腹脹痛、跌打損傷、腳轉筋等。花能祛風、平肝、利濕，治頭暈、耳鳴、小便淋瀝等。花盤（即花托）能清熱、平肝、止血、止痛，治高血壓、頭痛、頭暈、耳鳴、脘腹痛、經痛、子宮出血、瘡疹等。葉可降壓、截瘧、解毒，治高血壓、瘧疾、疔瘡等。莖髓可清熱、利尿、止咳，治淋濁、白帶、乳汁不足、乳糜尿、百日咳、風疹、胃癌等。

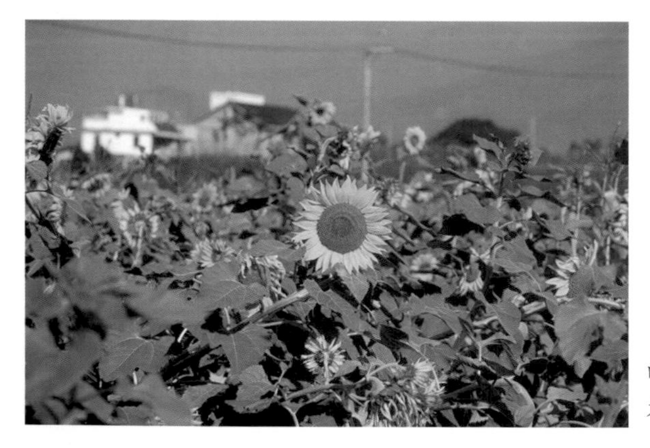

向日葵自古即被視爲太陽的化身

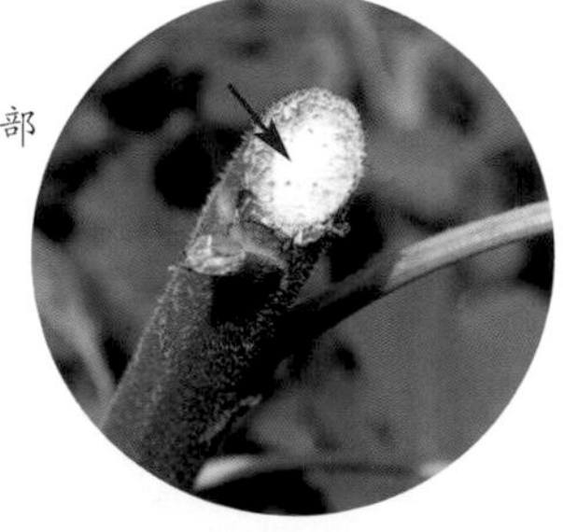

向日葵莖的中心髓部（箭頭處）很發達

【方例】

- 治血痢：向日葵子1兩，沖開水燉1小時，加冰糖服。(《福建民間草藥》)
- 治白帶：向日葵根2兩、蒼耳根1兩，酒炒，水燉服。(《福建藥物誌》)
- 治肝腎虛頭暈：鮮向日葵花1兩，燉雞服。(《寧夏中草藥手冊》)
- 治腎虛耳鳴：向日葵花盤5錢，首烏、熟地各3錢，水煎服。(《寧夏中草藥手冊》)
- 治一切瘡：葵花、梔子、黃連、黃柏各等分，為末，冷水調，貼痛處。(《赤水玄珠》，本方稱葵花散)
- 治咳嗽痰喘：向日葵花托2兩、桔梗5錢，水煎服。(《青島中草藥手冊》)
- 治高血壓：向日葵葉、土牛膝各1兩，水煎服。(南藥《中草藥學》)
- 治小便淋痛：葵花莖髓1兩，車前草、燈心草各5錢，淡竹葉3錢，煎服。(《安徽中草藥》)

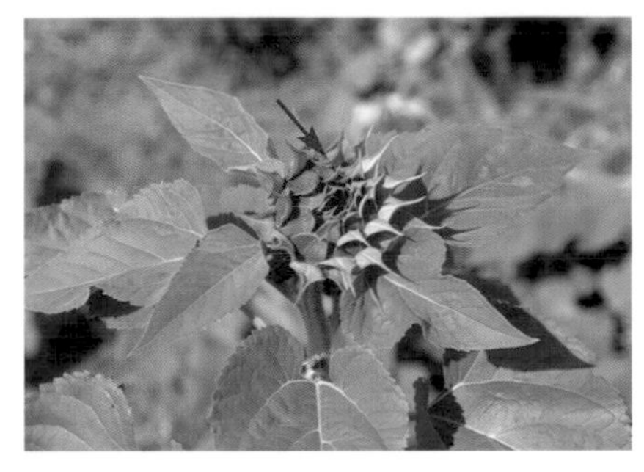
花蕾時期的向日葵，可清楚觀察到其總苞片(箭頭處)

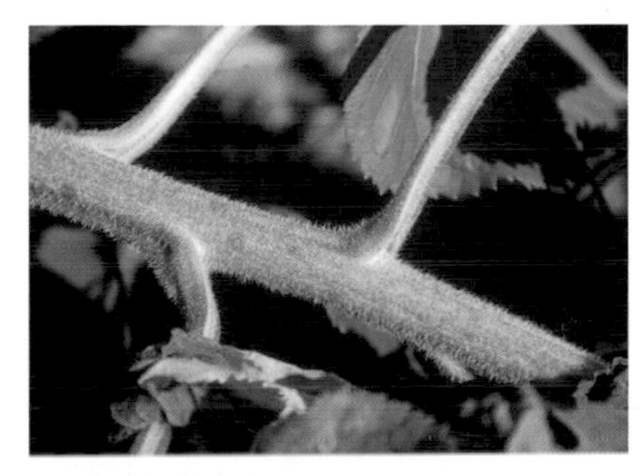
向日葵的莖被有粗硬剛毛

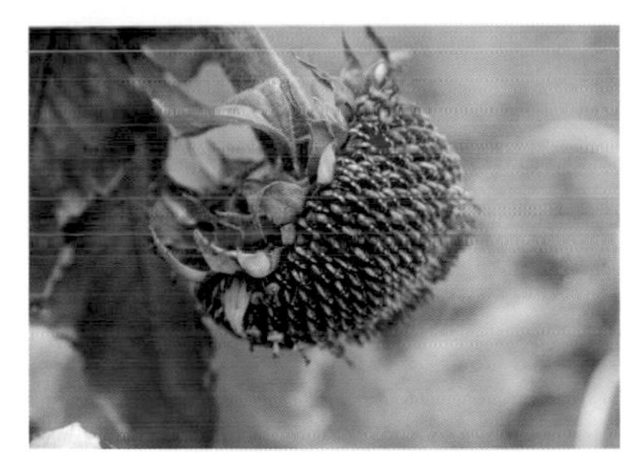
結在向日葵上的葵瓜子(箭頭處)，生吃更甘甜

編語

- 本植物可栽培賞花。花朵為優良的蜜源。植株可作為青刈飼料，所含豐富的氮、磷、砷等養分也使它成了營養的綠肥作物。果實可作為家禽或鳥類的飼料，焙炒後即成大家喜愛的休閒零嘴「葵瓜子」(或稱葵花子)。葵瓜子亦含大量脂肪油，可榨取「葵花油」，含有高量不飽和脂肪酸，能降低膽固醇、預防血管硬化及心臟病等。葵瓜子孵育的「芽菜」則可供蔬食。

泥胡菜 菊科 Compositae

學名：*Hemistepta lyrata* (Bunge) Bunge
別名：苦藍頭菜、野苦麻、剪刀草、銀葉草、糯米菜、絨球、豬兜菜
分布：臺灣全島平地至低海拔山區
花期：5～10月

【形態】

1～2年生草本，高40～100公分，莖直立，下部密被白色絨毛，多分枝，有縱溝。單葉互生，柔軟，背面密被白色絨毛，莖下部葉羽狀深裂，倒披針形，長7～21公分，寬3～8公分。頭狀花序呈繖房狀排列，頂生，直徑1～2.5公分。總苞球形，苞片5～8輪，覆瓦狀排列，尖端略帶紫紅色，外層卵狀三角形，內層披針形。花皆為管狀花，花冠5裂，紫紅色，裂片絲狀。柱頭2歧。瘦果長橢圓形，紅褐色，具縱稜，有白色冠毛，羽毛狀。

【藥用】

全草有消腫止痛、清熱解毒、活血止血之效，治頸淋巴腺炎、肝炎、肺結核、膀胱炎、尿道炎、感冒發熱、頭痛，喉痛、血崩、痔瘡、皮膚癢、關節痛、癰瘡腫毒，外用治乳癰、外傷出血、骨折。

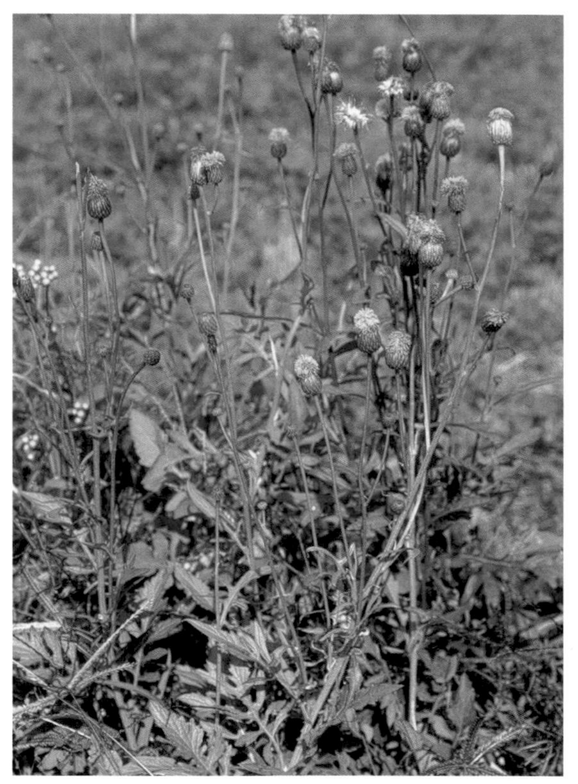

開花的泥胡菜

【方例】

- 治各種瘡瘍：泥胡菜、蒲公英各1兩，水煎服。（《河南中草藥》）
- 治乳癰：糯米菜葉、蒲公英各適量，搗絨外敷。（《貴州草藥》）
- 治刀傷出血、骨折：糯米菜葉適量，搗絨外敷。（《貴州草藥》）
- 治牙痛、牙齦炎：泥胡菜3錢，水煎漱口，每日數次。（《青島中草藥手冊》）

【實用】

莖、葉可供食用，但需先燙除苦味。

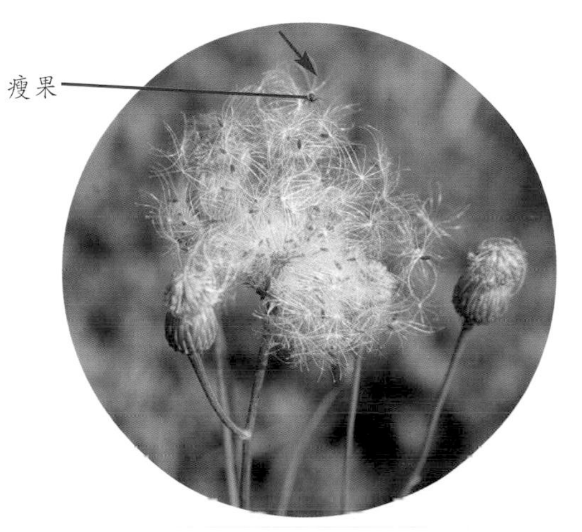

泥胡菜的瘦果具白色冠毛（箭頭處）

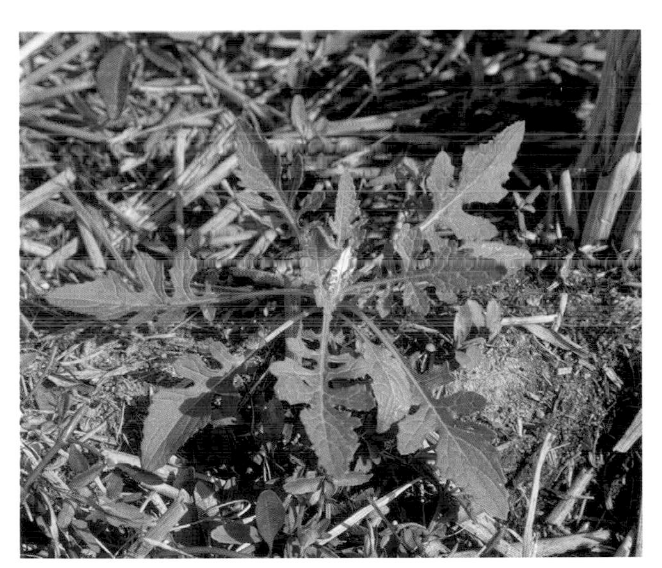

未開花前的泥胡菜

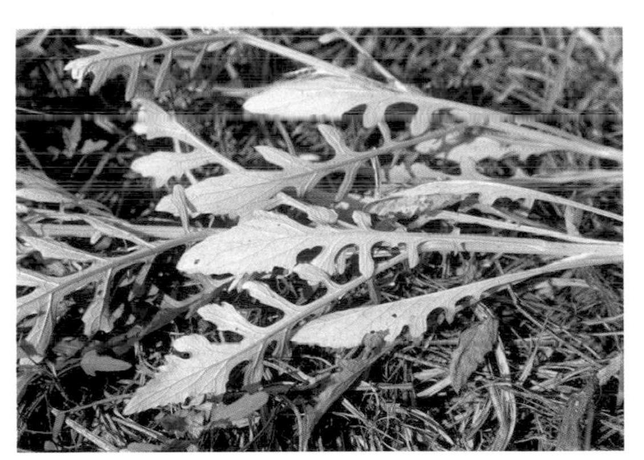

泥胡菜的葉背密被白色絨毛

編　語

- 本植物味道極苦，故俗名中常被冠以「苦」的字樣。

刀傷草 菊科 Compositae

學名：*Ixeridium laevigatum* (Blume) J. H. Pak & Kawano
別名：三板刀、雙板刀、一枝香、馬尾絲、黃花草、抱壁家蛇、大公英、道光英、大本蒲公英、大本杜公英、牛舌癀 、龍舌癀
分布：臺灣全境平地至海拔約2400公尺處
花期：3～10月

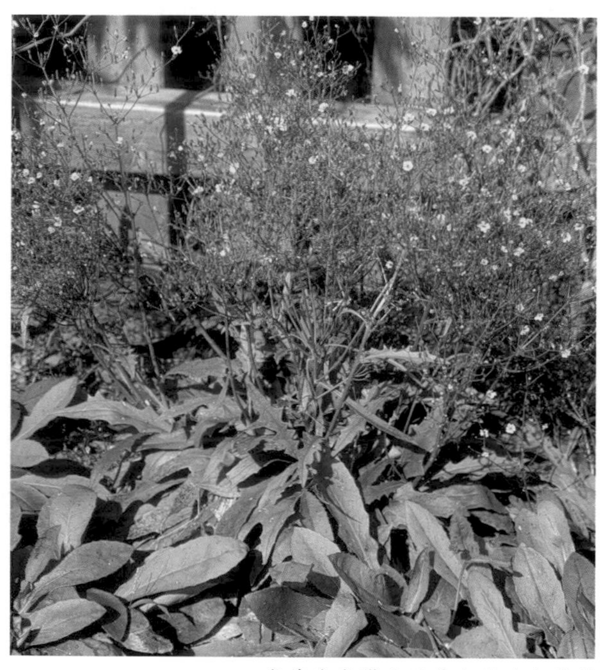

刀傷草爲臺灣民間著名的消炎藥草

【形態】

多年生草本，高30～90公分，莖單生或叢生，具白色乳汁。根生葉長7～30公分，寬1～2.5公分，披針形至線狀披針形，基部漸尖，先端銳尖，葉緣淺齒裂或羽狀淺裂，下表面灰白色；莖生葉1～3枚，較小，具短柄。頭狀花序徑約0.9公分，排列成圓錐狀，花序軸長約0.7公分，小花皆為舌狀花，花冠黃色，每個頭狀花序約由10朵舌狀花組成。瘦果狹披針形，長約0.4公分，具10稜，冠毛近黃白色，長約0.3公分。

【藥用】

全草有消炎退癀 、解熱健胃、散風行血、開中氣之效，治癰疔、瘰癧 、無名腫毒、氣管炎、膽炎、肝炎、腸炎、打傷、四肢麻木、腰痛、外科各種炎症、肺疾、肺癰、氣喘、感冒、風濕、胃痛等。外敷腫毒、乳癰、刀傷、蛇傷。

【方例】

- 治肺癰（肺膿瘍）初起，膿未成而發熱惡寒、胸痛難忍者：鮮龍舌癀80公分、鮮耳鉤草20公分，半酒水煎服。（《臺灣植物藥材誌（二）》）
- 治咳嗽、肺炎、肺積水：馬尾絲60公分、雙面刺8公分，米泔水燉青殼鴨蛋服，體寒者加酒少許。（《臺灣植物藥材誌（二）》）
- 治感冒：馬尾絲40公分，香附、刈根、車前草、一枝香各20公分，水煎服。（《臺灣植物藥材誌（二）》）
- 治氣喘：馬尾絲110公分、雙面刺20公分、沈香4公分，燉青殼鴨蛋服。（《臺灣植物藥材誌（二）》）
- 治嚴重打傷：鮮三板刀頭110公分，搗汁，兌酒及白糖服。（《臺灣植物藥材誌（二）》）
- 止瀉，治痢疾：牛舌癀40公分、香蕉根10公分，水煎白糖服。（《臺灣植物藥材誌（二）》）

刀傷草根生葉的先端呈銳尖

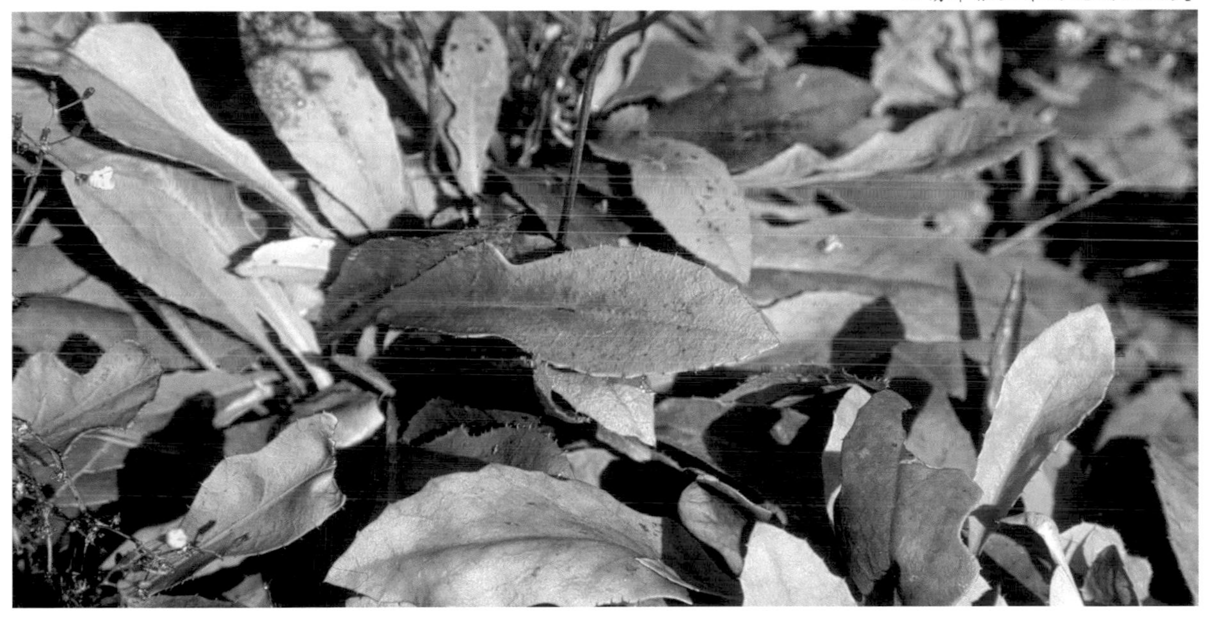

編 語

- 本植物俗稱三板刀，可能因臺語諧音而有「雙板刀」之別名。另別名中出現「道光英」，恐亦為杜公英、大公英之臺語諧音所生之別名。

黃菀 菊科 Compositae

學名：*Senecio nemorensis* L. var. *dentatus* (Kitam.) H. Koyama
別名：森林千里光、林陰千里光
分布：臺灣全境海拔3000～3200公尺的高山地區
花期：8～12月

【形態】

多年生草本，莖高45～100公分，上部多分枝。單葉互生，具短柄，葉片披針形至長橢圓形，長10～20公分，寬3～5公分，先端銳尖，基部漸尖或近抱莖狀，不規則鋸齒緣，上下表面無毛或被短剛毛。頭狀花序徑1.7～2.5公分，呈繖房狀排列，花序軸長1.5～2公分，每個頭狀花序外圍有舌狀花5朵，中央管狀花則多數，花冠黃色。總苞片排成1層，有10～12片，窄長橢圓形，先端三角形。瘦果圓柱形，長0.3～0.4公分，有縱肋，具白色冠毛。

【藥用】

全草有清熱、解毒之效，治痢疾、肝炎、腸炎、結膜炎、中耳炎、癰癤疔毒等。

【方例】

- 治腸炎、痢疾：黃菀、山澤蘭、旱蓮草各7錢，水煎服。（《臺灣青草藥》）
- 治肝炎、結膜炎：黃菀配龍膽草或獐牙菜，水煎服。（《高原中草藥治療手冊》）

【實用】

嫩莖醃漬可食。

編語

- 本品味苦、辛，性寒。

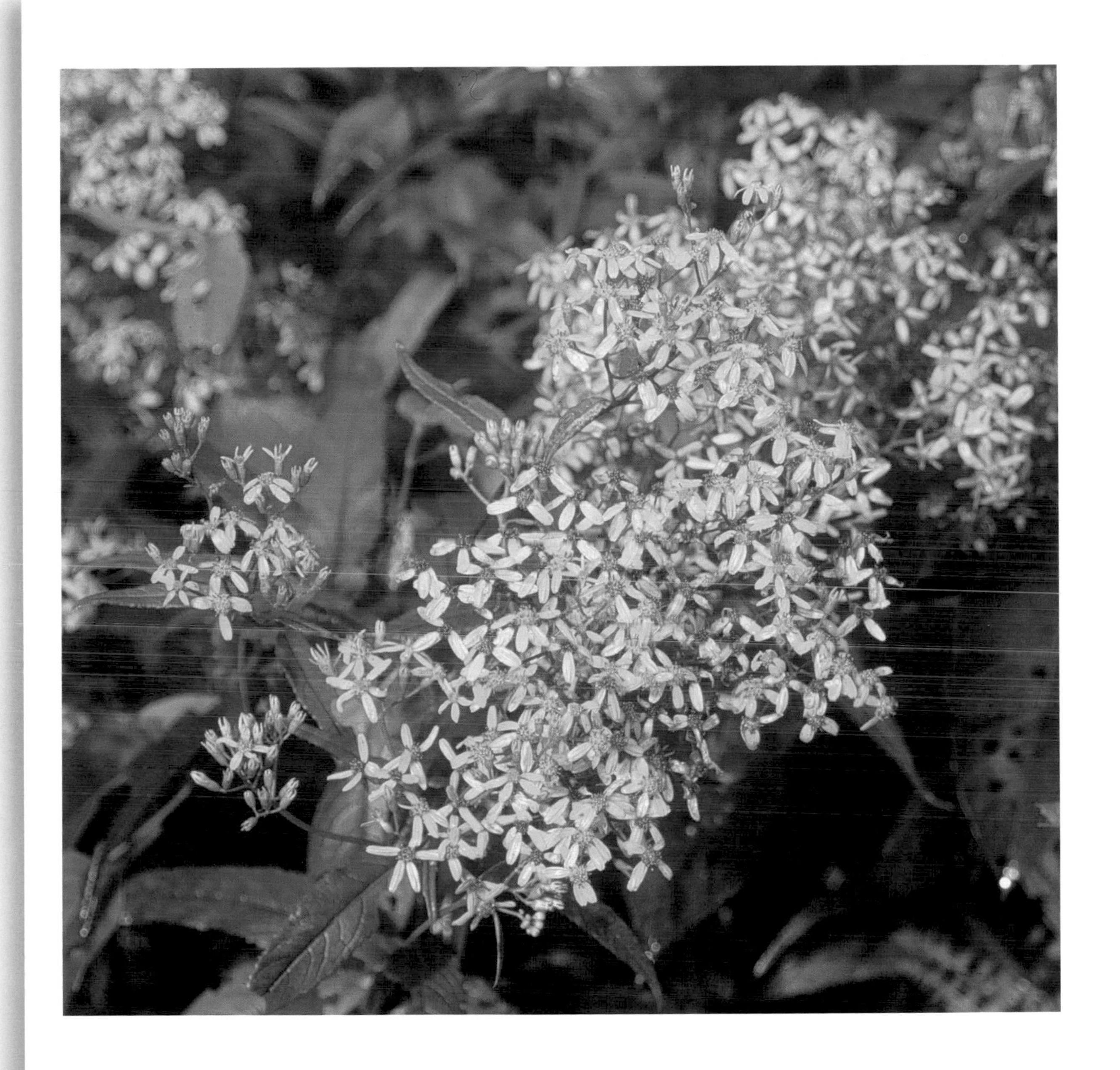

金腰箭 菊科 Compositae

學名：*Synedrella nodiflora* (L.) Gaertn.
別名：苦草、水慈姑、豬毛草、苞殼菊
分布：臺灣全境低海拔路旁、村落附近常見雜草，以中、南部較多
花期：5～10月

【形態】

一年生草本，莖高25～60公分，2歧分枝。單葉對生，葉片卵狀披針形至卵狀橢圓形，先端銳形，基部漸尖形，微鋸齒緣，葉脈三出，表面粗糙。頭狀花序長約1公分，黃色，腋生或頂生。總苞卵圓形，總苞片1～2輪，外層總苞片葉狀，內層總苞片線狀披針形，具光澤。花異型，花序外圍為舌狀花，雌性，1～2輪，舌片先端具2～3齒裂；中央為管狀花，兩性，先端4淺裂。舌狀花的瘦果扁平細長，具翅，平滑；管狀花的瘦果狹扁平或三角形，稜部前端成小刺，刺與瘦果等長，表面具小疣狀突起。

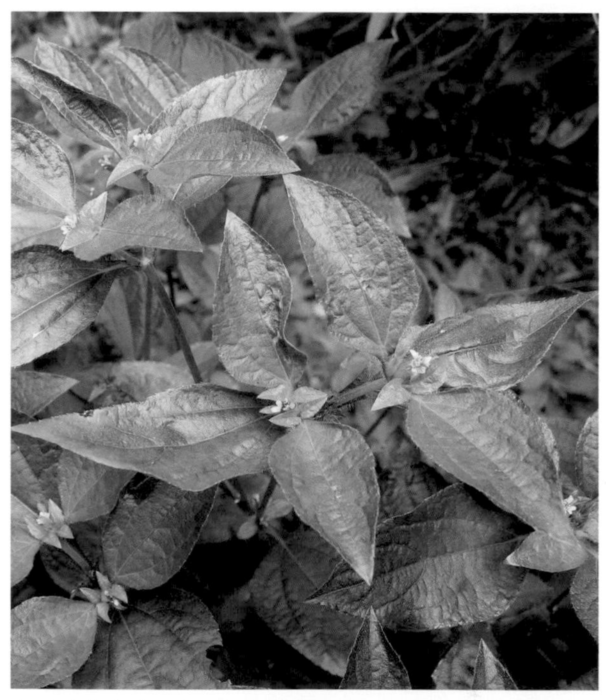
金腰箭因分枝2歧，再加上葉呈對生，常使老葉與新葉排列成「雙十字形」

【藥用】

全草有清熱透疹、解毒消腫之效，治感冒發熱、癰瘡腫毒、疱疹等。

【方例】

- 治癰腫疔瘡：金腰箭鮮葉適量，加食鹽少許，搗爛外敷。（《廣西本草選編》）

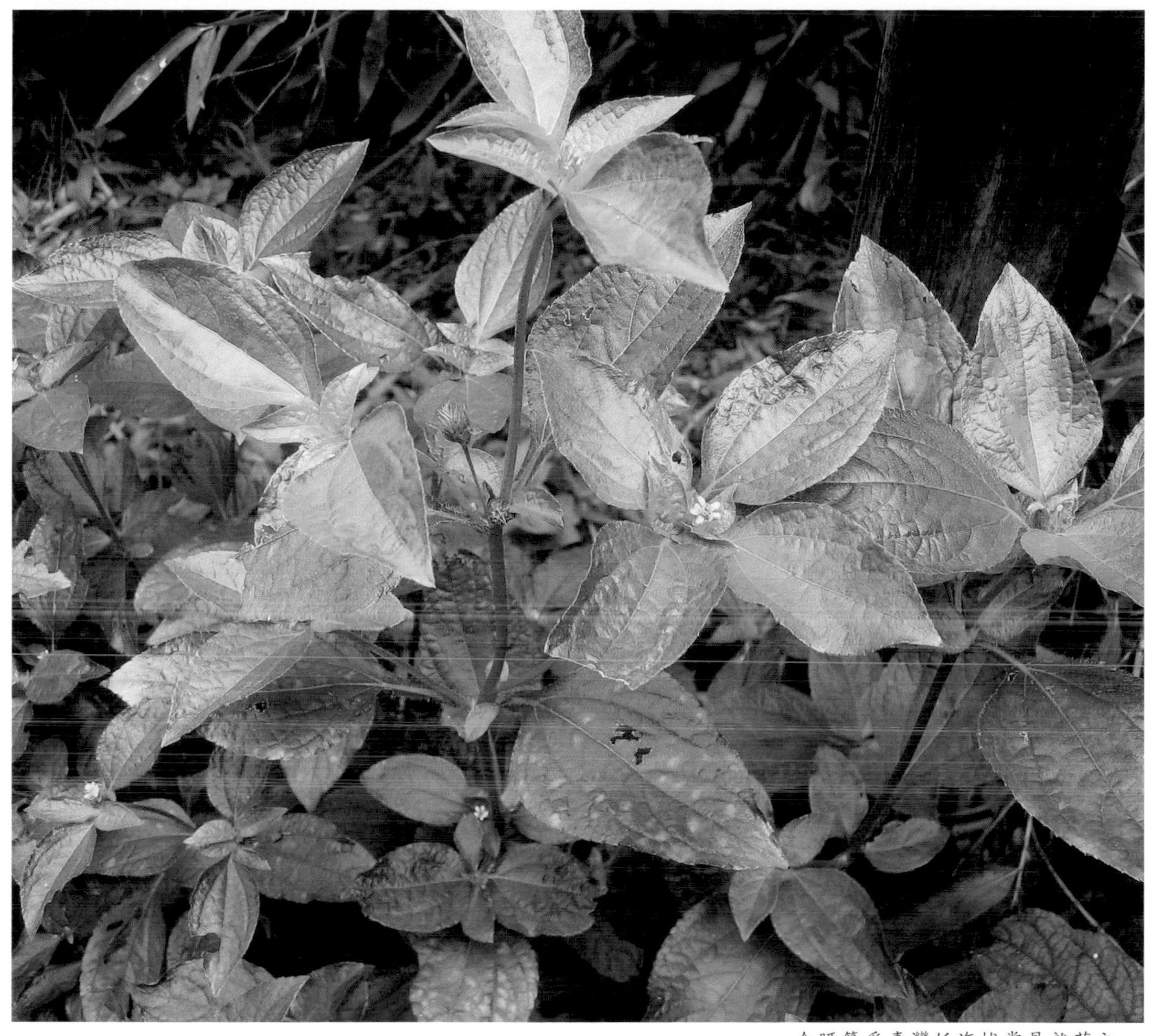

金腰箭爲臺灣低海拔常見雜草之一

編 語

本品味微辛、微苦，性涼，煎湯內服用量爲5錢至1兩。

朱蕉 百合科 Liliaceae

學名：*Cordyline fruticosa* (L.) A. Cheval.
別名：紅竹、宋竹、紅葉鐵樹、觀音竹、鐵蓮草
分布：臺灣各地人家庭園普遍栽培
花期：6～9月

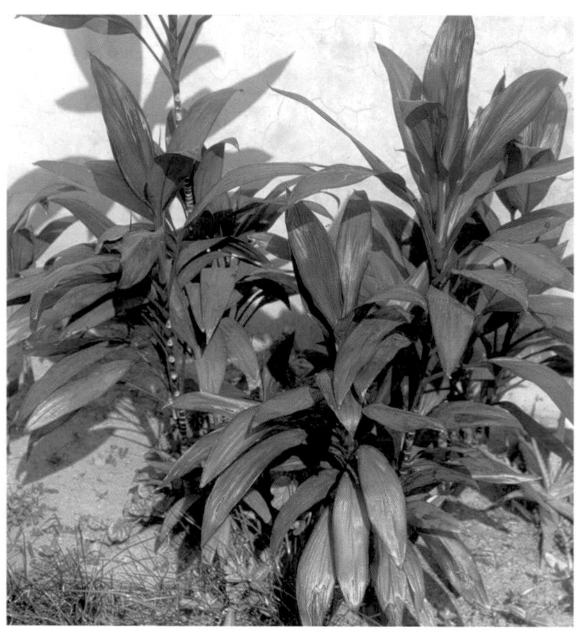
朱蕉因葉紅，且葉形似竹葉，民間俗稱紅竹

【形態】

多年生常綠灌木，高可達3公尺，莖直立，通常不分枝。單葉密生莖頂，呈2列狀旋轉聚生，葉柄具鞘抱莖，葉片紫紅色或綠色，披針狀橢圓形，長30～50公分，寬5～10公分，基部漸狹尖，先端漸尖。圓錐花序生莖頂葉腋，長30～60公分，多分枝。花序主軸上的苞片，條狀披針形，分枝上花基部的苞片較小，卵形。花淡紅色至紫色。花被片條形，長1～1.3公分，約一半長相互聚合成花被筒，6裂，狹直立。雄蕊6枚。子房橢圓形，3室。蒴果球形。

【藥用】

葉有清熱利尿、涼血止血、散瘀止痛之效，治肺熱吐血、肺癆咯血、衄血、便血、尿血、月經過多、胃痛、腸炎、痢疾、跌打腫痛、筋骨痛。根與葉同效。花有清熱化痰、涼血止血之效，治痰火咳嗽、咯血、吐血、尿血、血崩、痔瘡出血。

【方例】

- 治月經過多、白帶：鮮鐵樹葉2～3兩，水煎服。（《廣東中草藥》）
- 治赤痢：鐵樹葉1兩、石榴皮3錢、馬齒莧1兩、金銀花5錢，水煎服。（《陸川本草》）
- 治白濁：紅鐵樹葉1兩、豬脊骨4兩，煲服。（《廣西民間常用草藥》）
- 治吐血：紅竹葉、萬點金、金劍草、金線連各20公分，水煎代茶飲。（《臺灣植物藥材誌（二）》）
- 治咳嗽：紅竹葉4枚、紅三七葉6枚，煎冰糖服。（《臺灣植物藥材誌（一）》）

【實用】

本種是園藝上重要的觀賞植物。

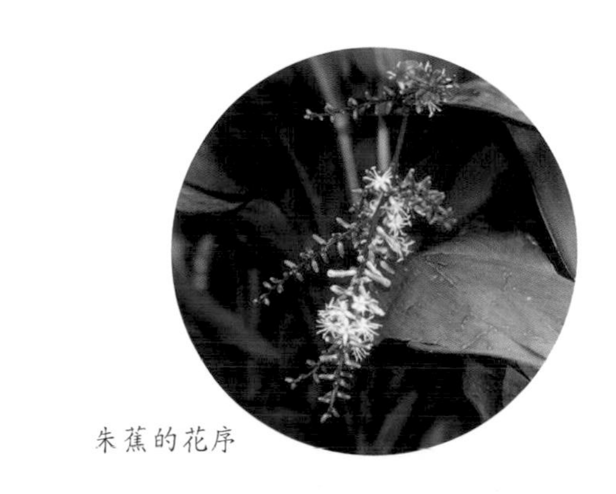

朱蕉的花序

朱蕉是優良的造景植物

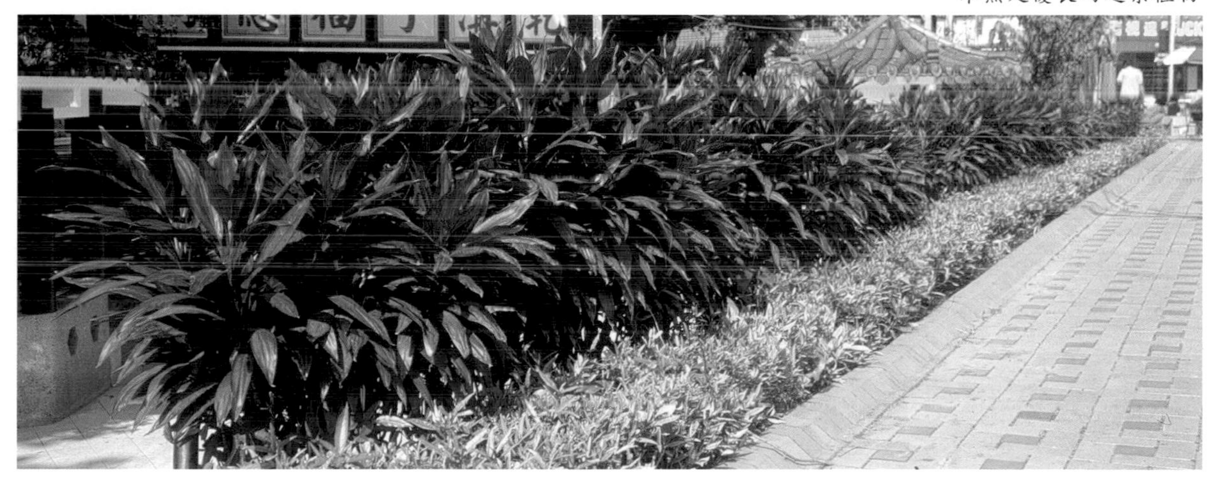

編語

- 在臺灣民間草藥的應用中，針對涼血解熱、袪傷解鬱的驗方，一般認為紅竹葉效同紅三七葉（原植物為鴨跖草科的蚌蘭*Rhoeo discolor* Hance，請參見本書第200頁），所以，二者常配對出現，以增強效用。

文殊蘭 石蒜科 Amaryllidaceae

學名：*Crinum asiaticum* L.
別名：文珠蘭、允水蕉、引水蕉、海蕉、羅裙帶、萬年青、白花石蒜
分布：臺灣全境海濱至低海拔山區，亦多見栽植
花期：6～9月

【形態】

多年生草本，植株粗壯，鱗莖長柱形，直徑約10～15公分。葉20～30枚，多列，帶狀披針形，長可達1公尺，寬7～12公分，先端漸尖，波狀緣。花莖粗壯，直立，與葉幾乎等長。繖形花序通常有花10～24朵，佛焰苞狀總苞片2枚，披針形，外折，膜質。花被高腳碟狀，筒部纖細，長4～10公分。花被裂片6，條形，白色。雄蕊6枚，花絲先端為紅色，花藥黃色。子房下位，3室，紡錘形。蒴果近球形，熟時淺黃色。種子球形，具鈍稜，外種皮灰白色，海綿質。

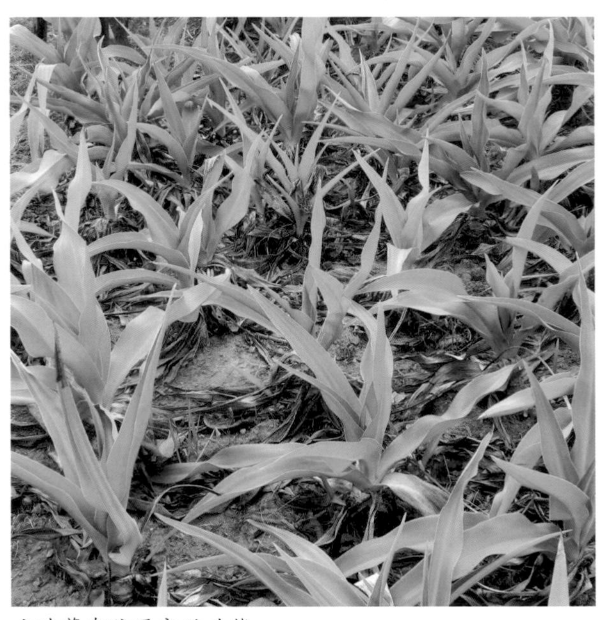
文殊蘭有防風定砂功能

【藥用】

鱗莖有行血散瘀、消腫止痛之效，治咽喉腫痛、牙痛、跌打損傷、骨折、風濕痛、癰癤腫毒、疥癬、乳癰、毒蛇咬傷等。葉能清熱解毒、祛瘀止痛，治熱瘡腫毒、淋巴結炎、咽喉炎、頭痛、痲木痺痛、骨折、跌打瘀腫、毒蛇咬傷等。果實能活血消腫，主治跌打腫痛。

【方例】

- 治頭風痛：羅裙帶葉1張，用火烤軟，乘熱包紮頭部。（《廣西藥用植物圖誌》）
- 治腰痛：鮮文殊蘭葉1片，放入開水約2分鐘取出，捆包在腰上。（《湖南藥物誌》）
- 治喉痛：文殊蘭根1～3錢，水煎服。（《湖南藥物誌》）

【實用】

本植物可當觀賞栽培，而海濱栽種有防風定砂功能。

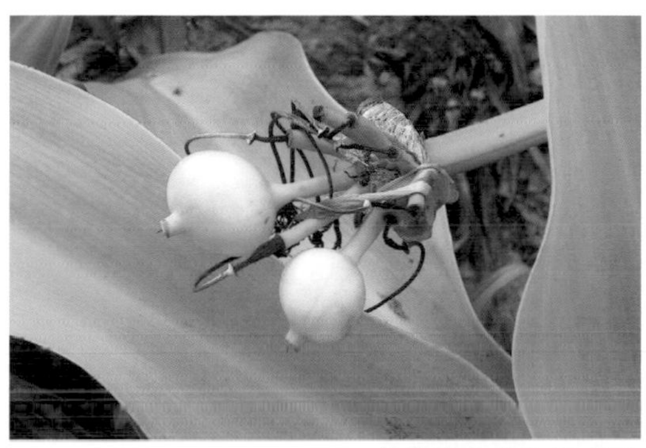

文殊蘭的果實近球形

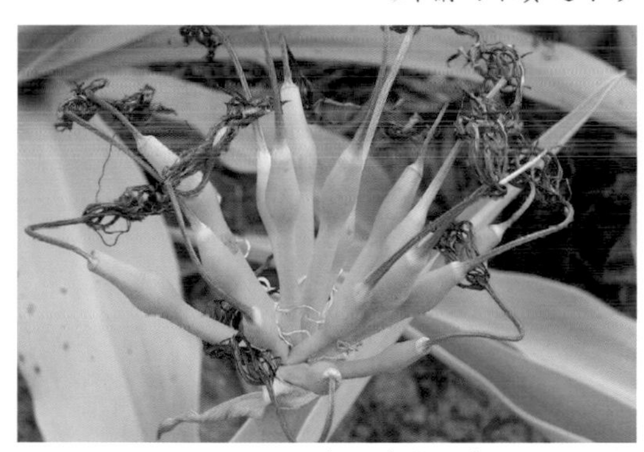

文殊蘭的花被凋謝，即將結果

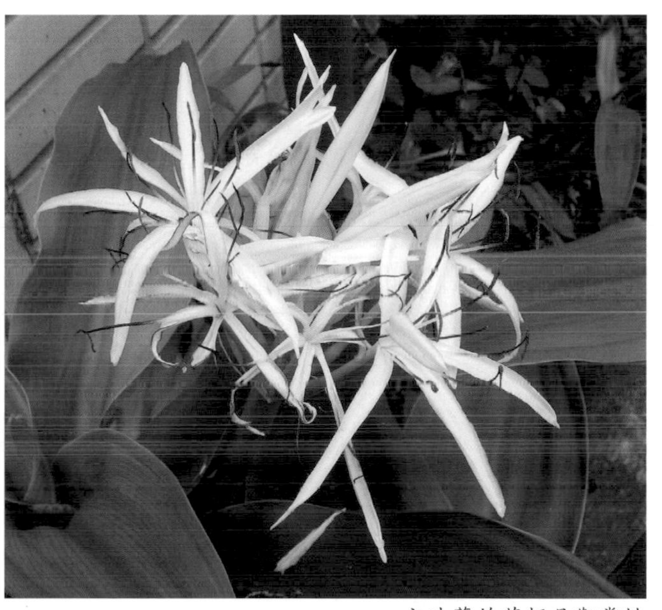

文殊蘭的花極具觀賞性

編　語

- 本植物葉形呈帶狀，形似扁擔，大陸貴州一帶習稱其為扁擔葉。又本植物有毒，內服宜慎用。

螯蟹草 石蒜科 Amaryllidaceae

學名：*Hymenocallis speciosa* (L. f. *ex* Salisb.) Salisb.
別名：水鬼蕉、引水蕉、鬱蕉、蟹螯草、螯蟹花、螯蟹水仙、蜘蛛蘭
分布：臺灣各地多見人家栽植
花期：6～9月

【形態】

多年生草本，鱗莖球形。葉10～12枚，無柄，葉片劍形，長45～75公分，寬2.5～6公分，先端急尖，基部漸狹，全緣。花莖實心，與葉幾乎等長。佛焰苞狀總苞片長5～8公分，基部極闊。花被筒圓柱形，纖細，長短不等，長者可達10公分以上。花被白色，裂片線形，通常短於花被筒。雄蕊6枚，花絲先端為綠色，花藥黃色，丁字形著生。花絲基部合生成杯形體（雄蕊杯），鐘形或闊漏斗形，長約2.5公分，有齒。子房下位，3室。蒴果肉質。

【藥用】

鱗莖有舒筋活血、消腫止痛、抗癌之效，治風濕關節痛、初期癰腫、跌打損傷、扭傷腫痛等。葉能舒筋活血、消腫止痛，治風濕關節痛、跌打腫痛、癰疽瘡腫、痔瘡等。

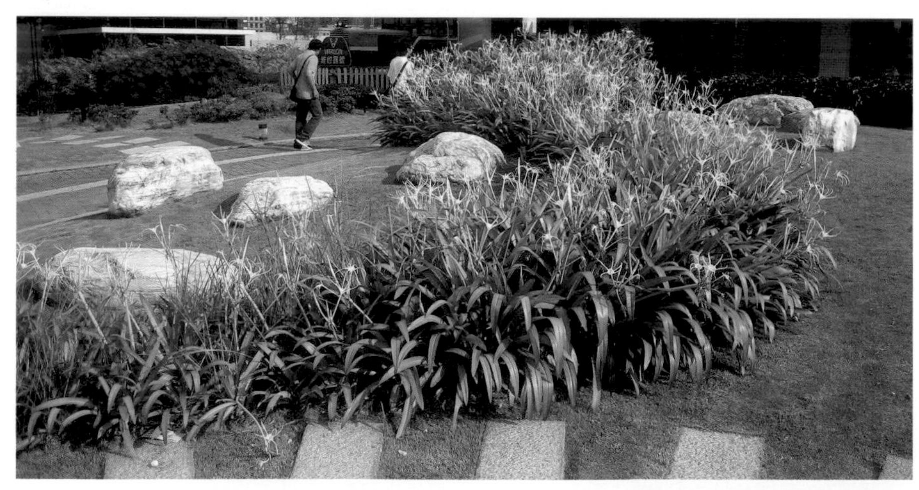

螯蟹草適合當庭園造景植物

【方例】

- 治癰腫初期：水鬼蕉鮮葉搗爛，調紅糖炒熱敷患處。（《福建中草藥》）
- 治關節風濕痛：水鬼蕉鮮葉和麵粉搗爛外敷。（《福建中草藥》）
- 治跌打腫痛：水鬼蕉鮮葉搗爛，加酒少許，炒熱敷患處；或取鮮水鬼蕉葉，用針刺數小孔，放熱米湯內燙軟，纏裹患處。（《福建中草藥》）

【實用】

本植物可當觀賞栽培。

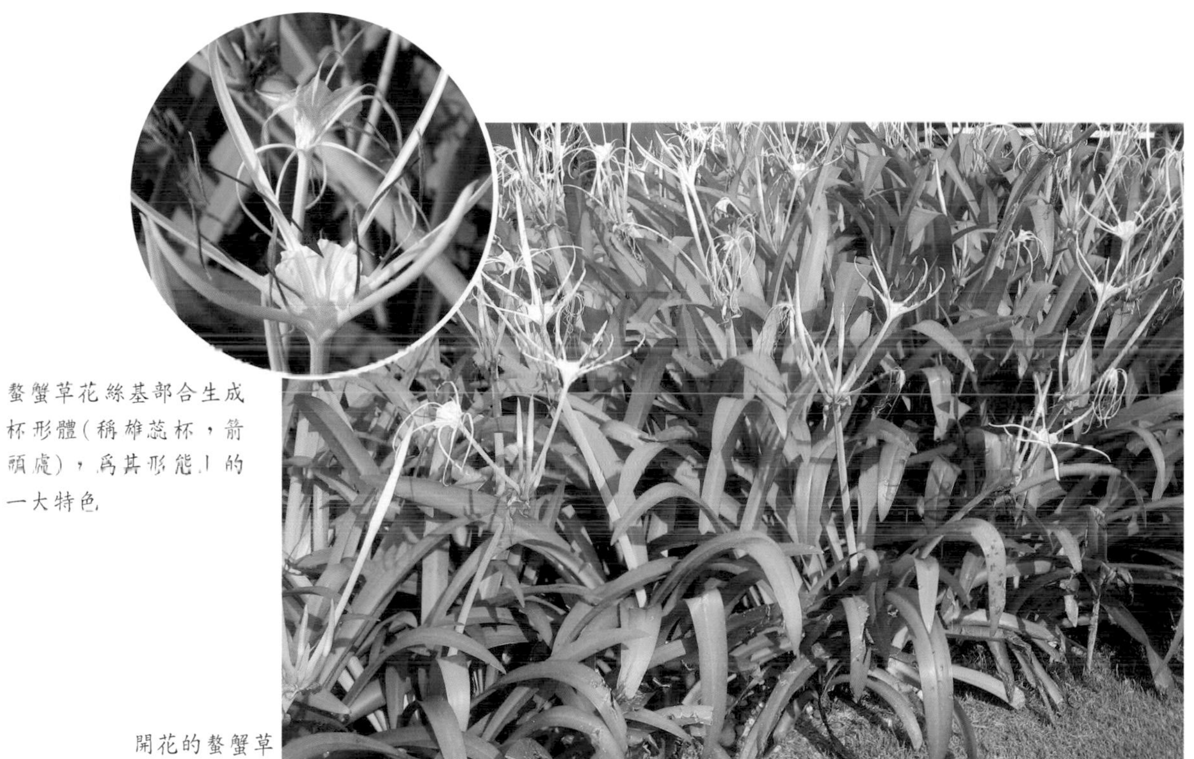

螯蟹草花絲基部合生成杯形體(稱雄蕊杯，箭頭處)，爲其形態上的一大特色

開花的螯蟹草

編語

- 傳統上，本植物的治病應用幾乎採外用，現代藥理研究則發現本植物所含水鬼蕉鹼(Pancratistatine)具有抗腫瘤、抗病毒等作用。

蚌蘭 鴨跖草科 Commelinaceae

學名：*Rhoeo discolor* Hance
別名：紅川七、紅三七、剝葉川七、水紅竹、紫背鴨跖草、紫背萬年青、蚌花、荷包花、菱角花
分布：臺灣各地人家庭園普遍栽培
花期：5～7月

【形態】

多年生草本，高40～60公分，莖較粗壯，肉質，節密生，不分枝。單葉基生，密集覆瓦狀，無柄，葉片多肉質，長披針狀劍形，長20～50公分，寬3～7公分，基部鞘狀，先端漸尖，全緣，上面深綠色，背面紫紅色。聚繖花序生於葉的基部，包藏於苞片內。苞片2枚，呈蚌殼狀，大形紫色。花瓣3片，白色，卵圓形。花萼3片，長圓狀披針形，花瓣狀。雄蕊6枚。子房1枚，3室。蒴果球形。

【藥用】

葉有涼血止血、去瘀解鬱、清熱潤肺之效，治跌打損傷、尿血、便血、吐血、肺熱燥咳、痢疾等。花能清肺、化痰、涼血、止痢，治肺熱喘咳、百日咳、咯血、鼻衄、血痢、便血、瘰癧等。

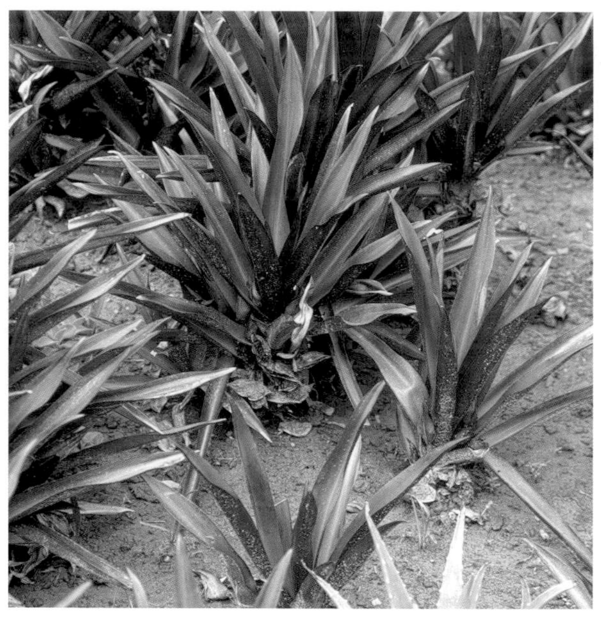

蚌蘭植株的繁殖力非常強

【方例】

- 治急性支氣管炎：蚌蘭花3錢，加適量冰糖燉服。（《香港中草藥》）
- 治蚌瘡（即婦女大陰唇附近生瘡）：蚌蘭鮮葉搗爛外敷。（《廣東中藥》）
- 潤肺，治吐血：紅川七葉約200公分，搗汁服。（《臺灣植物藥材誌（二）》）
- 治勞傷、小兒發育不良：紅川七葉約10片，燉排骨服用。（作者）

【實用】

本種為園藝上重要的觀賞植物。

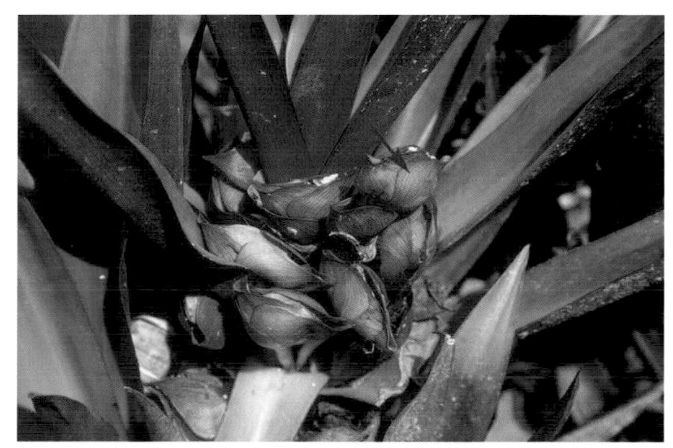

蚌蘭的苞片（箭頭處）將其花序包覆的像蚌殼狀

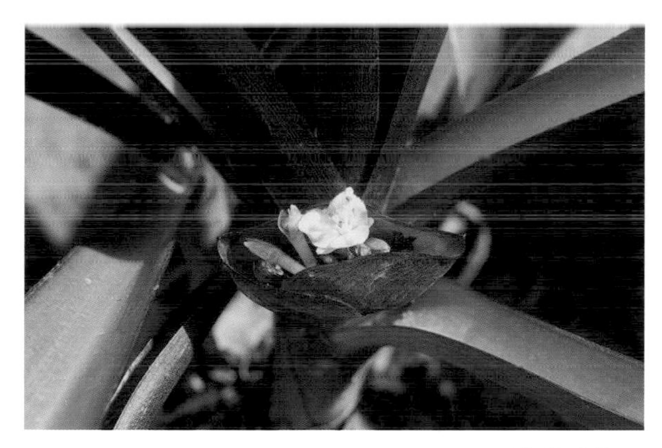

蚌蘭開花了

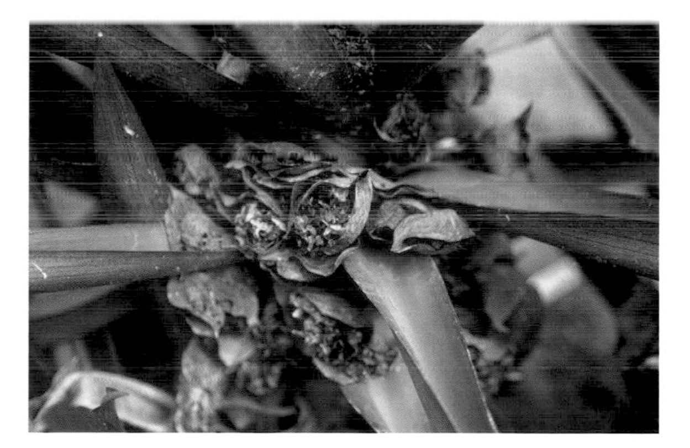

結果的蚌蘭

編 語

- 有過敏體質的人，對於本植物應小心使用，其汁液有引發皮膚痛癢，甚至起疹的可能。

看麥娘 禾本科 Gramineae

學名：*Alopecurus aequalis* Sobol. var. *amurensis* (Kom.) Ohwi
別名：道旁穀、山高粱、牛頭猛、野看麥娘、油草、棒槌草
分布：臺灣全境平野至中海拔地區之潮濕草叢中或農園
花期：12月至翌年3月。

【形態】

1年生草本，高15～40公分，稈葉質柔弱，節膝曲。單葉互生，線形，粉綠色，長3～10公分，寬0.2～0.6公分，先端漸狹尖，全緣。葉鞘短於節間，抱莖稍鬆。葉舌膜質，長0.2～0.5公分。圓錐花序頂生，呈圓柱狀，長3～7公分。小穗密生，長0.2～0.3公分，僅含1朵小花，綠白色。穎同形，薄膜質，基部聯合，有3脈，背部有毛。外稃有5脈，薄膜質，表面光滑，背側下部具1芒，無內稃。雄蕊3枚，花藥橙黃色。花柱2歧。穎果長約0.1公分。

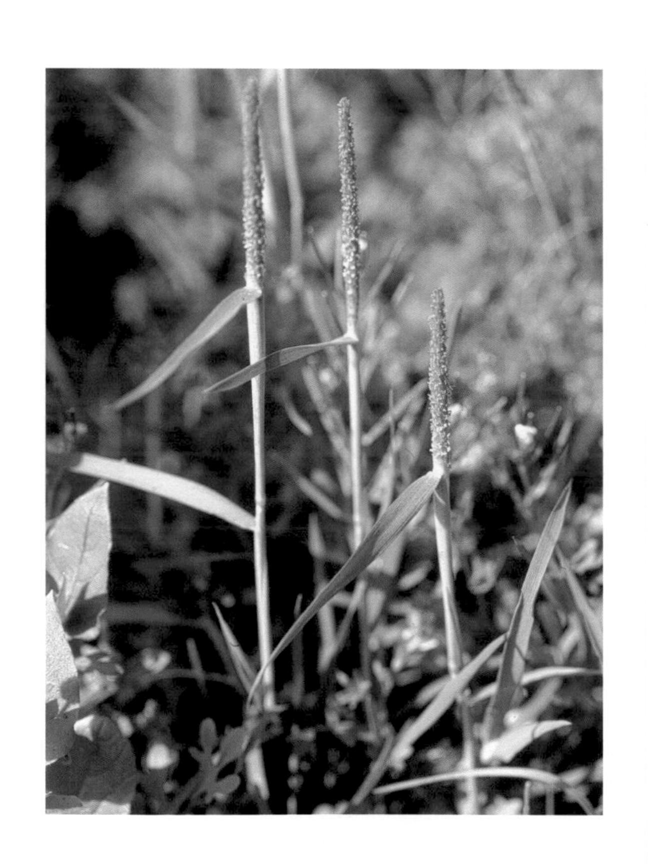

【藥用】

全草有解熱、利尿、消腫、解毒、止瀉之效，治小兒腹瀉、消化不良、水痘、水腫、蛇傷、肝火眼朦、黃疸型肝炎等。

【方例】

- 治肝火眼朦：看麥娘1兩，水煎服。（《趣談藥用植物》）
- 治水腫：看麥娘2兩，水煎服。（《浙江藥用植物誌》）
- 治水痘：看麥娘1兩、野紫蘇3錢、芫荽菜3錢，水煎服。（《浙江藥用植物誌》）
- 治黃疸型肝炎：棒槌草7錢、虎杖7錢，水煎服。（《秦嶺巴山天然藥物誌》）
- 治小兒腹瀉、消化不良：棒槌草適量，煎水洗腳。（《秦嶺巴山天然藥物誌》）

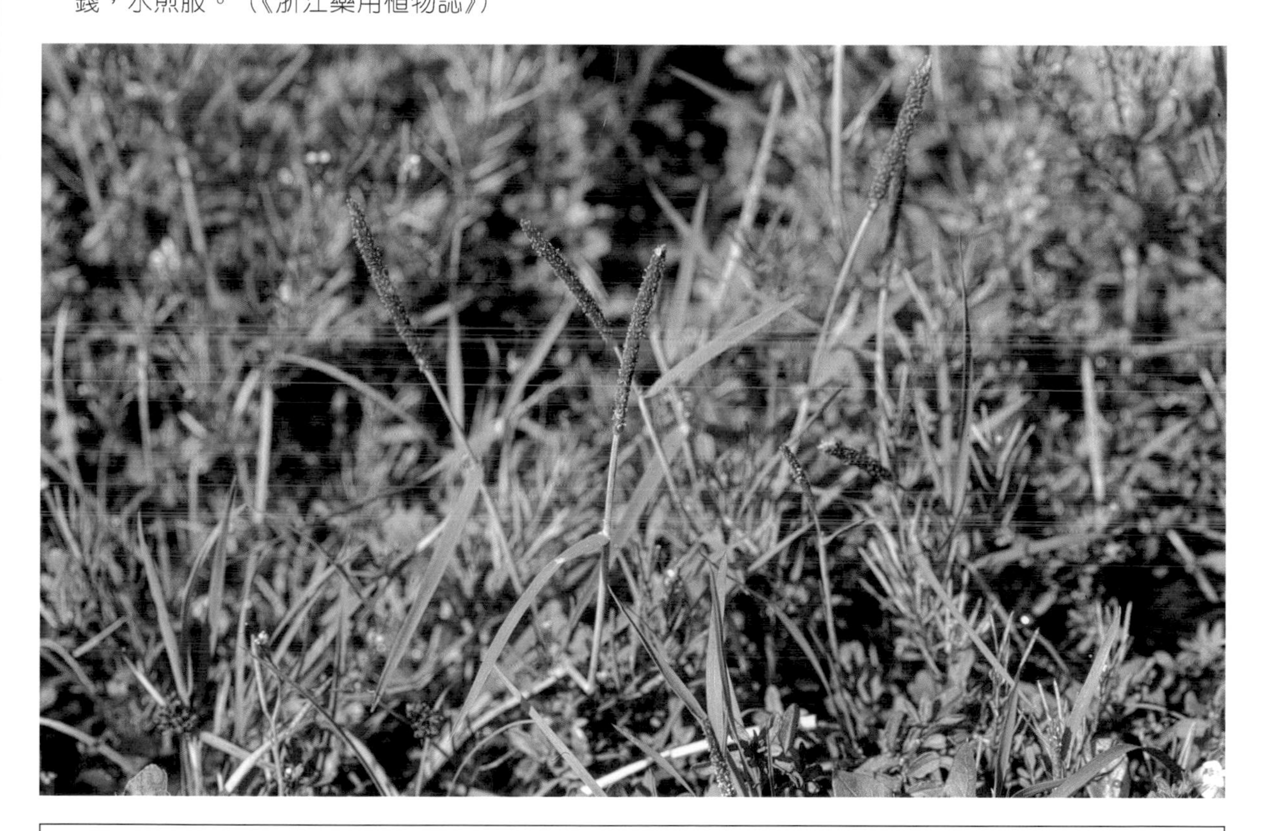

編語

- 本植物的生長季節，正逢麥的播種時期，自生於麥田周圍，觀看麥的成長，故名。

五節芒 禾本科 Gramineae

學名：*Miscanthus floridulus* (Labill.) Warb. *ex* Schum. & Laut.
別名：寒芒、菅草、菅仔、菅蓁、芭茅、竿芒
分布：臺灣全境低至中海拔郊野、山坡及森林邊緣
花期：6～8月

【形態】

多年生草本，地下莖甚發達，稈高2～4公尺，節處通常被白粉狀。葉片條狀披針形，長50～90公分，寬1.5～3公分。葉舌長約0.2公分，被纖毛。圓錐花序頂生，大型，由多數總狀花序組成，長30～50公分，主軸至少達到花序的2/3以上，分枝長10～20公分。小穗成對，卵狀披針形，穗柄不等長，小穗軸纖細。穎稍不等長，披針形，膜質或稍呈革質，外穎與小穗等長，先端2齒裂，3條脈，內穎較外穎稍小，邊緣透明狀，被纖毛。下位外稃較穎小，透明，無芒，上位外稃又較下位外稃小，有疏鬆扭轉而膝曲的芒。內稃極小，透明。雄蕊3枚。

【藥用】

莖有清熱通淋、祛風利濕之效，治熱淋、帶下、白濁、風濕痺痛、鼻衄、泌尿道結石、急性腎盂炎等。根莖部葉鞘內的蟲癭(稱芭茅果)能解表透疹、行氣調經，治小兒疹出不透、疝氣、月經不調、胃脘痛等。

【方例】

- 治熱淋、白濁、白帶：五節芒莖1兩、少花龍葵7錢，水煎服。(《福建藥物誌》)
- 治急性腎盂炎、泌尿道結石：五節芒莖、積雪草、連錢草各5錢，水煎服。(《福建藥物誌》)
- 治月經不調：芭茅果5錢至1兩，泡酒8兩，每次服5錢。(《貴州民間藥物》)
- 治小兒疹出不透：芭茅果3個，煎水服。(《貴州民間藥物》)
- 治小兒疝氣：芭茅果、香附米各3個，茴香根5錢，蒸甜酒服。(《貴州民間藥物》)

【實用】

本植物的莖可當青草茶原料。

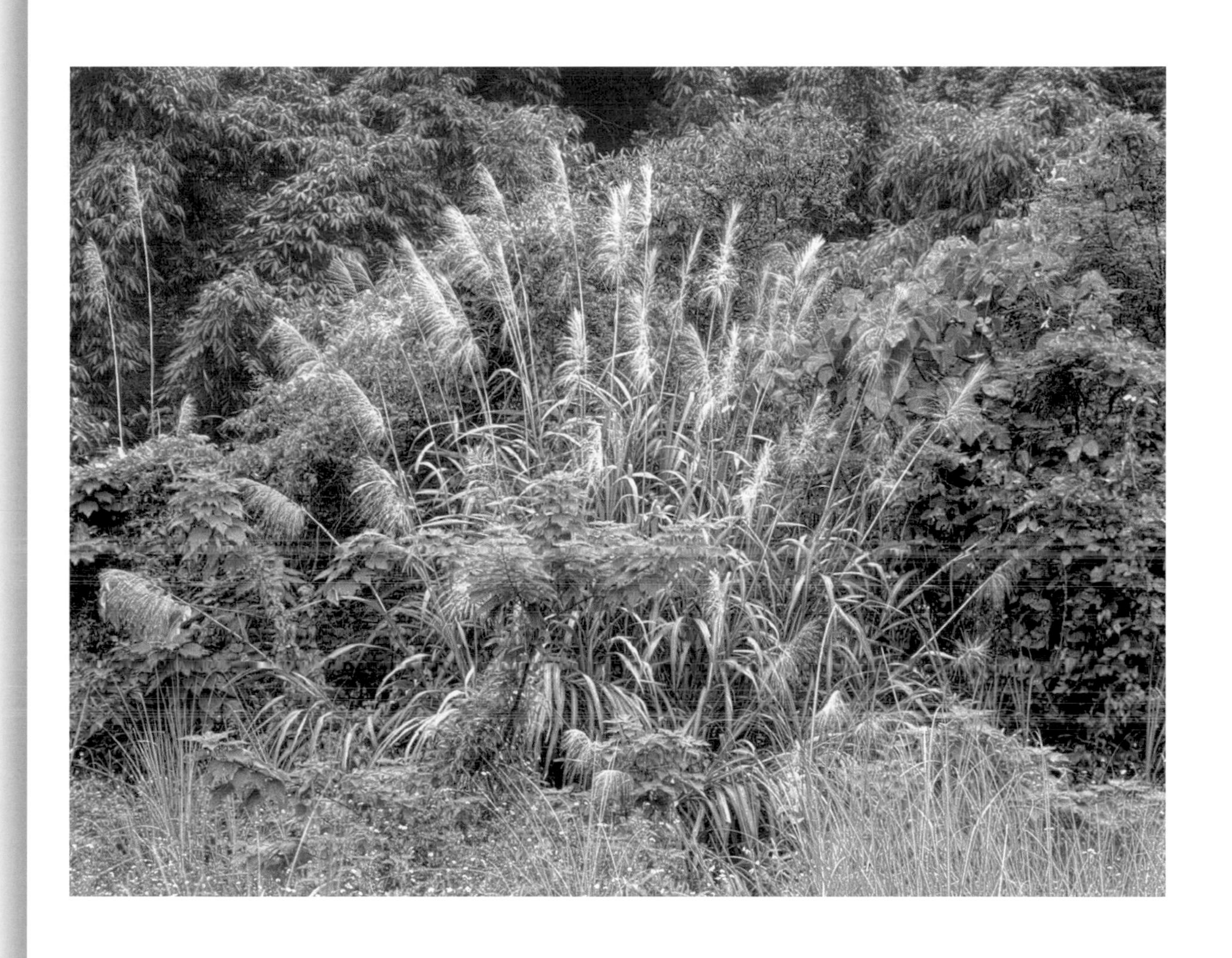

編 語

- 上述五節芒莖味甘、淡，性平；芭茅果味甘、辛，性微溫。

甜根子草 禾本科 Gramineae

學名：*Saccharum spontaneum* L.
別名：猴蔗、甜茅、割手密
分布：臺灣全境河床地或富砂質地自生，多見大群落
花期：7～10月

【形態】

多年生草本，根莖長，稈高1～4公尺，節下有白粉，節上具銀白色長毛。葉片線狀帶形，長可達100公分，寬0.4～0.8公分，通常無毛。葉舌鈍形，具纖毛。圓錐花序頂生，由多數穗形總狀花序組成，長20～30公分，銀白色。小穗成對，長約0.4公分，穗節具長絲毛，毛比小穗長。外穎基部革質，上部呈膜質，具2條稜脊，內穎較外穎小，船形，具1條稜脊，外內穎均具緣毛。外稃狹線形，短小，內稃膜質，上部邊緣呈撕裂狀。穎果由內稃包圍，長約0.15公分，褐白色。

【藥用】

根莖及莖有清熱、利尿、止渴、化瘀、止咳之效，治感冒發熱、消渴、口乾、咳嗽、熱淋、小便不利、腎炎、肝炎、高血壓等。

【方例】

- 治妊娠咳嗽：甜根子草根莖7錢至1兩，加柿餅或橘餅1塊，水燉服。（《福建藥物誌》）

【實用】

本植物的莖可當青草茶原料。

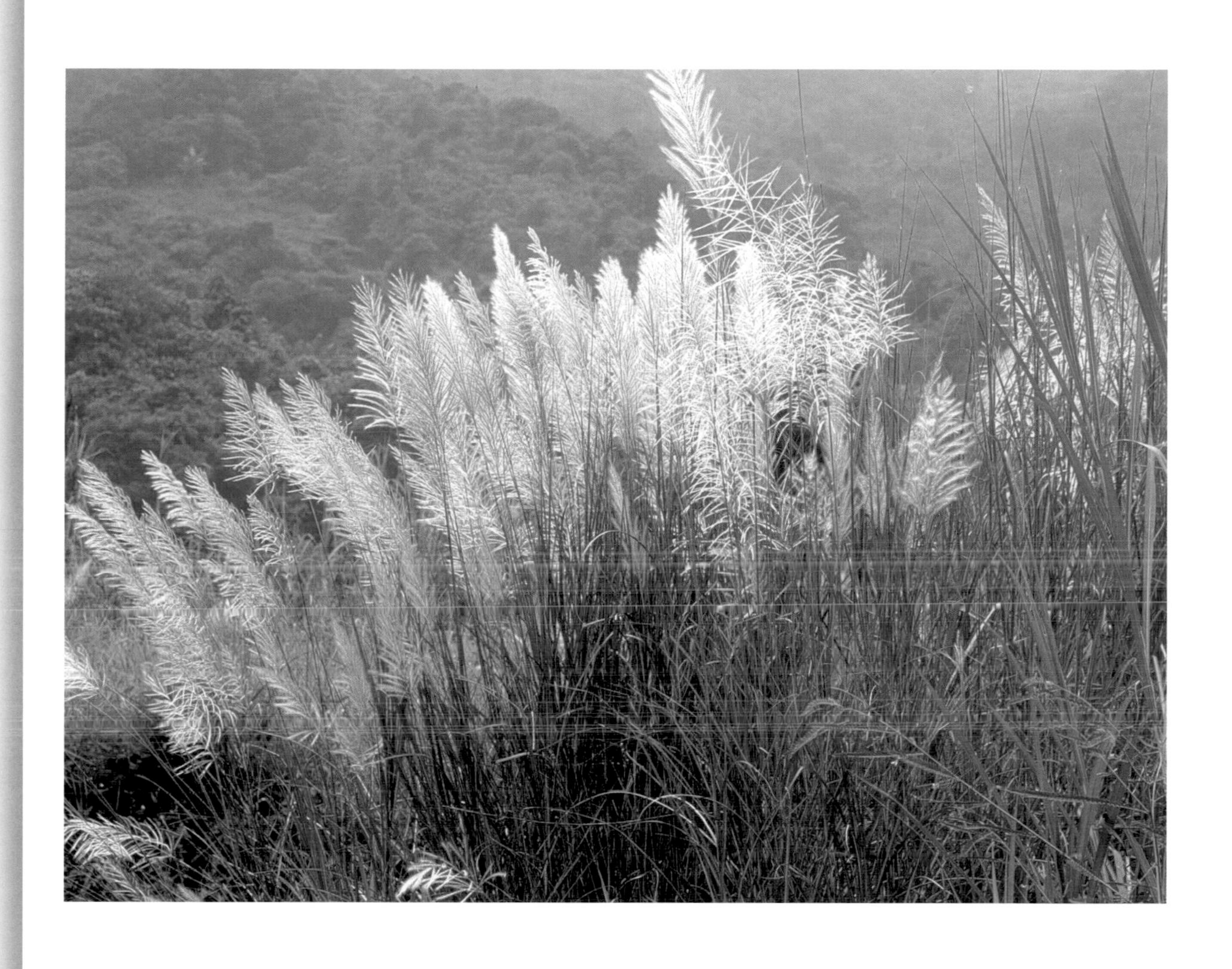

編　語

✿本品味甘，性涼。

月桃 薑科 Zingiberaceae

學名：*Alpinia zerumbet* (Pers.) Burtt & Smith
別名：豔山薑、良薑、虎子花、玉桃、本砂仁
分布：臺灣全境平野至低海拔山區相當常見
花期：2～11月

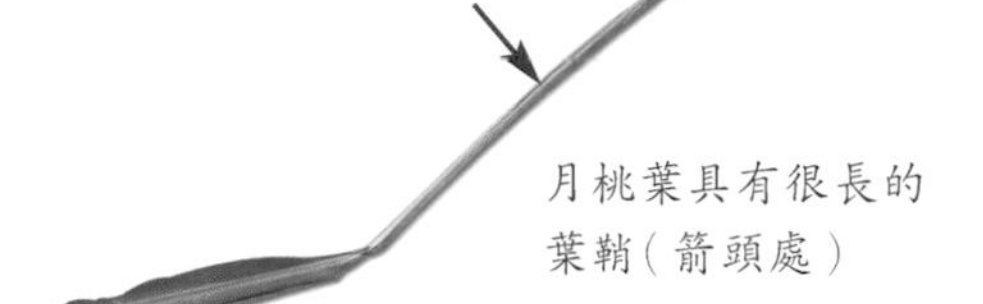

月桃葉具有很長的葉鞘（箭頭處）

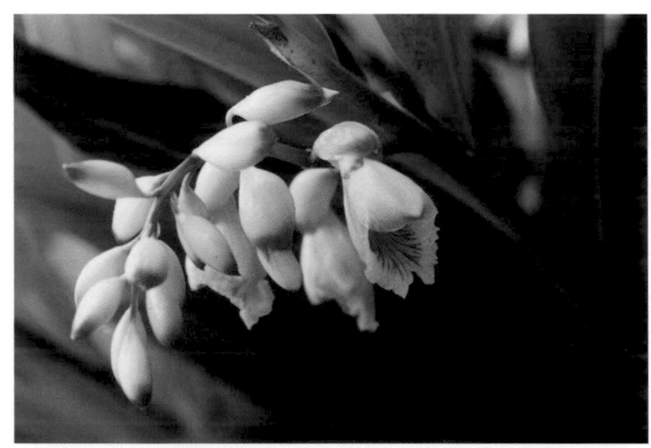

月桃的花很艷麗

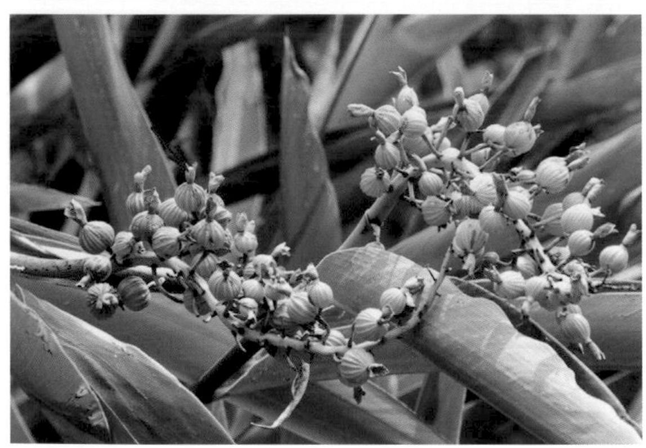

月桃的果實具宿存萼（箭頭處）

【形態】

多年生草本，高2～3公尺。單葉互生，具短柄，葉片披針形，長50～70公分，寬8～15公分，兩端漸尖形，葉緣被毛。葉舌2裂，長0.8～1公分。圓錐花序頂生，長25～30公分，向下彎，花序軸被毛。花萼長約1.5公分，筒狀，一邊分裂，齒緣。花冠3片，粉紅色至白色，唇瓣卵形，黃色，自基部至近緣具紅色條紋。退化雄蕊2枚，只剩1枚可孕雄蕊。花柱極纖細，子房球形，被棕色毛。蒴果球形，具稜，熟時橘紅色，頂具宿萼，不規則開裂。種子多數，黑色，具白色膜質假種皮。

【藥用】

種子有燥濕祛寒、除痰截瘧、健脾暖胃之效，治心腹冷痛、胸腹脹滿、痰濕積滯、消化不良、嘔吐腹瀉等。根莖有行氣止痛、調中止嘔之效，治赤白痢、血崩、胃下垂等，也可健脾胃。而早期的臺灣原住民多取根作藥，水煎內服，可治熱病，若搗爛外敷，則治腫瘍、受傷等。

【方例】

- 治消化不良：月桃種子研末，直接吞服。(作者)
- 治扁桃腺發炎：臺灣天仙果、大青各8錢，射干、月桃根各5錢，水煎服。（《臺灣民間藥(2)》）
- 治中風後半身不遂：月桃根、牛頓棕，米酒煮浴。（《臺灣民間藥(2)》）
- 治失聲：月桃根適量，水煎服。（臺灣）
- 治風寒感冒頭痛：月桃根適量，老薑、黑糖少許共煎湯溫服。（臺灣）

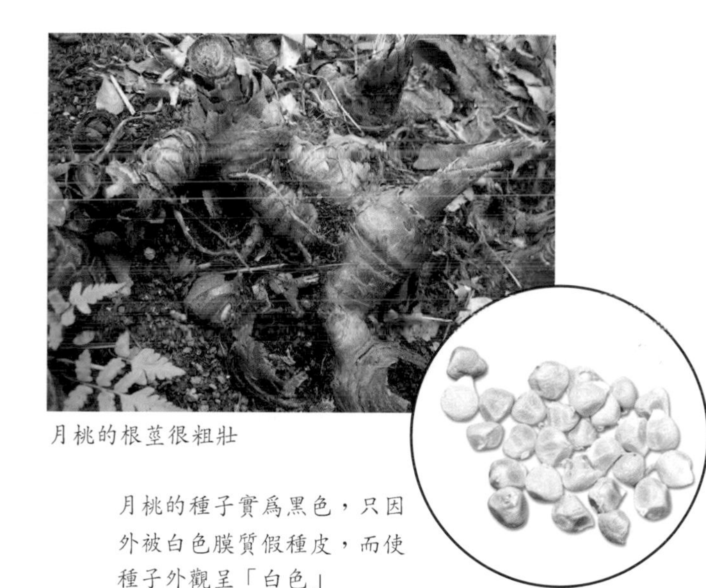

月桃的根莖很粗壯

月桃的種子實為黑色，只因外被白色膜質假種皮，而使種子外觀呈「白色」

【實用】

葉片可當粽葉(所包之粽稱月桃粽)或蒸粿的粿墊。種子是製造仁丹(口味兒)的主要原料，有芳香健胃之效。嫩莖及花則可食。葉鞘很長，也含有豐富的纖維，將其曬乾後，可編織成涼席或容器(如：置物籃、盤、簍等)。將葉除去中肋，把左右兩側的葉片曬乾，再用手搓揉成繩子，有暫時捆綁物品的功能。

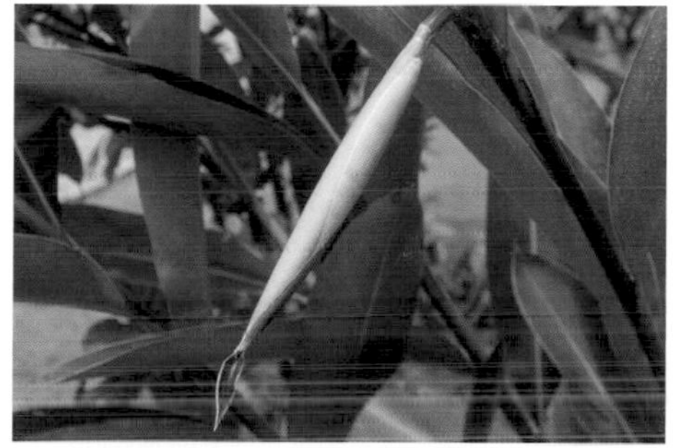

即將盛開的月桃花苞

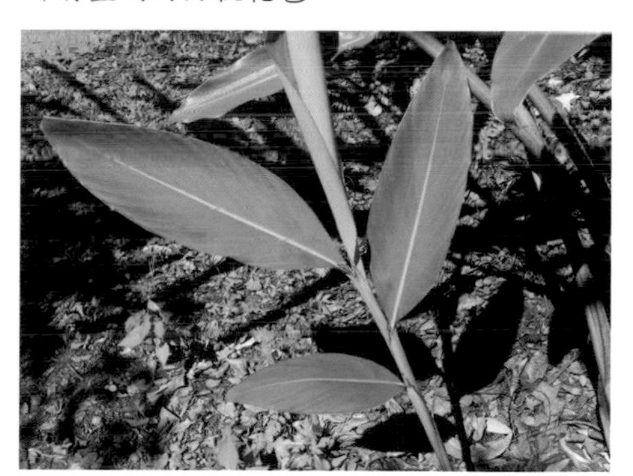

月桃的葉面很平滑

編語

- 本植物的根與種子皆為燥熱之物，若非寒症者宜慎用。

野薑花 薑科 Zingiberaceae

學名：*Hedychium coronarium* Koenig
別名：穗花山奈、蝴蝶薑、白蝴蝶花、薑花、路邊薑、白草果、山羌活
分布：臺灣全境低海拔山邊、田野及水溝旁
花期：6～10月

【形態】

多年生草本，高可達1公尺以上，根莖塊狀，肉質。單葉互生，排列成2列，葉片披針形，長30～40公分，寬3～8公分，基部楔形，先端銳形，上表面光滑，下表面被毛。葉舌披針形，膜質。穗狀花序頂生，直立，花序軸長10～20公分，花具香味。苞片卵圓形，緊密覆瓦狀排列，每一苞片內有花2～3朵。花萼筒長約4公分，先端一側開裂。花冠白色，花冠筒纖細，長約8公分，裂片披針形，長約5公分。退化雄蕊花瓣狀，白色。唇瓣寬，先端2裂，帶淡黃色。花絲光滑，花藥彎曲，橙色，基部具附屬物。果實橢圓形，3瓣狀，具宿萼，紅橙色，縱裂。種子紅棕色，具金黃色絲狀假種皮。

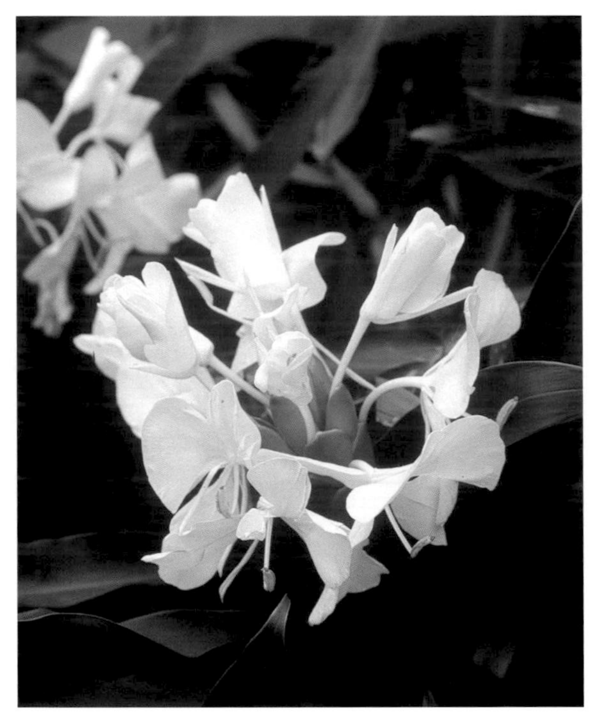
野薑花爲著名香花植物，觀賞性高

【藥用】

根莖（稱薑花根，性溫）有祛風散寒、溫經止痛之效，治風寒表證、頭痛身痛、風濕痺痛、脘腹冷痛、跌打損傷、經寒腹痛等。果實能溫中散寒、止痛，治寒濕鬱滯、脘腹脹痛等。花（稱野薑花）治失眠。

【方例】

- 治感冒風寒、鼻塞頭痛：薑花根5錢，紫蘇、水蜈蚣各3錢，水煎服。（《四川中藥誌》1982年）
- 治經寒腹痛：薑花根、小茴根、木薑子根、益母草各5錢，水煎服。（《四川中藥誌》1982年）
- 治失眠：野薑花1錢，泡茶飲。（作者）

野薑花的葉排列成2列

【實用】

新芽及花可食。著名香花植物，觀賞性高。

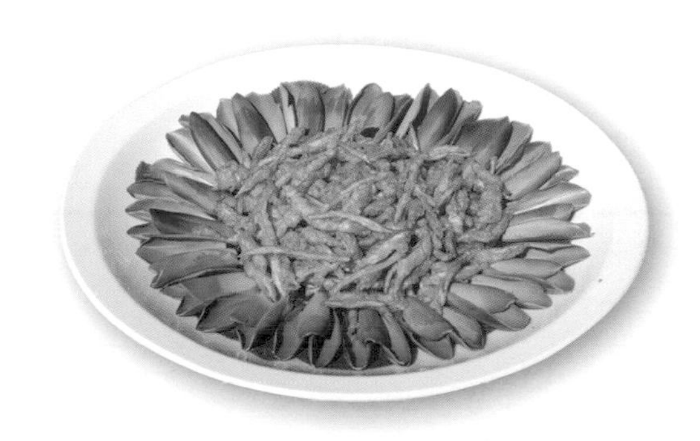

以野薑花的花朵爲食材，所拼組而成的菜餚，菜名稱「野薑花盛開」

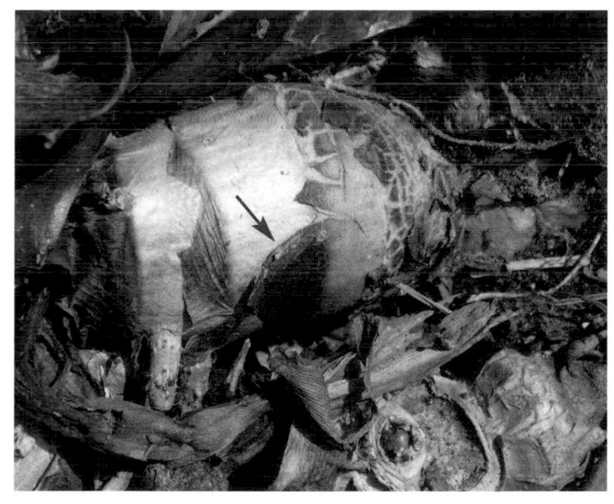

野薑花的根莖上，可見膜質鱗葉(爲退化的葉子，箭頭處)

竹葉蘭 蘭科 Orchidaceae

學名：*Arundina graminifolia* (D. Don) Hochr.
別名：葦草蘭、鳥仔草、長稈蘭、禾葉竹葉蘭、草薑、山荸薺
分布：臺灣中、北部海拔400～600公尺之路旁向陽地
花期：6～10月

【形態】

地生，具假球莖，莖叢生，高70～120公分，稈狀。單葉互生，呈2列，葉片長15～35公分，寬0.8～2公分，線形，葉基狹窄且具葉鞘，葉尖銳形，具關節，革質。總狀花序頂生，長可達15公分，具5～9朵花，每次僅開1朵。花萼紫色，長圓形，具紅色脈。花瓣橢圓形，先端銳。唇瓣基部筒狀，先端3淺裂，側裂片鈍頭圓形，包捲蕊柱，中裂片具3條黃色稜脊。蕊柱長約2公分，纖細。蒴果長柱狀，長約5.5公分。

【藥用】

全草或根莖有清熱解毒、祛風利濕、散瘀止痛之效，治慢性肝炎、黃疸、尿路感染、腳氣、水腫、疝氣腹痛、風濕疼痛、癰瘡腫毒、跌打損傷、毒蛇咬傷等。

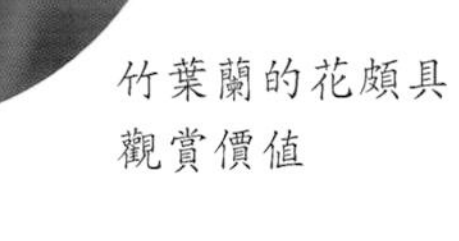
竹葉蘭的花頗具觀賞價值

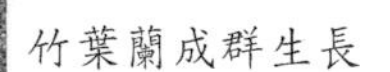
竹葉蘭成群生長

【方例】

❀治肺癆：竹葉蘭(全草)3錢、細葉十大功勞(莖、葉)3錢、仙鶴草(全草)3錢、烏肺葉1兩，每日1劑，水煎，分2次服，連續服用，但孕婦忌服。(《壯族民間用藥選編》)

【實用】

本種可當觀賞植物栽培。

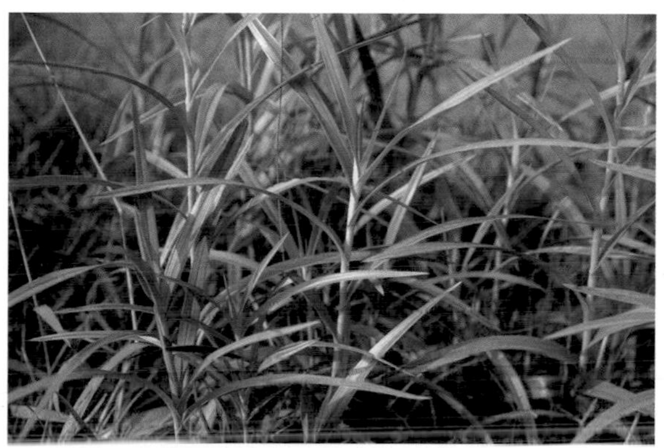

竹葉蘭的葉形酷似「禾草之葉」，故別稱「禾葉竹葉蘭」

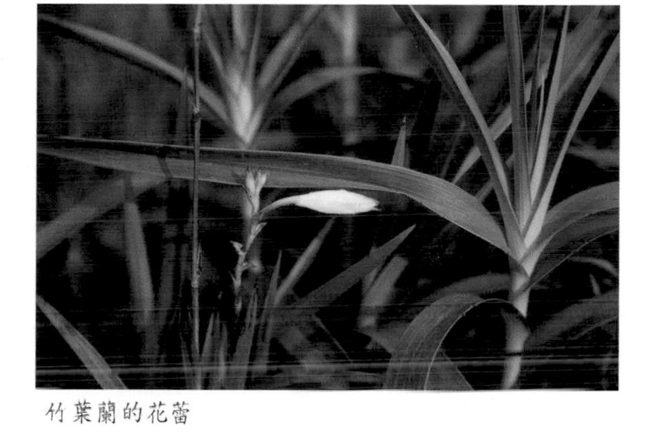

竹葉蘭的花蕾

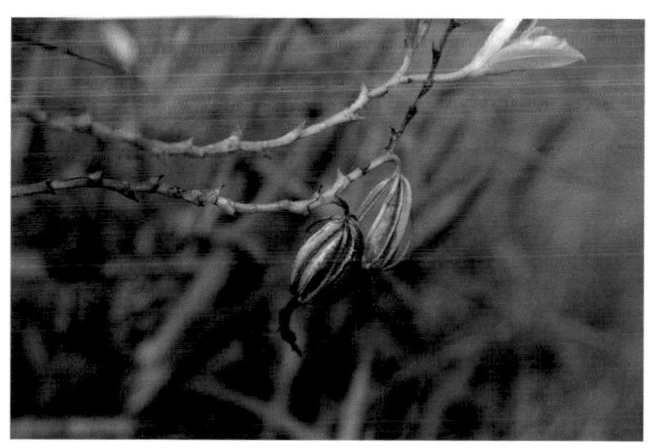

竹葉蘭成熟開裂的果實

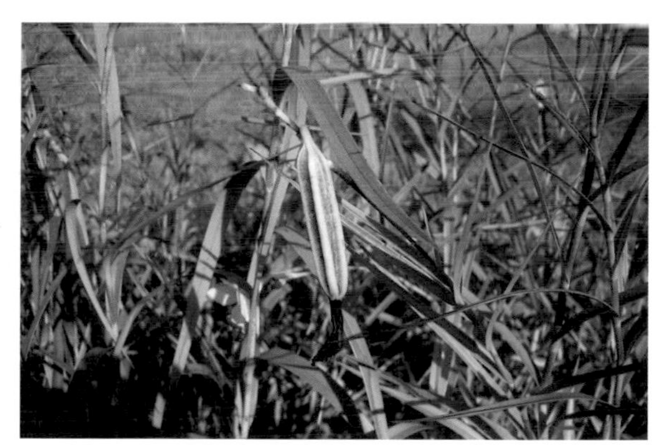

竹葉蘭未成熟的果實

參考文獻

（※依作者或編輯單位筆劃順序排列）

（一）本草學及醫學

- 王付等，2004，經方配伍用藥指南，北京：中國中醫藥出版社。
- 朱橚（明），1996，救荒本草，北京：中醫古籍出版社。
- 行政院衛生署中華藥典中藥集編修小組，2004，中華中藥典，臺北市：行政院衛生署。
- 吳其濬（清），1991，植物名實圖考長編，臺北市：世界書局。
- 吳其濬（清），1992，植物名實圖考，臺北市：世界書局。
- 李時珍（明），1994，本草綱目，臺北市：國立中國醫藥研究所。
- 汪訒庵（清），1986，醫方集解、本草備要，臺北市：文光圖書有限公司。
- 那琦、謝文全、李一宏輯校，1989，重輯嘉祐補註神農本草[宋・掌禹錫等]，臺中市：私立中國醫藥學院中國藥學研究所。
- 那琦、謝文全、林豐定輯校，1998，重輯開寶重定本草[宋・劉翰、馬志等]，臺中市：私立中國醫藥學院中國藥學研究所。
- 那琦、謝文全、林麗玲輯校，1988，重輯本草拾遺[唐・陳藏器]，臺中市：華夏文獻資料出版社。
- 尚志鈞輯校，1998，開寶本草[宋・劉翰、馬志等]輯復本，合肥：安徽科學技術出版社。
- 岡西為人，1982，重輯新修本草[唐・蘇敬等]，臺北市：國立中國醫藥研究所。
- 胡乃長、王致譜輯注，1988，圖經本草[宋・蘇頌]輯復本，福州：福建科學技術出版社。
- 唐慎微等（宋），1976，重修政和經史證類備用本草（金・張存惠重刊），臺北市：南天書局有限公司。
- 唐慎微等（宋），1977，經史證類大觀本草（柯氏本），臺南市：正言出版社。
- 孫思邈（唐），1990，備急千金要方，臺北市：國立中國醫藥研究所。
- 國家中醫藥管理局《中華本草》編委會，1999，中華本草（1～10冊），上海：上海科學技術出版社。
- 寇宗奭（宋），1987，本草衍義（重刊），臺中市：華夏文獻資料出版社。
- 曹暉校注，2004，本草品匯精要[明・劉文泰等纂修]校注研究本，北京：華夏出版社。
- 趙學敏（清），1985，本草綱目拾遺，臺北市：宏業書局有限公司。
- 鄭金生、劉暉楨、王立、張同君校點，1990，食物本草[元・李杲編輯，明・李時珍參訂，明・姚可成補輯]，北京：中國醫藥科技出版社。
- 謝文全，2004，本草學，臺中市：文興出版事業有限公司。
- 謝文全、李妍槿輯校，2000，重輯重廣英公本草[偽蜀・韓保昇等撰]，臺中市：私立中國醫藥學院中國藥學研究所。
- 謝文全、黃耀聰輯校，2002，重輯經史證類備急本草[宋・唐慎微等撰]，臺中市：私立中國醫藥學院中國藥學研究所。

- 關培生校訂，2003，嶺南采藥錄[民國・蕭步丹]，香港：萬里書店。
- 蘭茂(明)，1975～1978，滇南本草(1～3卷)，昆明：雲南人民出版社。
- 顧觀光輯(清)，2006，神農本草經[後漢]，臺中市：文興出版事業有限公司。

(二) 藥用植物學及藥材學

- 丁景和等，1998，藥用植物學，上海：上海科學技術出版社。
- 方鼎、沙文蘭、陳秀香、羅金裕、高成芝、陶一鵬、覃德海，1986，廣西藥用植物名錄，南寧：廣西人民出版社。
- 甘偉松，1964～1968，臺灣植物藥材誌(1～3輯)，臺北市：中國醫藥出版社。
- 甘偉松，1985，臺灣藥用植物誌(卷上)，臺北市：國立中國醫藥研究所。
- 甘偉松，1991，藥用植物學，臺北市：國立中國醫藥研究所。
- 江蘇新醫學院，1992，中藥大辭典(上、下冊)，上海：上海科學技術出版社。
- 卓大宏，2002，中藥臨床應用，惠州：廣東人民出版社。
- 林宜信、張永勳、陳益昇、謝文全、歐潤芝等，2003，臺灣藥用植物資源名錄，臺北市：行政院衛生署中醫藥委員會。
- 邱年永，2004，百草茶植物圖鑑，臺中市：文興出版事業有限公司。
- 邱年永、張光雄，1983～2001，原色臺灣藥用植物圖鑑(1～6冊)，臺北市：南天書局有限公司。
- 洪心容、黃世勳，2006，臺灣婦科病藥草圖鑑及驗方，臺中市：文興出版事業有限公司。
- 徐國鈞，1998，常用中草藥彩色圖譜，福州：福建科學技術出版社。
- 徐國鈞、何宏賢、徐珞珊、金蓉鸞等，1996，中國藥材學(上、下冊)，北京：中國醫藥科技出版社。
- 高木村，1981，臺灣藥用植物手冊，臺北市：南天書局有限公司。
- 高木村，1985～1996，臺灣民間藥(1～3冊)，臺北市：南天書局有限公司。
- 張永勳等，2000，臺灣原住民藥用植物彙編，臺北市：行政院衛生署中醫藥委員會。
- 張賢哲、蔡貴花，1992，中藥炮製學，臺中市：私立中國醫藥學院。
- 張憲昌，1987～1990，藥草(1、2冊)，臺北市：渡假出版社有限公司。
- 許鴻源，1972，臺灣地區出產中藥藥材圖鑑，臺北市：行政院衛生署中醫藥委員會。
- 舒普榮，2001，常用中草藥彩色圖譜與驗方，南昌：江西科學技術出版社。
- 雲南省藥材公司，1993，雲南中藥資源名錄，北京：科學出版社。
- 馮耀南、莫宗明、黃文青、高明、劉明、陳學鵬、蘇耀富、劉儉，1990，常用中藥材真偽鑑別，廣州：廣東科技出版社。
- 黃元金，1998，實用皮膚病性病中草藥彩色圖集，廣州：廣東科技出版社。
- 黃文彬、洪心容、黃世勳、林進文，2005，臺灣藥用植物資源解說手冊，臺中市：文興出版事業有限公司(出版)；臺中市藥用植物研究會(發行)。
- 黃燮才，1993～1996，實用中草藥原色圖譜(1、2冊)，南寧：廣西科學技術出版社。
- 黃燮才，1994，中國民間生草藥原色圖譜，南寧：廣西科學技術出版社。
- 楊文乾，2001～2002，神奇草藥大圖鑑（1～3冊），臺北市：林鬱文化事業有限公司。
- 盧贛鵬、劉立茹，2005，常用中藥材傳統鑑別，北京：人民軍醫出版社。
- 蕭培根、連文琰等，1998，原色中藥原植物圖鑑（上、下冊），臺北市：南天書局有限公司。
- 閻文玫等，1999，實用中藥彩色圖譜，北京：人民衛生出版社。
- 謝文全等，2002～2004，臺灣常用藥用植物圖鑑（1～3），臺北市：行政院衛生署中醫藥委員會。
- 謝宗萬等，1996，全國中草藥匯編（上、下冊），北京：人民衛生出版社。
- 鍾錠全，2000，青草世界彩色圖鑑（一），臺北市福志路52巷4號4樓（作者自行出版）。

（三）植物學

- 上海科學院，1999，上海植物誌（上、下卷），上海：上海科學技術文獻出版社。
- 中國科學院植物研究所，1972～1983，中國高等植物圖鑑（1～5冊）及補編（1、2冊），北京：科學出版社。
- 中國科學院植物研究所，1991，中國高等植物科屬檢索表，臺北市：南天書局有限公司。
- 呂福原、歐辰雄，1997～2001，臺灣樹木解說（1～5冊），臺北市：行政院農業委員會。
- 沈明雅等，2002，屏東縣植物資源，南投縣：行政院農業委員會特有生物研究保育中心。
- 侯寬昭等，1991，中國種子植物科屬詞典（修訂版），臺北市：南天書局有限公司。
- 姚榮鼐，1996，臺灣維管束植物植種名錄，南投縣：國立臺灣大學農學院實驗林管理處。
- 郭城孟，2001，蕨類圖鑑，臺北市：遠流出版事業股份有限公司。
- 郭城孟、楊遠波、劉和義、呂勝由、施炳霖、彭鏡毅、林讚標，1997～2002，臺灣維管束植物簡誌（1～6卷），臺北市：行政院農業委員會。
- 陳德順、胡大維，1976，臺灣外來觀賞植物名錄，臺北市：台灣省林業試驗所育林系。
- 彭仁傑、許再文、曾彥學、黃士元、文紀鑾、孫于卿，1993，臺灣特有植物名錄，南投縣：臺灣省特有生物研究保育中心。
- 彭仁傑等，1996，臺中縣市植物資源，南投縣：臺灣省特有生物研究保育中心。
- 彭仁傑等，2001，嘉義縣市植物資源，南投縣：行政院農業委員會特有生物研究保育中心。
- 彭仁傑等，2001，臺南縣市植物資源，南投縣：行政院農業委員會特有生物研究保育中心。
- 黃增泉，1997，植物分類學，臺北市：南天書局有限公司。
- 楊再義等，1982，臺灣植物名彙，臺北市：天然書社有限公司。
- 臺灣植物誌第二版編輯委員會，1993～2003，臺灣植物誌第二版（1～6卷），臺北市：臺灣植物誌第二版編輯委員會。
- 劉棠瑞、廖日京，1980～1981，樹木學（上、下冊），臺北市：臺灣商務印書館股份有限公司。
- 鄭武燦，2000，臺灣植物圖鑑（上、下冊），臺北市：茂昌圖書有限公司。

（四）研究報告（依發表時間先後次序排列）

- 那琦、謝文全，1976，重輯名醫別錄[魏晉]全文，私立中國醫藥學院研究年報7：259-348。

- 甘偉松、那琦、張賢哲，1977，南投縣藥用植物資源之調查研究，私立中國醫藥學院研究年報8：461-620。
- 甘偉松、那琦、江宗會，1978，雲林縣藥用植物資源之調查研究，私立中國醫藥學院研究年報9：193-328。
- 那琦、甘偉松、楊榮季，1978，臺灣產零餘子之生藥學研究，私立中國醫藥學院研究年報9：329-376。
- 甘偉松、那琦、廖江川，1979，臺中縣藥用植物資源之調查研究，私立中國醫藥學院研究年報10：621-742。
- 甘偉松、那琦、許秀夫，1980，彰化縣藥用植物資源之調查研究，私立中國醫藥學院研究年報11：215-346。
- 甘偉松、那琦、江雙美，1980，臺中市藥用植物資源之調查研究，私立中國醫藥學院研究年報11：419-500。
- 甘偉松、那琦、廖勝吉，1982，屏東縣藥用植物資源之調查研究，私立中國醫藥學院研究年報13：301-406。
- 甘偉松、那琦、胡隆傑，1984，苗栗縣藥用植物資源之調查研究，私立中國醫藥學院中國藥學研究所。
- 甘偉松、那琦、張賢哲、蔡明宗，1986，桃園縣藥用植物資源之調查研究，私立中國醫藥學院中國藥學研究所。
- 甘偉松、那琦、張賢哲、廖英娟，1987，嘉義縣藥用植物資源之調查研究，私立中國醫藥學院中國藥學研究所。
- 甘偉松、那琦、張賢哲、李志華，1987，新竹縣藥用植物資源之調查研究，私立中國醫藥學院中國藥學研究所。
- 甘偉松、那琦、張賢哲、郭長生、施純青，1988，臺南縣藥用植物資源之調查研究，私立中國醫藥學院中國藥學研究所。
- 那琦、謝文全、童承福，1990，嘉祐補注神農本草所引日華子諸家本草之考察，私立中國醫藥學院中國藥學研究所。
- 甘偉松、那琦、張賢哲、黃泰源，1991，高雄縣藥用植物資源之調查研究，私立中國醫藥學院中國藥學研究所。
- 甘偉松、那琦、張賢哲、吳偉任，1993，臺北縣藥用植物資源之調查研究，私立中國醫藥學院中國藥學研究所。
- 甘偉松、那琦、張賢哲、謝文全、林新旺，1994，宜蘭縣藥用植物資源之調查研究，私立中國醫藥學院中國藥學研究所。
- 那琦、謝明村、蔡輝彥、張永勳、謝文全，1995，神農本草經之考察與重輯，私立中國醫藥學院中國藥學研究所。
- 謝文全、謝明村、張永勳、邱年永、楊來發，1996，臺灣產中藥材資源之調查研究（四）花蓮縣藥用植物資源之調查研究，行政院衛生署中醫藥委員會八十六年度委託研究計劃成果報告。
- 謝文全、謝明村、邱年永、黃昭郎，1997，臺灣產中藥材資源之調查研究（五）臺東縣藥用植物資源之調查研究，行政院衛生署中醫藥委員會八十六年度委託研究計劃成果報告。
- 謝文全、謝明村、邱年永、林榮貴，1998，臺灣產中藥材資源之調查研究（六）澎湖縣藥用植物資源之調查研究，行政院衛生署中醫藥委員會八十七年度委託研究計劃成果報告。
- 謝文全、陳忠川、柯裕仁，1999，金門縣藥用植物資源之調查研究，私立中國醫藥學院中國藥學研究所。
- 謝文全、陳忠川、汪維建，2000，連江縣藥用植物資源之調查研究，私立中國醫藥學院中國藥學研究所。
- 謝文全、陳忠川、邱年永、廖隆德，2001，蘭嶼藥用植物資源之調查研究，私立中國醫藥學院中國藥學研究所。
- 謝文全、陳忠川、邱年永、洪杏林，2003，臺灣西北海岸藥用植物資源之調查研究，私立中國醫藥學院中國藥學研究所。
- 謝文全、邱年永、陳銘琛，2003，臺灣東北部藻類藥用植物資源之調查研究，私立中國醫藥學院中國藥學研究所。
- 謝文全、張永勳、邱年永、陳銘琛，2004，臺灣東北海岸藥用植物資源之調查研究，中國醫藥大學中國藥學研究所。
- 謝文全、陳忠川、邱年永、羅福源，2004，臺灣西南海岸藥用植物資源之調查研究，中國醫藥大學中國藥學研究所。
- 謝文全、邱年永、羅福源、陳銘琛，2004，臺灣西南海岸墾丁國家公園藥用植物資源之調查研究，中國醫藥大學中國藥學研究所。
- 謝文全、張永勳、郭昭麟、陳忠川、邱年永、陳金火，2005，臺灣東南海岸藥用植物資源之調查研究，中國醫藥大學中國藥學研究所。

（五）民間藥方：
- 周萍等，2002，中國民間百草良方，長沙：湖南科學技術出版社。
- 孟昭全、張鳳印、張呈淑，2000，實用民間土單驗秘方一千首，北京：中國中醫藥出版社。
- 張湖德等，2000，偏方秘方大全，北京：中醫古籍出版社。
- 楊濟秋、楊濟中，2002，貴州民間方藥集，貴陽：貴州科技出版社。
- 葉橘泉，1977，食物中藥與便方，南京：江蘇人民出版社。
- 臺中市藥用植物研究會，2006，臺灣民間藥草實驗錄，臺中市：文興出版事業有限公司。
- 薛文忠、劉改鳳，2000，一味中藥巧治病，北京：中國中醫藥出版社。

（六）其他：
- 丘應模，1988，臺灣之經濟作物，臺北市：臺灣商務印書館股份有限公司。
- 全中和、林學詩，2002，民俗植物（花蓮、宜蘭地區原住民部落），花蓮縣：行政院農業委員會花蓮區農業改良場。
- 林仲剛，2005，綠野芳蹤（野綠的實用札記），臺中市：文興出版事業有限公司。
- 洪心容、黃世勳，2002，藥用植物拾趣，臺中市：國立自然科學博物館。
- 洪心容、黃世勳，2003，花顏藥語（2004年日誌），臺中市：文興出版事業有限公司。
- 洪心容、黃世勳、黃啓睿，2004，趣談藥用植物（上、下冊），臺中市：文興出版事業有限公司。
- 許喬木、邱年永，1989，原色野生食用植物圖鑑，臺北市：南天書局有限公司。
- 薛聰賢，1999～2003，臺灣花卉實用圖鑑（1～14輯），彰化縣：臺灣普綠有限公司。
- 薛聰賢，2000～2001，臺灣蔬果實用百科（1～3輯），彰化縣：臺灣普綠有限公司。

中 文 索 引

（※依筆劃順序排列）

六劃

七劃

八劃

廿二劃

廿三劃

廿四劃

廿五劃

廿八劃

廿九劃

外文索引

（※依英文字母順序排列）

彩色本草大系 2 (P002)

臺灣鄉野藥用植物 第 2 輯

出版者：文興出版事業有限公司
總公司：臺中市西屯區漢口路2段231號
電　話：(04)23160278　　傳真：(04)23124123
營業部：臺中市西屯區上安路9號2樓
電　話：(04)24521807　　傳真：(04)24513175
E-mail：79989887@lsc.net.tw
展讀文化出版集團網址：http://www.flywings.com.tw

發行人：洪心容
總策劃：陳冠婷、賀曉帆
作　者：洪心容、黃世勳
攝　影：黃世勳、洪心容
版面構成：林士民
封面設計：林士民
印　刷：鹿新印刷有限公司
地　址：彰化縣鹿港鎮民族路304號
電　話：(04)7772406　　傳真：(04)7785942
總經銷：紅螞蟻圖書有限公司
地　址：臺北市內湖區舊宗路2段121巷28號4樓
電　話：(02)27953656　　傳真：(02)27954100
初　版：西元2007年5月
定　價：新臺幣480元整
ISBN：978-986-82920-6-2

藥用植物盆栽提供專線：0931-431436
青山藥用植物園・林進文

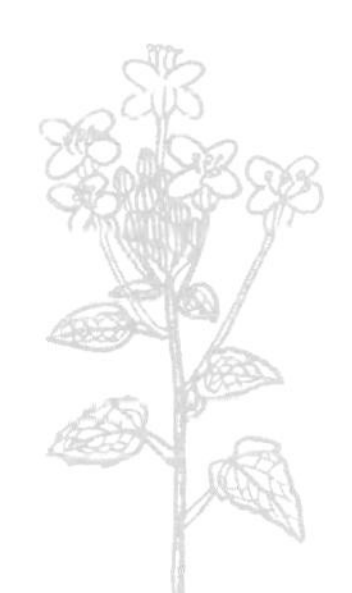

本書如有缺頁、破損、裝訂錯誤，請寄回更換

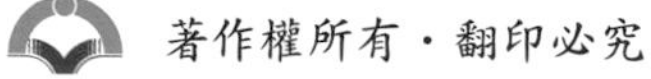

著作權所有・翻印必究

郵 政 劃 撥
戶名：文興出版事業有限公司　帳號：22539747

國家圖書館出版品預行編目資料

臺灣鄉野藥用植物 / 洪心容， 黃世勳合著. --初版.
-- 臺中市 ： 文興出版， 2004- 〔民93- 〕
冊 ； 公分. --(彩色本草大系 ： 1-)
參考書目：面 含索引
ISBN 978-957-28932-7-2（第1輯：平裝）
ISBN 978-986-82920-6-2（第2輯：平裝）

1. 藥材 2. 藥用植物 - 臺灣

414.31 93008640

展讀文化出版集團
flywings.com.tw

展讀文化出版集團
flywings.com.tw

展讀文化出版集團
flywings.com.tw